U0200729

肿瘤骨转移
中西医诊疗精要

刘耀升　主编

全国百佳图书出版单位
中国中医药出版社
·北京·

图书在版编目（CIP）数据

肿瘤骨转移中西医诊疗精要 / 刘耀升主编 . — 北京：
中国中医药出版社，2022.12
ISBN 978-7-5132-7703-7

Ⅰ . ①肿… Ⅱ . ①刘… Ⅲ . ①骨肿瘤—肿瘤转移—
中西医结合—诊疗 Ⅳ . ① R738.1

中国版本图书馆 CIP 数据核字（2022）第 125547 号

融合出版说明

本书为融合出版物，微信扫描右侧二维码，关注"悦医家
中医书院"微信公众号，即可访问相关数字化资源和服务。

中国中医药出版社出版
北京经济技术开发区科创十三街 31 号院二区 8 号楼
邮政编码　100176
传真　010-64405721
万卷书坊印刷（天津）有限公司印刷
各地新华书店经销

开本 880×1230　1/32　印张 13　字数 323 千字
2022 年 12 月第 1 版　2022 年 12 月第 1 次印刷
书号　ISBN 978-7-5132-7703-7

定价　98.00 元
网址　www.cptcm.com

服 务 热 线　010-64405510　微信服务号　zgzyycbs
购 书 热 线　010-89535836　微商城网址　https://kdt.im/LIdUGr
维 权 打 假　010-64405753　官方微博　http://e.weibo.com/cptcm
天猫旗舰店网址　https://zgzyycbs.tmall.com

如有印装质量问题请与本社出版部联系（010-64405510）
版权专有　侵权必究

内容提要

本书分两篇：第一篇为西医篇，介绍骨转移机制与生物靶向治疗、恶性肿瘤骨破坏的骨靶向药物治疗、骨转移瘤骨科医师指南与策略、肢体长骨转移瘤的诊断与治疗、骨盆和髋臼转移瘤的外科治疗、骶骨转移瘤的治疗、脊柱转移瘤的外科手术治疗，包括脊柱转移瘤的外科手术治疗、脊柱转移瘤硬膜外脊髓压迫症的姑息性减压手术治疗、脊柱转移瘤的经皮椎体强化治疗、脊柱转移瘤的放射治疗及脊柱转移瘤多学科协作诊疗等；第二篇为中医篇，介绍肿瘤的中医病因、病机、辨证论治、治则、治法，以及恶性肿瘤化疗和放疗毒副作用的中医治疗，并总结了恶性肿瘤骨转移的中医相关理论与研究及疼痛性骨转移瘤的中医药治疗。

本书集中介绍了当今骨转移瘤治疗的亮点和各种治疗方法的最新进展。书中配有大量原创性病例及图片，图文并茂，实用性强，可以作为各级综合性医院及肿瘤专科医院临床医师的参考用书。

前言

跨入 21 世纪以来，随着恶性肿瘤整体诊疗水平的不断提高，患者带瘤生存时间逐渐延长，恶性肿瘤骨转移与脊柱转移瘤的发病率也明显上升。2015 年元月我开始着手编写《肿瘤骨转移与脊柱转移瘤》，对此书的撰写纯粹是因爱而施，当时原军事医学科学院附属医院刘蜀彬主任在脊柱转移瘤领域已经做了大量的开创性工作，团队中雷明星和蒋伟刚两位博士也正值风华，热情激昂，贡献累累。该书于 2016 年由人民军医出版社出版，是国内第一部有关恶性肿瘤骨转移与脊柱转移瘤的原创性著作，距今已经 6 年。

此后，也正是在持续跟踪与穷尽阅读相关文献、总结前辈们和自己的点滴临床工作及对上千例骨转移瘤患者的积极随访中，我们对脊柱转移瘤预后预测的演变、治疗决策的优化与合理选择、多学科协作中各专科的优势与作用，以及对目前流行的各种评分和决策系统评价的认识水平也在不断提升。

近年来，骨转移瘤在诊断和治疗方面的发展日新月异，新理念、新技术层出不穷，特别是脊柱转移瘤领域俨然已经发展为骨肿瘤专科和脊柱外科专科中的一个成熟的亚专业。与此同时，四个主要医学专业领域的进展正在从根本上改变目前脊柱转移瘤的治疗模式：①同时强调手术切除和微创理念的外科技术，包括"分离"减压手术、微创通道手术、激光间质消融手术，被选定的脊柱转移瘤患者可获得理想治疗效果。②脊柱立体定向放疗极大地提高了脊柱转移瘤局部控制率，而不再与肿瘤的组织学相关。③脊柱不稳定的标准已由经过验证的脊柱肿瘤不稳定评分（SINS）定义，并被认为是独立的手术指征。④肿瘤个体化精准治疗（例如基于基因检测和免疫组化检测的分子靶向治疗和/或内分泌治疗）可以提高患者的整体预后及肿瘤的局部控制效果。因此，目前推出新版的肿瘤骨转移专著正当其时。

当前，肿瘤骨转移治疗的多学科协作仅涉及手术学、肿瘤学、放疗学、放射与超声学、介入学和外科康复等专科，而具有数千年临床实践基础，作为中华文化瑰宝的中医药学在肿瘤骨转移治疗中的优势和特色尚未被重视。在恶性骨肿瘤的治疗方面，疗效的评价终点是使患者获得最大益处，而不是单纯强调瘤体缩小、消退及无瘤生存时间。"带瘤生存"和生命质量的提高则是中医中药治疗恶性肿瘤的目标和特征。

受古代解剖学及诊断水平的限制，中医古籍中未有转移瘤的记载。然而，中医对疼痛性骨转移瘤的病因病机研究，最早可追溯到《黄帝内经》。疼痛性骨转移瘤按其临床表现可归属于中医学的"骨瘤""骨疽""骨痹""骨蚀""骨瘘疮"等范畴，甚至一部分内科病如"腰痛""痹证"等范畴。历代医家对疼痛性骨转移瘤的病因病机认识，也主要围绕虚实两方面进行论述。中医药防治本病的优势在于注重辨证和整体论治，既可抗癌，又可以增强免疫功能，提高机体的抗病能力，并且中医与西医有协同作用，中医治疗可以减少放、化疗的毒副作用，明显改善患者的生存质量。对于骨转移瘤的治疗，中医多以扶正祛邪、标本兼治为治则。成立由中西医协同多学科组成为特征的恶性肿瘤治疗专业组，也一定是 21 世纪落实肿瘤整合治疗理念的最佳方式。

因此，编写《肿瘤骨转移中西医诊疗精要》是国内骨转移瘤治疗领域的又一开拓性创新。本书不但在骨转移相关的各个专题中，最大限度地提供了各学科最新的成就与证据，而且对于中医肿瘤学中涉及的病因病机、辨证分型、治则治法等基础知识做了较为完整的阐述，并介绍了当前肿瘤骨转移的中医相关理论与研究及疼痛性骨转移瘤的中医药治疗进展。

本书重点介绍骨转移瘤与脊柱转移瘤等相关疾病的最新治疗策略与方法，同时加入很多典型病例。本书在编写过程中，综合现有的最佳临床证据及专家共识，努力为肿瘤骨转移患者的诊疗提供最前沿、最合理的建议。同时溯古追今，将中医与西医内容汇集在一起，共同构成肿瘤骨转移中西医诊疗相关的学习资料。我们希望本书可以作为骨科医生、肿瘤科医生、放疗科医生、骨伤科医生及中医科医生的参考书，以便更好地掌握肿瘤骨转移的相关知识和主流观点。由于我们水平有限，书中难免存在纰漏与缺憾，希望同道提出宝贵意见，以进一步修订完善。

刘耀升

解放军总医院骨科医学部

国家骨科与运动康复临床研究中心

2022 年 12 月

目录

西医篇

中医篇

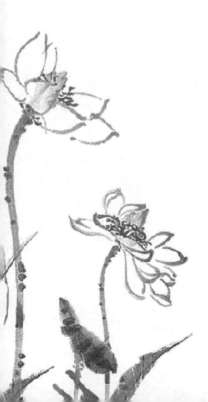

西医篇

第一章

骨转移机制与生物靶向治疗

　　骨和骨髓是癌症最常见的转移部位之一。目前针对肿瘤骨转移患者的治疗方案大多数疗法是姑息性的。为开发出疗效更佳的治疗方法，有必要深入了解肿瘤骨转移的分子机制。本章对多种恶性实体瘤（包括儿童肿瘤）的骨转移机制及当前具有创新性的生物靶向治疗和免疫治疗进行阐述，特别论述了骨髓微环境在转移性肿瘤细胞的趋化吸引、归巢、休眠和增殖中的作用及其治疗意义。在骨转移过程中，肿瘤细胞与骨髓生态位的多种细胞和非细胞成分的相互作用也提供了潜在的治疗靶点，这些靶点已经部分应用于免疫疗法。

一、骨转移机制

　　恶性实体瘤的转移过程较为复杂。肿瘤细胞的转移过程包括转移前生态位的形成，通过循环、趋化吸引和归巢转移至靶器官，以及新微环境中局部基质细胞和免疫细胞的相互作用。以前列腺癌骨转移为例，至少包括以下四个步骤：①定植（循环肿瘤细胞进入骨髓生态位）；②休眠（癌细胞适应骨微环境并保持休眠状态）；③再激活（癌细胞从休眠状态转变为活跃增殖状态）；④重塑（癌细胞破坏原始骨骼结构和功能）。

　　潜在转移细胞从原发性肿瘤释放并转移到继发部位的时间可能取决于肿瘤类型。针对原发性和转移性肿瘤的部分遗传学研究和突变分析表明，必须发生特定遗传学事件才能诱发肿瘤转移。部分早期转移的肿瘤细胞［包括 Her2（原癌基因人类表皮生长因子受体 2）依赖性乳腺癌］可能处于癌前阶段。转移的肿瘤细胞可在定植部位中长期保持休眠状态。在转移过程中，即使患者的血液和组织中可能存在大量肿瘤细胞，但只有极少数能够完成转移，这与实验研究结果一致。实验研究表明，虽然高达 80% 的肿瘤细胞从原发肿瘤成功释放，但仅有 2%～4% 形成微转移灶，不足 0.01% 在新的转移生态位中存活并形成明显转移瘤。

（一）EMT——转移的第一步

上皮 - 间质转化（epithelial-to-mesenchymal transition，EMT）是在胚胎发育和组织重塑过程中发生的表型转化，其中上皮细胞获得间质样特性，细胞间黏附减少，运动能力增强。EMT 是一个短暂的动态过程，主要发生在组织侵犯的起始阶段。EMT 受到多个细胞信号通路的调控，包括 ErbB（表皮生长因子受体）、Wnt、NF-κB 和 TGF-β 通路（图 1-1）。在实体瘤的侵袭和转移过程中，这些信号分子也参与了病理性 EMT。

乳腺癌转移是肿瘤转移过程中 EMT 的最好例证。乳腺癌细胞株的体外侵袭性和体内转移潜能增加，间充质中间丝波形蛋白（VIM）和 N- 钙黏蛋白（CDH2）表达上调，角蛋白水平和桥粒蛋白（DSP）、闭锁小带蛋白（ZO）-1 和 E- 钙黏蛋白（CDH1）等细胞黏附复合物则表达降低。因此，CDH2 和 VIM 是乳腺癌 EMT 的可信标志物。同样，在前列腺癌中，CDH2、成骨细胞 - 钙黏蛋白（CDH11）和 WFDC-1 蛋白表达上调，SCF E3 连接酶复合物 / 泛素 / 蛋白酶体途径活化和典型前列腺结构丧失。肿瘤细胞或癌症相关基质产生的肝细胞生长因子（HGF）和表皮生长因子（EGF）增加，可以改变前列腺癌微环境，也能够诱发 EMT。EGF 通过囊泡依赖性内吞作用和 SNAI1 引起的 CDH1 转录下调来发挥作用。在前列腺癌细胞中，转录因子 TWIST 同样可以抑制 CDH1 表达，上调 CDH2 表达。

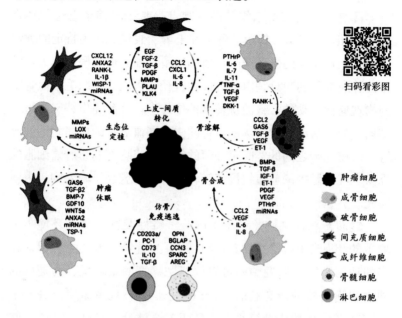

图 1-1　骨转移中的肿瘤 - 微环境相互作用

此外，前列腺衍生上皮因子（PDEF）（一种由 TGF-β 介导下调的上皮特异性 ETS 转录因子）缺失和前列腺特异性抗原（PSA）和激肽释放酶相关肽酶 4（KLK4）的过度表达也可以诱导 PC3 前列腺癌细胞的 EMT，三者都是 EGF 前体和潜在的 TGF-β2 激活剂。虽然 PSA 和 KLK4 是正常前列腺分泌物的一部分，但癌症进展过程中腺体结构的破坏导致其渗漏到肿瘤微环境中，这表明前列腺组织结构和 EMT 之间存在一定联系。为进一步明确肿瘤去分化和 EMT 之间的关系，通过重新激活 hedgehog 通路和骨形态发生蛋白（BMP）-7 信号分子成功诱导前列腺癌细胞发生 EMT。值得注意的是，BMP-7 在骨微环境中同样表达丰富，这可能有助于构建前列腺癌的骨转移生态位。

（二）转移前骨生态位的形成和骨定植

目前关于转移的组织趋向性观点是基于转移生态位的特定性质。Stephen Paget 提出"种子和土壤"假说，认为特定的肿瘤细胞只能在兼容的微环境中定植和增殖。部分机制假说认为，转移性肿瘤细胞的归巢是由具有最佳直径和血流的组织毛细血管中的物理捕获驱动的，继而从转移部位外渗。骨髓凭借特殊的组织结构成为该活动的理想场所。骨髓中不同血流量的血窦状毛细血管、内皮细胞之间的宽间隙和薄的结缔包膜均有利于肿瘤细胞的外渗。红骨髓中的血流缓慢使转移性肿瘤细胞易于附着到骨内膜表面。

然而，恶性细胞（种子）的分子特性及其与骨微环境（土壤）的相互作用对肿瘤的转移扩散更为重要。事实上，越来越多的证据表明，原发肿瘤可以改变靶器官的微环境，为随后的肿瘤细胞定植创造有利的转移前生态位。在此背景下，肿瘤基质中的癌症相关成纤维细胞（CAF）通过分泌 CXCL12 诱导肿瘤细胞转移到骨（图 1-1）。同理，乳腺癌和前列腺癌细胞的 CXCL12 受体（CXCR4 和 CXCR7）过度表达可诱导 CXCL12 的趋化作用，实现骨定植。与 CXCR4 低表达相比，乳腺癌中 CXCR4 的高表达会导致远处转移和骨转移的发生率增加。据报道，成骨细胞或内皮细胞与循环前列腺癌细胞之间的膜联蛋白 A2（ANXA2）/膜联蛋白 A2 受体（ANXA2R）相互作用有利于骨归巢和黏附。前列腺癌细胞表达的 NF-κB 受体激活剂（RANK）通过激活 RANK-L/c-Met 介导的正反馈通路促进转移前生态位形成，从而诱导癌细胞的骨定植。肿瘤源性的蛋白水解酶，如基质金属蛋白酶（MMPs）可以重塑骨基质并释放和激活生长因子和细胞因子，为转移性肿瘤细胞的定植创造有利环境（图 1-1）。

此外，原发性乳腺癌细胞在缺氧条件下分泌的赖氨酸氧化酶（LOX）可调节骨转移部位的细胞外基质，构建转移前生态位。原发性肿瘤细胞产生的外泌体和 microRNA 与骨重塑和骨转移进展有关。黏附分子（如整合素 $\alpha_v\beta_3$、玻连蛋白受体）可以促进癌细胞锚定到骨生态位的细胞外基质（ECM）。成骨细胞产生的 Wnt 诱导分泌蛋白 –1（WISP–1）通过 VCAM–1/整合素 $\alpha_4\beta_1$（也称为极迟抗原 4，VLA–4）调节前列腺癌细胞与成骨细胞的黏附。骨髓源性 IL–1β 通过激活 NF–κB/CREB–Wnt 通路促进转移性乳腺癌细胞的骨定植。部分研究发现，在早期转移定植阶段，转移性乳腺癌细胞与骨血管生态位中的 E– 选择素结合可诱导间质 – 上皮转化，促进转移瘤形成。

值得注意的是，不同癌症的骨"转移生态位"的精确定位和组成成分尚不明确。有研究表明，骨转移生态位包括造血干细胞（HSC）、骨内细胞（破骨细胞、成骨细胞、骨细胞和成纤维细胞）和血管（内皮细胞、周细胞）生态位。乳腺癌的骨定植部位可以是骨髓的脂肪组织。这些生态位是相当稳定的，在很长一段时间内不会发生重大重塑，导致骨转移具有较长潜伏期。如稳定的微血管系统可以使癌细胞保持在休眠状态，而新生血管会激活休眠细胞并加速微转移瘤增殖。同理，与合成骨的成骨细胞相比，长期静止的细胞（如骨内膜细胞）可能更有利于肿瘤细胞的长期休眠。有趣的是，在小鼠骨髓移植过程中，人类前列腺癌细胞可以直接与 HSC 竞争骨内生态位。采用 HSC 激活剂（如CXCR4 拮抗剂 AMD3100 或 G–CSF）治疗小鼠会导致前列腺癌细胞从骨髓向外周血转移。因此，骨髓中扩散的癌细胞可能与HSC 具有相似的归巢、生存和休眠机制。乳腺癌细胞一旦转移至骨，就会表现出典型的骨代谢标志物 [包括 ICAM–1、CDH11、OPN、骨连接素（SPARC）、骨钙素（BGLAP）和 CCN3] 来实现部分骨模拟。通过产生 RANK–L、IL–2β、IL–6、IL–11 和

TNF-α 促进破骨细胞介导的骨吸收和免疫逃逸反应（图 1-1）。除乳腺癌之外，前列腺癌和骨肉瘤也发现了骨模拟现象。

（三）骨生态位的转移灶休眠和再活化

转移的肿瘤细胞一旦进入骨生态位，可能会立即增殖或进入非增殖的休眠状态，在骨髓中休眠长达数十年（"细胞休眠"）。最近，研究人员对肿瘤休眠机制进行了全面研究，包括其在肿瘤侵袭和转移中的作用。对于骨转移瘤，肿瘤细胞定植的命运很大程度上取决于其在骨微环境中的特定位置，约 20% 的骨内膜细胞经历主动重塑，另外 80% 则长期保持相对静止。骨内膜细胞的重塑有利于肿瘤生长和存活，而骨的静止区域会促进肿瘤休眠。研究表明，在骨微环境中，BMP-7 和 TGF-β2 通过抑制 FAK/EGFR 信号通路，上调 MAPK/ERK 诱导肿瘤细胞休眠。

在诱导肿瘤细胞休眠机制中，特定配体 / 受体与骨髓生态位中成骨细胞的相互作用可能起主要作用（图 1-1）。例如：生长停滞特异性蛋白 6（GAS6）/AXL 与成骨细胞的相互作用使骨转移的前列腺癌细胞保持休眠状态。前列腺癌细胞表达多种 GAS6 受体（包括 AXL、MER 和 TYRO3），其中 AXL 调控肿瘤休眠，TYRO3 调控肿瘤增殖。AXL 在缺氧环境下表达稳定，因此在骨的缺氧区域不易发生转移灶。成骨细胞分泌的生长分化因子 10（GDF10）和 TGF-β2 可以激活 TGFBR3-p38MAPK 信号通路，诱导前列腺癌细胞休眠。Wnt5a/ 酪氨酸激酶受体（如 ROR-2 或 SIAH-2）信号通路在诱导和维持骨转移的前列腺癌细胞休眠中起关键作用。除成骨细胞外，间充质干细胞 / 基质细胞和内皮细胞也参与调控癌细胞休眠（图 1-1）。例如：MSC 产生的外泌体可以维持转移性乳腺癌细胞的休眠，降低对化疗的敏感性。事实上，乳腺癌细胞可以诱导 MSCs 释放含有 microRNA 的外泌体以促进休眠。此外，血管周围生态位的内皮细胞分泌 TSP-1 诱导乳腺癌细胞休眠。最近研究表明,具有 NG2$^+$ 和巢蛋白 $^+$ 表型的小动脉周围 MSCs 亚群产生 TGF-β2 和 BMP-7,通过 MAPK 通路激活细胞周期蛋白依赖性激酶抑制剂 1B(CDKN1B),促进转移性乳腺癌细胞的休眠。

骨生态位中的休眠癌细胞再活化受到细胞内基因表达程序改变的影响,这些变化是对外部各种因素的反映,包括休眠癌细胞所在的转移性生态位重塑以及促肿瘤信号分子的分泌。研究表明,骨髓瘤细胞通过 RANK-L 驱动破骨细胞的骨吸收作用,从而脱离休眠状态。据报道,通过小鼠卵巢切除术或去势诱导骨吸收能够促进乳腺癌和前列腺癌骨转移,而抑制破骨细胞可阻断这一过程。转移性乳腺癌细胞异常表达的 VCAM-1 可募集破骨细胞前体整合素 $\alpha_4\beta_1^+$,通过骨吸收作用启动休眠肿瘤细胞再活化。肿瘤骨转移的概率可能取决于定植在骨内生态位的休眠细胞数量以及破骨细胞骨吸收的速率。破骨细胞骨吸收速率越高,休眠肿瘤细胞再活化的概率越大。此外,越来越多的证据表明成骨细胞也有助于骨生态位中休眠癌细胞的再活化(图 1-1)。例如:成骨细胞通过下调 TGF-β 和 GAS6 的表达使前列腺癌细胞脱离休眠状态。成骨细胞和 MSC 分泌的 BMP-7 减少可导致体外和体内前列腺癌细胞的增殖能力增强。值得注意的是,成骨细胞和成骨生态位细胞的直接作用可缩短乳腺癌细胞潜伏期,并诱导骨转移瘤增殖。特别是成骨生态位中乳腺癌细胞产生的 CDH1 和 CDH2 之间的异常连接可以促进转移性乳腺癌细胞的骨定植,并激活 mTOR 通路中促进微转移形成的相关靶点。此外,血管周围生态位的物理变化,如新生血管生成可以消除抑制信号(如 TSP-1),使肿瘤细胞脱离休眠状态并开始增殖。新生血管内皮细胞释放的骨膜素和 TGF-β 可促进小鼠肿瘤的快速增殖。

肿瘤细胞复苏后经历 MET 并开始增殖。骨生态位生长所需的能量部分来自骨髓的脂肪细胞,这些脂肪细胞通过释放游离脂肪酸促进肿瘤细胞增殖。骨髓中脂肪细胞也可以释放瘦素（LEP），刺激间充质干细胞进一步生成脂肪细胞。研究表明，LEP 有助于肿瘤细胞转移到骨髓生态位，并增强肿瘤细胞的增殖和迁移能力，而骨髓脂肪细胞生成的脂联素可促进肿瘤细胞休眠（图 1-1）。

（四）骨重塑：成骨性和溶骨性骨转移

在正常生理条件下，成骨细胞和破骨细胞介导的骨重塑紧密协调，骨沉积和骨吸收处于平衡状态。然而，这种平衡在骨转移瘤中被打破。根据癌症类型的不同，骨生态位中的肿瘤细胞增殖可导致破坏骨稳态的因子增加，增强破骨细胞的骨溶解作用和成骨细胞的骨硬化作用。尽管绝大多数的实体瘤骨转移灶同时存在溶骨性和成骨性病变，但在特定的骨转移瘤中仅存在其中一种。

例如，大多数乳腺癌骨转移瘤属于溶骨性。乳腺癌细胞转移到骨的过程通常被称为"恶性循环"。该过程起始于转移性乳腺癌细胞产生甲状旁腺激素释放肽（PTHrP），而后与甲状旁腺激素受体结合，刺激成骨细胞分泌更多 RANK-L。RANK-L 与破骨细胞前体上的受体 RANK 相互作用刺激破骨细胞生成，从而促进骨吸收。这一过程又反过来导致胰岛素样生长因子（IGF）-1和 TGF-β 等生长因子从骨基质中释放和激活，诱导癌细胞增殖并产生更多 PTHrP（图 1-1）。破骨细胞活化导致持续的骨溶解，为转移性病变的发展创造了条件。骨溶解也会导致钙的释放，促进表达细胞外钙敏感受体的肿瘤细胞增殖。多种肿瘤源性因子能明显加快乳腺癌的骨转移进程，包括 IL-11、PLAU、PDGF、FGF、BMPs 和 TGF-β。此外，乳腺癌患者的骨源性胎盘生长因子（PGF）表达上调，导致与成骨细胞和基质细胞中糖蛋白骨保护素（OPG）结合的 RANK-L 减少，因此可通过阻断 PGF 抑制RANK-L 生成，以避免形成溶骨性病灶（图 1-1）。

然而，"恶性循环"模型没有考虑休眠细胞在肿瘤发展中的作用以及肿瘤细胞和破骨细胞之间的相互依赖性。有研究提出该模型的替代方案，认为破骨细胞不仅是对肿瘤源性因子做出应答的旁观者，而且最先参与构建骨内生态位来启动恶性循环，使生态位的癌细胞脱离休眠状态并重新活化形成微转移灶。部分研究表明，破骨性骨吸收刺激因子（如 PTHrP 过度表达、维生素 D 或钙缺失）可以促进骨转移，而骨吸收抑制因子（如 OPG 治疗或双膦酸盐）可抑制骨转移瘤生长。除促进休眠肿瘤细胞再活化外，破骨细胞还可能参与恶性循环的第二部分，此时肿瘤已经形成并开始改变微环境。

多发性骨髓瘤的骨转移灶主要为溶骨性病变，表现为成骨细胞分化抑制、骨沉积减少和破骨细胞活性增加，是肿瘤和基质细胞产生的多种破骨细胞激活因子和成骨细胞抑制因子共同作用的结果。参与的破骨细胞激活因子包括巨噬细胞炎症蛋白（MIP）-1α、RANK-L、血管内皮生长因子（VEGF）、TNF-α、IL-1β、PTHrP、HGF 和 IL-6。此外，在多发性骨髓瘤产生的外泌体中，双调蛋白（AREG）通过激活破骨细胞前体中 EGFR 参与破骨细胞的生成。成骨细胞抑制机制包括直接下调 VLA-4/VCAM-1 介导的 Runt 相关转录因子 2（RUNX2）、IL-7 生成增加及通过 DKK-1 抑制 Wnt 信号通路（图 1-1）。

与乳腺癌骨转移和多发性骨髓瘤的骨破坏不同，前列腺癌的骨转移灶主要为成骨性病变。这是由于前列腺癌细胞优先归巢于骨的成骨细胞区域。前列腺癌的骨转移肿瘤细胞和成骨细胞之间独特而直接的相互作用对二者均有促进作用（图 1-1）。例如：前列腺癌细胞可分泌 BMP、TGF-β、IGF-1、PDGF、ET-1、VEGF 和 miR-940，促进成骨细胞分化和激活。这些因子对骨组织结构和胶原基质的形成明显不利，导致骨形成无序的海绵状结构，而不是紧凑的层状结构。活化的成骨细胞还产生激活前列腺癌细胞增殖的细胞因子，如 VEGF、CCL2、IL-6 和 IL-8。此外，研究表明，前列腺癌细胞通过分泌 ET-1 抑制 DKK-1、激活 Wnt 信号通路和成骨细胞介导的骨沉积。活化的破骨细胞可诱导再吸收的骨基质释放生长因子，进一步使前列腺癌发展。前列腺癌细胞产生的外泌体也有助于形成广泛的成骨性病变，将 ETS1、miR-940 和 miR-141-3p 转移到转移性骨生态位内的基质中。据报道，多种因子参与前列腺癌在骨生态位中的增殖，包括 PTHrP、TGF-β、IGF-1、FGF-2、IL-6 和 ET-1。

在部分乳腺癌患者中可以发现少见的成骨性 / 溶骨性的混合病变。这是肿瘤细胞与成骨细胞和破骨细胞的相互作用所致，肿瘤细胞可以表达不同水平的 PDGF 和 ET-1，与成骨细胞和破骨细胞上的相应受体 PDGFRα/β 和 ETAR 相互作用。这些因子的表达水平决定了骨转移瘤的病变类型。此外，β-catenin 信号通路对骨转移瘤的病变类型也有显著影响，是成骨性 / 溶骨性的混合病变的重要决定因素。研究表明，优先形成溶骨性骨转移的人乳腺癌细胞株表现出 Wnt/β-catenin 信号通路激活和 DKK-1 表达水平升高，阻断 Wnt3A 诱导的成骨细胞分化。

（五）骨微环境和骨肉瘤

骨微环境也是骨肉瘤和尤文肉瘤最常转移的部位。转移性骨肉瘤细胞可以进入骨微环境并定植和扩散，其发生机制与上述上皮癌和多发性骨髓瘤非常相似。

骨肉瘤起源于骨间质谱系。成骨细胞祖细胞的基因突变（如 TP53、RB 或 CDKN2A 缺失、非整倍体）及表观遗传变异会导致恶性类骨质和未成熟骨组织的产生。此外，骨肉瘤细胞通过分泌 CCL2、CXCL1 和 TGF-β 将正常骨髓 MSCs 吸引到肿瘤基质，促使其转化为癌症相关成纤维细胞（CAFs）。因此，当肿瘤微环境中 CCL2、CXCL1、IL-6 和 IL-8 表达上调时，通过激活 Ras 同源家族成员 A（RHOA）可诱发骨肉瘤细胞间质发生阿米巴样改变，增强其运动、侵袭和跨内皮迁移能力。转移的骨肉瘤细胞通过表达脂肪酸合酶、p-ERK1/2 和 BCL-xL 来抵抗失巢凋亡（脱离诱导的细胞死亡）。此外，间充质干细胞通过分泌细胞外囊泡作为载体运输促转移的 microRNA（如 miRNA-21 和 miRNA-34a）、蛋白质（如 PDGFR-β、金属蛋白酶组织抑制剂 TIMP-1 和 TIMP-2）和生物活性脂质（如鞘磷脂、谷氨酸和乳酸等代谢物）到肿瘤细胞，从而促进骨肉瘤的侵袭和转移。

　　正常骨溶解和骨吸收之间的平衡也取决于骨微环境的酸度。缺氧和间质性酸中毒能够部分激活肿瘤相关 MSCs 分泌 IL-8、IL-6、NF-κB1、集落刺激因子 CSF2 和 CSF3、BMP-2、CCL5、CXCL5 和 CXCL1，在骨肉瘤的骨转移过程中也发挥关键作用（图 1-1）。缺氧还可以诱导分泌低氧诱导因子 HIF-1α，直接影响转移性肿瘤细胞的迁移和侵袭。HIF-1α 受骨肉瘤细胞中多种因子的调控，包括 TGF-β1、miRNA-20b 和 miRNA-33b。除 pH 值外，PI3K/Akt 是调控骨肉瘤细胞运动、黏附、生长和转移的重要信号节点之一。该信号通路可以与 MAPK/ERK、Hedgehog 和 Wnt 通路相互作用。Wnt/β-catenin 通路可以使 RUNX2 的表达上调，促进转移相关基因的表达，从而有利于骨肉瘤细胞的转移。具体而言，BMP-2 介导的 β-catenin 激活和 RhoC/Rho 相关激酶 ROCK1/MAPK/Twist1 信号通路可促进骨肉瘤增殖和上皮-间质转化。

　　在尤文肉瘤中，特异性癌基因 EWS-FLI1 可调控 IGF-1、PDGF、VEGF、Wnt 和 TGF-β 等多种生物学途径，诱导肿瘤细胞的分化停滞、增殖、血管生成和免疫逃逸。EWS-FLI1 活性水平的增加也可促进尤文肉瘤发生 EMT，增强其转移潜能。这可能是嵌合蛋白表达调控或者 STAG2 缺失导致 EWS-FLI1 结合区域的染色质结构改变所致。实验研究表明，EWS-FLI1可以上调EMT中多个关键调控因子的活性，包括主调控因子SNAI1/SNAI2和ZEB1、机械门控通路转录辅助因子YAP/TA以及与HEY1相关的NOTCH效应蛋白和转录抑制因子Hairy/enhancer-of-split。尤文肉瘤细胞通过上调IL-1受体辅助蛋白（IL1RAP）来抵抗失巢凋亡，从而实现转移扩散。在归巢至骨后，尤文肉瘤细胞产生破骨细胞激活因子（如IL-6或TNF-α）诱导破骨细胞分化和激活，导致广泛的骨溶解。此外，EWS-FLI1和EZH2表达的mRNA以外泌体为载体从肿瘤细胞中脱落，不仅可以阻断肿瘤细胞分泌RUNX2，还可以抑制肿瘤间充质细胞的成骨性分化，从而将转移性骨生态位的平衡转变为破骨细胞活化。此外，当破骨细胞活化后，可以释放储存在骨基质中的生长因子（IGF-1、TGF-β、PDGF等），进而激活肿瘤细胞增殖，形成恶性循环。对于转移性尤文肉瘤，上述骨转移机制仍需进一步证实。

（六）儿童骨外实体瘤的骨转移

在儿童恶性软组织肿瘤中，骨髓是最常见的颅外实体瘤神经母细胞瘤的主要转移部位，而横纹肌肉瘤和视网膜母细胞瘤的骨或骨髓转移相对少见。与神经母细胞瘤转移相关的最具特征的不良预后因素是MYCN癌基因扩增，导致蛋白激酶C（PKC）调节异常，进而造成多种生长因子受体的磷酸化以及影响细胞黏附的CDH2表达下调。由于表观遗传沉默，在人类神经母细胞瘤中通常可以发现MYCN过表达和caspase-8缺失联合诱导EMT和炎症相关基因表达，并下调miR-7a和miR-29b，在神经母细胞瘤小鼠模型中能够明显促进骨髓转移。在神经母细胞瘤细胞中，骨源性神经营养因子受体原肌球蛋白受体激酶B（TRKB）过度表达，通过上调多种MMPs（如MMP-1、MMP-2、MMP-

3、MMP-9）以及丝氨酸蛋白酶类尿激酶和组织纤溶酶原激活剂（PLAU），进而抑制 ECM 和促进骨髓转移（图 1-1）。CXCR4（特别是 47kD 亚型）和 CXCR7 的共表达显著增加了神经母细胞瘤向骨髓转移的趋向性。炎症过程或受损细胞中渗漏的缓激肽和 ATP 可以刺激趋化因子 CXCL12/CXCR4/CXCR7 相互作用，促进神经母细胞瘤细胞向骨髓转移。此外，CXCR5/CXCL13 和 CXCR1/CXCL1 的相互作用也可能促进神经母细胞瘤细胞通过骨髓内皮细胞迁移，有利于神经母细胞瘤的骨髓特征性转移。在神经母细胞瘤细胞产生的 Galectin-3 刺激下，MSCs 生成 IL-6 进一步促进骨髓转移。反过来，间充质干细胞产生的分泌体可促进 47kDa CXCR4、MMP-9、整合素 α3 和整合素 β1 表达，从而增加神经母细胞瘤细胞的侵袭潜力。

最近一项研究表明，转移性神经母细胞瘤细胞改变了骨髓基质细胞的数量和功能，增强了向成骨细胞谱系的分化能力，该过程由肿瘤细胞分泌的 miR-375 部分介导。其中，CD146$^+$CD271$^-$ MSCs 是神经母细胞瘤骨髓转移的特异性亚群。神经母细胞瘤细胞的骨髓浸润能够促进淋巴细胞和骨髓细胞以及分泌的微泡中 CD203a 和 CD73 表达。CD203a 和 CD73 催化从烟酰胺腺嘌呤二核苷酸生成免疫抑制腺苷的最后步骤，抑制 T 细胞增殖和免疫逃逸。此外，利用抗 GD2 单克隆抗体通过免疫磁性富集从骨转移患者骨髓中分离出的神经母细胞瘤细胞进行分析，发现神经母细胞瘤细胞可通过以下途径适应骨髓微环境：下调趋化因子 CX3CL1、血管紧张素原和 Na$^+$/K$^+$-ATP 酶 α2（ATP1A2），上调骨髓常驻细胞表达 S100A8 和 A9（钙卫蛋白）、CD177、CD3 和 CXCL7。骨髓浸润性神经母细胞瘤细胞也表达 CD271 和 HLA-G。总之，这些研究证实宿主微环境和浸润的肿瘤细胞在骨或骨髓转移中存在相互作用。

二、骨转移的细胞分子治疗

（一）生物靶向治疗

双膦酸盐和地舒单抗不仅可以直接或间接抑制血小板衍生生长因子（platelet derivedgrowth factor，PDGF）和血管内皮生长因子（vascular endothelialgrowth factor，VEGF）的生成，抑制破骨细胞活性（图 1-2），还可通过破坏促肿瘤生长的肿瘤相关巨噬细胞来改善治疗效果。最新研究表明，双膦酸盐（尤其是唑来膦酸）不仅具有骨保护作用，还具有抗血管生成、免疫调节和抗肿瘤作用。双膦酸盐可以改善骨代谢，抑制骨转移瘤的形成、生长和扩散，并具有镇痛作用。目前正在测试地舒单抗与双膦酸盐联合治疗乳腺癌和前列腺癌骨转移的临床效果，Ⅲ期临床试验将唑来膦酸纳入骨肉瘤和尤文肉瘤的标准化疗方案中，但未能改善患者生存期。尽管双膦酸盐和地舒单抗能够抑制破骨细胞活性和肿瘤性骨溶解，但不能促进骨形成。

扫码看彩图

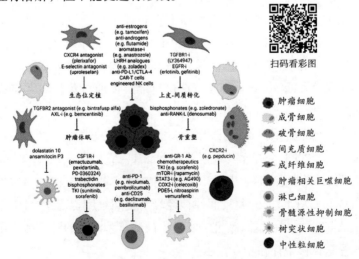

图 1-2 骨转移的靶向药物

鉴于泛素－蛋白酶体系在控制各种骨相关蛋白降解中的关键作用以及泛素化调控在癌症转移中的重要性，研究人员开始关注蛋白酶体抑制剂在改善骨合成代谢方面的潜在应用价值。其中，硼替佐米、卡非佐米和伊沙佐米可通过多种机制刺激成骨细胞分化和骨愈合。例如：硼替佐米通过增加成骨细胞中 BMP-2 的表达来增强 RUNX2 活性并上调 BGLAP、ALP 和胶原蛋白 I，从而促进骨形成。硼替佐米还通过 IRE1α/XBP1 信号通路促进内质网应激，导致各种成骨细胞标志物的表达增加。在接种了乳腺癌细胞的小鼠中，硼替佐米被证实可减少溶骨性病变并促进骨形成。据报道，硼替佐米可以通过抑制含有 WW 结构域的 E3 泛素连接酶 1（WWP1）和 Smurf 连接酶预防前列腺癌细胞的骨转移，这两种连接酶在骨转移患者中常表达上调。由于蛋白酶体抑制剂以非特异性方式发挥作用，因此作为骨合成代谢疗法的应用价值相对有限。有研究提出，将硼替佐米与双膦酸盐结合形成骨特异性纳米颗粒，从而选择性地将蛋白酶体抑制剂递送至骨，从而避免全身性副作用。为改善骨形态结构的完整性，目前已经开展了多次针对 BMP、PTH 或 OPG 的试验性研究。此外，生物相容性聚合物可能促进骨转移患者的骨愈合，是一种新的治疗策略。

在传统的靶向治疗中，激素治疗用于前列腺癌和乳腺癌骨转移的姑息性治疗，这一过程依赖于性激素信号转导（图 1-2）。对于雌激素受体依赖性乳腺癌患者，可采用抗雌激素（他莫昔芬和氟维司群）和芳香化酶抑制剂（阿那曲唑、来曲唑和依西美坦）进行治疗，也可行卵巢切除术或通过促性腺激素释放激素类似物（诺雷德）进行化学去势治疗。对于前列腺癌患者，主要采用睾丸切除术或 LHRH 类似物治疗。如果治疗无效，则采用抗雄激素药物（如氟他胺或雌激素）。尽管激素治疗有抗转移作用，但会导致骨质疏松症等不良副作用。

上述治疗方案针对已确定的转移灶，而抑制 EMT 是阻止肿瘤细胞早期转移扩散的一种治疗方法。诱发 EMT 过程的信号通路可能会成为骨转移的潜在治疗靶点。EMT 过程受 TGF-β、EGF 和 PDGF-β 信号调节，目前开展的骨转移瘤临床试验对 TGF-β1 型受体抑制剂（LY364947）和 EGFR1 型抑制剂（厄洛替尼和吉非替尼）进行测试（图 1-2）。两项研究描述了乳腺癌的早期转移机制，对关闭 MAPK 和打开 HER2 信号通路如何激活肿瘤的 EMT 过程进行阐述。基于 MMTV-Her2 乳腺癌小鼠模型，只有具有以下特征的早期乳腺癌细胞亚群才能够扩散和转移：Her2 阳性、Skp2 高表达、Tpl2 低表达、MAPK 磷酸化低表达、CDH1 低表达或 Her2 阳性、CK8/18 阳性、Wnt 高表达、MAPK 磷酸化低表达、Twist1 高表达和 CDH1 低表达。研究表明，MAPK α/β 激酶和 ATF2 在癌症进展早期具有拮抗 Her2 信号通路的作用，ATF2 可以阻断 β-catenin 活化。此外，ZEB1 是 EMT 和转移前体病变形成的关键参与者，受到 miR-1199-5p 和 miR-200 家族成员的双重负反馈调节。这些机制的发现可能为靶向治疗早期肿瘤细胞转移和预防骨转移开辟新的途径。

支持癌细胞在新环境中长期生存的骨转移生态位形成和归巢过程也可以作为潜在治疗靶点。在乳腺癌细胞归巢到骨的过程中，E-选择素起着关键作用。在临床前模型中，小分子 E-选择素拮抗剂 GMI-1271 可以明显抑制乳腺癌细胞进入骨髓，目前正在考虑将该药物用于实体瘤的临床试验（图 1-2）。整合素对转移生态位的形成也至关重要，$\alpha_5\beta_3$ 和 $\alpha_4\beta_1$ 整合素等分子可促进肿瘤细胞与 ECM 黏附。此外，ANXA2 及其受体在癌细胞与成骨细胞的黏附和信号转导中起关键作用。因此，这些分子也可以作为骨转移的潜在治疗靶点。研究表明，转移性肿瘤细胞归巢到骨髓的过程是可逆的，这将提供一种有吸引力的治疗选择，有可能将癌细胞从骨髓生态位中去除。实验研究表明，普乐沙福（CXCR4 拮抗剂）可以将扩散的癌细胞从生态位逆转回血液中。普乐沙福通过抑制 CXCL12/CXCR4 来减弱 ERK1/2 信号传递，从而降低转移性肿瘤细胞的增殖和侵袭能力（图 1-2）。

针对转移性生态位形成机制和癌细胞休眠状态的活化因子也可能成为骨转移的治疗靶点，如 AXL 和 TGF-β2 信号通路抑制剂。对于前列腺癌细胞，ANXA2/ANXA2R 通路和 GAS6-AXL 相互作用均可诱导骨微环境中癌细胞休眠，可能是骨转移治疗的理想靶点（图 1-2）。

如前所述，成骨细胞和破骨细胞在转移性癌细胞休眠和再激活之间的转换过程中发挥重要作用。然而，保持肿瘤细胞休眠和调控休眠肿瘤细胞重新激活的机制仍然不清楚。目前尚不清楚成骨细胞如何从"促休眠"状态转变为"促转移"状态。近期研究表明，乳腺癌骨转移细胞可以诱导骨髓生态位中的成骨细胞进行重塑，从而产生一定数量的核心蛋白聚糖和 CCN3，通过上调 p21 表达来抑制肿瘤细胞增殖。OPN 高表达、平滑肌肌动蛋白（SMA）低表达、IL-6 低表达的成骨细胞亚群可能诱导早期转移的乳腺癌细胞进入休眠状态。成骨细胞无疑是靶向治疗的理想靶点，有助于抑制骨生态位中的转移瘤生长。当前的难点在于如何在临床上将这种短暂的休眠状态转变为永久性休眠状态。

（二）免疫治疗潜力

骨髓是一个特殊的免疫微环境，由复杂的免疫细胞组成，实际上可能为扩散的肿瘤细胞提供免疫特权生态位。骨髓生态位中的免疫细胞大致包括 T 细胞、巨噬细胞、树突状细胞（DC）、NK 细胞和骨髓源性抑制细胞。例如：细胞毒性 CD8$^+$T 细胞通过释放 TNF-α 和 IFN-γ 杀死肿瘤细胞。癌症患者的肿瘤和血液中存在 CD4$^+$CD25 高表达的调节性 T 细胞（Tregs 细胞）时提示预后不良。在前列腺癌骨转移患者的骨髓中，Tregs 细胞的数量显著增加。因此，去除骨微环境中的 Tregs 细胞可能是一种预防骨转移的方法。

肿瘤相关 M2 极化巨噬细胞（TAMs）通过 CCL2/CCR2 或 CSF1/CSF1R 信号通路促进肿瘤细胞的骨转移。在动物模型中，通过阻断 CCL2/CCLR2 信号通路可以抑制肿瘤中 TAM 积累，并抑制骨转移。研究表明，CSF1/CSF1R 信号通路的靶向单克隆抗体（emactuzumab、cabiralizumab 和 PD-0360324）和小分子培西达替尼（PLX3397）可减少 TAM 的数量，从而抑制多种实体瘤骨转移（图 1-2）。此外，曲贝替定、氯膦酸盐和唑来膦酸等通过诱导细胞凋亡来消耗巨噬细胞。酪氨酸激酶抑制剂舒尼替尼和索拉非尼或芬维 A 胺可将极化巨噬细胞的功能重塑为杀死肿瘤细胞，这些抑制剂可抑制巨噬细胞中 STAT3 或 STAT6 表达，阻断 IL-10 分泌。

树突状细胞通过产生多种分子来抑制细胞毒性 CD8$^+$T 细胞，如精氨酸酶 I、一氧化氮、TGF-β 或 IL-10。微管抑制剂（dolastatin10 和 ansamitocin P3）可将功能失调的树突状细胞转化为功能性树突状细胞，通过激发树突状细胞的表型和功能成熟将其从免疫抑制转化为免疫激活（图 1-2）。接种载有肿瘤抗原的树突状细胞疫苗可激活免疫反应以抑制肿瘤骨转移。

NK 细胞是具有肿瘤杀伤作用的重要免疫细胞类型，通过颗粒酶 B 和穿孔素介导的细胞凋亡或 Fas-Fas 配体相互作用来介导这一功能。NK 细胞的缺失会导致肿瘤无限增殖和转移。因此，利用修饰的 NK 细胞识别癌细胞表面特异性抗原并产生细胞因子 IL-2 和 IL-15，从而增强其存活和增殖能力以及抗肿瘤活性，是骨转移的又一治疗选择。NK 细胞刺激因子（IL-2、IL-12、IL-15 和 IL-21）、抑制 NK 细胞功能的拮抗剂（抗 KIR/ 抗 PD1 单克隆抗体和 Treg 耗竭）和增强肿瘤细胞识别能力的试剂（单克隆抗体和双特异性 / 三特异性靶向试剂和嵌合抗原受体）可能在 NK 细胞介导的抗转移治疗中发挥作用（图 1-2）。

骨髓源性抑制细胞（MDSCs）通过释放 IL-6、VEGF、FGF-2 和 MMP-9 等趋化因子，促进癌症的进展和骨转移。MDSC 靶向治疗方法包括以下几种：抗 GR-1 抗体，化疗药物（5FU、紫杉醇、吉西他滨、顺铂、多西他赛和鲁比卡丁），磷酸二酯酶 5（PDE5）抑制剂（西地那非、他达拉非和伐地那非），威罗非尼和唑来膦酸，诱导 MDSC 细胞凋亡，mTOR 抑制剂雷帕霉素，STAT3 抑制剂（AG490、CPA7、S3I-201 和 stattic），诱导 MDSC 细胞失活，全反式维甲酸（ATRA）或维生素 D，促进 MDSC 分化为非抑制性巨噬细胞和树突状细胞，COX2 抑制剂（塞来昔布）和非甾体抗炎药（阿司匹林），TKI（舒尼替尼和索拉非尼），趋化因子受体（CCR2、CXCR2 和 CXCR4）或趋化因子（CCL2、CXCL5 和 CXCL12）拮抗剂，阻止 MDSCs 向肿瘤微环境募集（图 1-2）。

肿瘤相关中性粒细胞能够释放 CXCR4、VEGF 和 MMP-9，促进肿瘤骨转移。通过抑制 CXCR2 或 IL-17 能够抑制中性粒细胞向肿瘤迁移，通过抗 TGF-β 途径诱导中性粒细胞从 N2 型转变为 N1 型，从而获得抗肿瘤活性（图 1-2）。

针对小鼠肿瘤模型和乳腺癌患者的近期研究显示，抑制 RANK 信号通路可诱导由 CD8$^+$T 细胞介导的抗肿瘤免疫反应。在抑制 RANK 信号通路后，肿瘤细胞可能对 PD-L1 和 / 或 CTLA-4 更敏感。该研究建议使用 RANK 通路抑制剂来开展乳腺癌的免疫治疗。由破骨细胞激活的肿瘤可产生过量 TGF-β 重塑骨表面，是另一个有应用价值的免疫治疗靶点。研究表明，抗 TGF-β 治疗可恢复 Th1 细胞功能，增强免疫反应和抑制肿瘤增殖。

目前已经开发出多种免疫治疗方法来抑制骨转移，包括 CAR-T 细胞疗法、单独使用抗 CD25 抗体（如达珠单抗和巴利昔单抗）或与环磷酰胺、氟达拉滨和紫杉醇的化学疗法相结合以消除 Tregs 细胞，针对免疫抑制 CTLA-4 的抗体（如易普利姆玛和曲美木单抗）（图 1-2）。事实上，目前仍然缺乏明确的证据表明骨转移患者能够从免疫细胞靶向治疗中受益。需要注意的是，免疫疗法可能引发骨相关并发症，如脊髓受压或由骨吸收增加引起的病理性骨折和高钙血症。最近，骨免疫肿瘤学这一新概念将骨微环境中肿瘤细胞、免疫细胞和骨细胞之间的相互作用纳入其中，为未来开发更有效的抗骨转移免疫疗法奠定了基础。

三、总结

骨转移是癌症患者常见且严重的并发症。现有的治疗方式难以根除骨转移瘤，肿瘤进一步扩散造成疾病耐受性损害风险的增加，这是肿瘤细胞与骨生态位微环境之间复杂相互作用的结果。因此，在骨转移早期阶段阻断肿瘤细胞与宿主各种细胞和非细胞成分之间的信号转导是骨转移治疗的有效方法；延长或维持肿瘤细胞休眠是未来研究的重要领域。为此，有必要充分了解骨转移的早期步骤，如转移前生态位的形成、肿瘤细胞从原发部位的逃逸及骨定植等。随着对骨转移机制的深入了解，目前已开发出多种有前景的针对骨细胞和 / 或骨微环境的靶向治疗方法。近年兴起的免疫治疗也可能为骨转移瘤患者带来希望，但仍需要进一步明确肿瘤骨转移的免疫逃逸机制。此外，还应重点关注免疫微环境在控制疾病进展和药物不敏感方面的作用。

第二章

恶性肿瘤骨破坏的骨靶向药物治疗

几乎所有的多发性骨髓瘤（70% ～ 95%）和实体肿瘤源性骨转移瘤均可导致破骨性疾病，代谢活化的肿瘤细胞入侵和定植于骨骼并分泌生长因子，生长因子通过刺激破骨细胞影响骨骼溶解和形成。同时，破骨细胞也分泌诱导肿瘤骨内生长、播散和刺激成骨细胞（与成骨相关的细胞）活化的生长因子。但是，成骨性活动仅能在远离溶骨的部位形成新骨，因此该成骨性活动并没有加强骨骼薄弱区域。成骨细胞也释放核因子 κB 受体活性因子配体（RANKL），RANKL 是介导破骨细胞生成、活化和生存的关键因子。因此，实体肿瘤源性骨转移瘤或者多发性骨髓瘤导致的骨质破坏性疾病形成了一个涉及破骨和成骨效应的恶性循环，进而导致骨相关事件，包括病理性骨折、高钙血症、脊髓受压和需要手术干预和放射治疗的骨痛。骨转移瘤患者若不采取治疗，一年内发生骨相关事件的风险为 1.5 次（前列腺癌）～ 4.0 次（乳腺癌）。这些并发症不仅极大地加重了患者的医疗费用负担，而且严重增加了患者的痛苦、影响了患者的生存质量和生活自理能力，同时这些并发症也与肿瘤疾病恶化、生存期缩短相关。目前骨转移瘤患者已经可以从有效的骨靶向药物治疗中受益。

骨靶向药物主要包括双膦酸盐（bisphosphonates，BPs）和地舒单抗（原翻译为狄诺塞麦）。2000 年，美国临床肿瘤协会（ASCO）第一个公开发表了双膦酸盐治疗乳腺癌的循证临床实践指南。2010 年 6 月，FDA 批准地舒单抗 Prolia 用于治疗绝经后妇女的骨质疏松症，之后又获批用于治疗男性骨质疏松、前列腺癌的雄激素剥夺治疗导致的骨量流失及乳腺癌的芳香化酶抑制剂治疗导致的骨量流失。此后，ASCO 指南进行了更新，即纳入了地舒单抗。目前，美国临床肿瘤学会（ASCO）、欧洲肿瘤医学学会（ESMO）、美国国立综合癌症网络（NCCN）、中国临床肿瘤学会（CSCO）等指南指出，晚期实体瘤患者若发生骨转移，在系统性抗肿瘤治疗基础上，为预防骨相关事件的发生，可进行外科手术或姑息性放疗，并考虑使用骨靶向药物。同时，联合骨靶向药物是治疗癌源性骨骼疼痛的标准治疗。迄今为止，美国食品药品监督管理局（FDA）批准了帕米膦酸、唑来膦酸和地舒单抗用于降低晚期实体瘤骨转移患者骨相关事件发生的风险。2020 年 11 月，国家药品监督管理局批准地舒单抗用于预防实体瘤骨转移和多发性骨髓瘤引起的骨相关事件。

一、药理学制剂

（一）双膦酸盐

双膦酸盐（bisphosphonates，BPs）是焦磷酸盐分子的稳定类似物，以 P–C–P 基团取代焦磷酸盐中的 P–O–P 基团，在体内不易被酶水解。双膦酸盐是唯一对骨矿化基质有亲和力的药物，能紧密地吸附在羟磷灰石的表面，被破骨细胞吸收并干扰其特定的生化过程。双膦酸盐通过进入破骨细胞和抑制基焦磷酸合酶（生物合成甲羟戊酸途径的关键酶）降低溶骨和增加骨骼矿化；通过抑制破骨细胞前体细胞成熟、诱导成熟破骨细胞凋亡、抑制肿瘤细胞黏附骨骼以及抑制炎症性细胞因子的产生；也可以通过刺激骨保护素（osteoprotegerin，OPG）的产生而抑制破骨细胞的活性从而阻断破骨细胞介导的骨质破坏，抑制骨溶解。

当 P–C–P 结构的 R1 侧链是羟基时，可以增加药物与骨的结合力；当 R2 侧链含有氮原子时，可以显著增加双膦酸盐活性和药物作用强度。按 R2 侧链是否含有氮原子，分为含氮双膦酸盐和不含氮双膦酸盐，含氮双膦酸盐（如帕米膦酸、伊班膦酸、唑来膦酸等）抑制甲羟戊酸途径关键酶（法尼基焦磷酸合成酶）的合成，导致破骨细胞骨架结构被破坏，诱导破骨细胞凋亡；不含氮双膦酸盐（如依替膦酸和氯膦酸）作用机制不同，通过破骨细胞代谢形成类似三磷酸腺苷的有毒物质，最终导致破骨细胞活性降低。有研究显示，含氮双膦酸盐还具有抑制肿瘤细胞增殖、促进肿瘤细胞凋亡、抑制肿瘤血管形成、调节免疫微环境、提高机体免疫等直接抗肿瘤作用。

按照双膦酸盐上市时间和作用强度，可将双膦酸盐分为三代。第一代双膦酸盐包括依替膦酸、氯膦酸，第二代双膦酸盐包括帕米膦酸、阿仑膦酸，第三代包括利塞膦酸、伊班膦酸、唑来膦酸。第三代双膦酸盐作用强度是第一代双膦酸盐的 1000 ～ 100000 倍。唑来膦酸为含氮的杂环双膦酸盐，分子中有一个咪唑环侧链，咪唑环中含有两个位置至关重要的氮原子，使其活性明显强于其他含氮双膦酸盐。虽然不同双膦酸盐作用强度有差异，但由于剂量强度、给药途径、剂量密度以及疗程的不一致，作用强度的差别往往被弱化。双膦酸盐极性高，口服吸收差，生物利用度低，必须空腹服药。双膦酸盐主要经肾排泄，在骨组织中半衰期较长，可以嵌入骨骼中持续很长一段时间，在人体内可滞留数年之久。含氮双膦酸盐（N– 双膦酸盐）具有最大的抗溶骨活性。体外研究发现唑来膦酸是最强效的氨基双膦酸盐，并且它是唯一在所有转移性骨病灶类型中均有效的静脉内给药的双膦酸盐（图 2–1）。

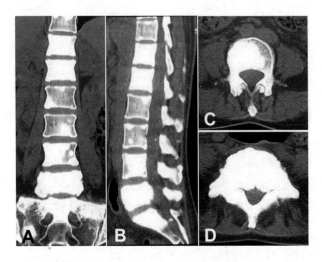

图 2-1　肺癌脊柱转移瘤唑来膦酸治疗

A. 治疗 6 个月后 CT 冠状位重建片；B. 治疗 6 个月后 CT 矢状位重建片；
C. 治疗 6 个月腰 1 椎体 CT 横断位片；D. 治疗 6 个月腰 5 椎体 CT 横断位片

（二）地舒单抗

核因子 κB 受体活化因子 / 核因子 κB 受体活化因子配体 / 骨保护素（RANK/RANKL/OPG）信号通路是调节破骨细胞分化、活化及功能的关键信号通路，此信号通路在调控破骨细胞的形成以及骨重建中发挥重要作用（图 2-2）。OPG 是一种可以保护骨骼免受破骨细胞对骨质溶解的物质，RANKL 主要由成骨细胞和骨基质细胞分泌，是 RANK 的配体。RANKL 通过与破骨细胞上的受体 RANK 结合，促进破骨细胞前体细胞分化成熟。当 RANK 聚集足够多时，这条信号通路将被激活，使得破骨细胞发挥骨吸收的活性，容易造成病理性骨折等骨相关事件。

地舒单抗是一种全人源单克隆 IgG2 抗体，它能与 RANKL 特异性结合，抑制 RANKL 和 RANK 之间的相互作用，阻止激活破骨细胞以及前体表面的 RANK，抑制破骨细胞的活化和成熟，从而降低骨吸收、减少骨溶解和骨质破坏，抑制肿瘤生长，发挥抗骨转移作用。由于 RANK 还表达于乳腺癌、前列腺癌等肿瘤细胞上，地舒单抗可以与肿瘤细胞上的 RANK 受体结合，抑制肿瘤的发生与转移，具有直接杀伤肿瘤细胞的作用。此外，地舒单抗与抗肿瘤免疫治疗具有协同作用。

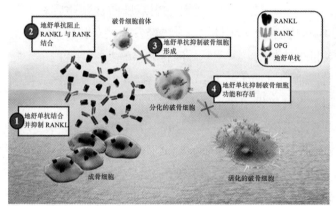

扫码看彩图

图 2-2　地舒单抗的作用机制

二、骨转移瘤靶向治疗

（一）乳腺癌

双膦酸盐是最常用来预防乳腺癌骨转移患者骨相关事件的重要药理学制剂。美国国立综合癌症网络（NCCN）2021.V1 版乳腺癌诊疗指南指出，如发生骨转移，患者预期生存期超过 3 个月，肾功能允许的情况下，应在化疗和激素治疗的基础上加用地舒单抗、唑来膦酸或帕米膦酸。中国临床肿瘤学会（CSCO）指南推荐双膦酸盐及地舒单抗均可用于乳腺癌骨转移。一项关于双膦酸盐对比安慰剂治疗乳腺癌骨转移的 meta 分析显示，双膦酸盐降低了 14% 的骨相关事件发生风险，但未改善患者总体生存

期。其中，唑来膦酸 4mg（静脉注射，每 4 周 1 次）可降低 41%
的骨相关事件发生风险，其次是帕米膦酸 90mg（静脉注射，每
4 周 1 次）、伊班膦酸 6mg（静脉注射，每 4 周 1 次）、氯膦酸
1600mg（口服，每日 1 次）、伊班膦酸 50mg（口服，每日 1 次）、
帕米膦酸 300mg（口服，每日 1 次）。这些制剂与安慰剂对照的
Ⅲ期临床试验的 meta 分析提示静脉注射双膦酸盐预防骨相关事
件优效于口服双膦酸盐。而且，至今已经发现唑来膦酸是临床上
最有效的双膦酸盐制剂。一项乳腺癌骨转移瘤女性患者的一个随
机安慰剂对照临床试验（$n=228$）发现，与安慰剂组相比，唑来
膦酸使骨相关事件年发生率下降了 43%（$P=0.016$），发生至少一
次骨相关事件患者的百分比下降了 20%（$P=0.03$）以及延迟了第
一次骨相关事件发生的时间（$P=0.007$）。

在用药时间间隔方面，2017 年的一项 Ⅲ 期临床试验
（OPTIMIZE-2）显示，入组前 10～15 个月接受双膦酸盐治疗
的 416 例乳腺癌骨转移患者以 1∶1 的比例随机再接受唑来膦酸降
级方案（降级方案组，每 12 周用药 1 次）和标准方案（标准方
案组，每 4 周用药 1 次），持续用药 1 年后，两组患者骨相关事
件、不良事件发生率差异无统计学意义，但降级方案组的 3/4 级
不良事件发生的比例更低。另有研究亦证实，唑来膦酸降级方案
与标准方案的 2 年骨相关事件、骨转移疼痛评分、颌骨坏死、肾
毒性等差异均无统计学意义。2019 年美国临床肿瘤学会（ASCO）
年会报道一项关于骨保护剂降级方案的研究显示，接受骨保护
剂（唑来膦酸、帕米膦酸或地诺单抗）治疗 1 年后，降级方案组
（$n=133$）和标准方案组（$n=133$）的躯体健康相关生活质量评分、
有症状骨相关事件发生率、肾毒性和颌骨坏死差异均无统计学意
义。由此可知，降级方案有望成为骨转移患者标准治疗方案。

Stopeck 等报道了乳腺癌骨转移女性患者（$n=2046$）皮下注
射地舒单抗（每月 120mg）和静脉内注射唑来膦酸（每月 4mg）

的安全性和有效性。统计学上，地舒单抗在延迟试验期间第一次骨相关事件发生时间方面优效于唑来膦酸，它使第一次骨相关事件发生时间延迟了 18%。另外，地舒单抗在延迟第一次和随后的（多次）骨相关事件发生方面也优效于唑来膦酸（延迟了 23%）。试验期间第一次骨相关事件的平均时间为 26.4 个月（唑来膦酸组达到了，地舒单抗组没有达到）。中重度疼痛的出现延长了 3.9 个月。两组间的整体生存期、疾病进展和副作用发生率相近。

2017 年 ASCO 指南更新推荐唑来膦酸用于乳腺癌骨转移的给药频率为每 12 周或每 3 ～ 4 周，2020 年 ESMO 指南推荐唑来膦酸用于乳腺癌骨转移的剂量为 4mg，每 4 周给药 1 次，3 ～ 6 个月后，给药频率可延长为每 12 周 1 次。地舒单抗推荐剂量为 120mg 皮下注射，每 4 周 1 次。尽管地舒单抗的临床疗效优于唑来膦酸的标准方案和降级方案，但地舒单抗的费用却是唑来膦酸降级方案的 9 倍。从成本 – 效益分析看，相对于每 3 个月唑来膦酸治疗，地舒单抗治疗每避免 1 个骨相关事件，治疗成本增加 162918 ～ 347655 美元，每 3 个月唑来膦酸的成本效益优于每月地舒单抗。因此，每 3 个月应用唑来膦酸相对于每月 1 次应用地舒单抗是更经济的一种选择。

（二）前列腺癌

2020 年，加拿大安大略癌症治疗中心（CCO）及 ASCO 发布了前列腺癌骨健康指南，对于去势抵抗性前列腺癌骨转移患者，建议使用唑来膦酸或地舒单抗预防或延缓骨相关事件。2020 年 CSCO 前列腺癌诊疗指南推荐去势抵抗性前列腺癌骨转移患者使用双膦酸盐或地舒单抗预防或推迟骨相关事件。临床研究显示，唑来膦酸用于去势敏感性前列腺癌骨转移并不能降低骨相关事件发生风险，目前没有证据支持骨靶向药物用于去势敏感性前列腺癌骨转移患者的防治。与安慰剂组相比，唑来膦酸缓解了前列腺癌骨转移患者的骨痛表，但是已经证实氯膦酸盐、帕米膦酸和依班膦酸在缓解骨骼疼痛方面也有益处。

一项临床研究对比了唑来膦酸与地舒单抗预防去势抵抗性前列腺癌骨转移患者发生骨相关事件的作用，该研究纳入 1904 名去势抵抗性前列腺癌骨转移患者，结果显示地舒单抗相较于唑来膦酸推迟了首次骨相关事件的发生时间（20.7 个月和 17.1 个月对比，$P=0.008$），但均未改善患者总体生存期。虽然地舒单抗相较于唑来膦酸延缓骨相关事件的发生更有优势，但唑来膦酸在成本效益方面是一种更经济的选择。

（三）肺癌

双膦酸盐用于除乳腺癌、前列腺癌之外的实体瘤骨转移的治疗多见于唑来膦酸的研究报道（图 2-3）。在一个安慰剂对照的 Ⅲ 期随机试验中，Rosen 等研究了 773 例肺癌和其他实体肿瘤（不包括乳腺癌和前列腺癌）源性骨转移瘤患者。结果表明，与安慰剂组相比，接受唑来膦酸治疗组（每 3 周 4mg）患者的骨相关事件发生率下降了 9%（$P=0.039$），唑来膦酸也显著延迟了非小细胞肺癌骨转移患者骨相关事件首次发生时间（$P=0.009$），显著降低了骨相关事件年发生率及发生风险（$P=0.012$，$P=0.003$）。另一项研究探索了唑来膦酸对肺癌骨转移瘤患者生存期的疗效影响。试验中，骨转移瘤源性骨骼疼痛患者接受唑来膦酸治疗和标准化疗，骨转移瘤无症状患者仅接受化疗。接受唑来膦酸治疗的患者的平均生存期（$P < 0.01$）以及疾病进展的平均时间（$P < 0.01$）在统计学上均比仅接受化疗的无症状患者更长。唑来膦酸治疗周期数目与骨相关事件发生时间（$P < 0.01$）以及疾病进展时间（$P < 0.01$）呈显著相关性。这些数据提示唑来膦酸在延迟骨相关事件发生和降低骨相关事件风险方面明显有效。这些结果也提示保护骨骼治疗的早期干预和持续性治疗可增加延迟

疾病进展和改善生存的益处。

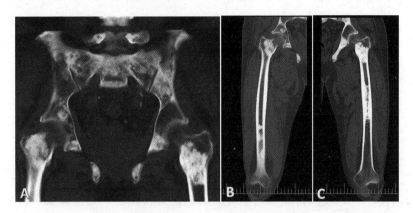

图 2-3　肺癌多发骨转移地舒单抗治疗后骨转移灶成骨样变

A. 骨盆 CT 冠状位重建片；B、C. 股骨干冠状位重建片

　　基于唑来膦酸的相关研究结果，肺癌、肾癌、结直肠癌骨转移等专家共识推荐第一代、第二代、第三代双膦酸盐均可用于预防或延缓骨相关事件。由于作用强度的差异，第一、二代双膦酸盐推荐给药剂量较大，如氯膦酸盐片剂口服 1600mg/d，帕米膦酸盐 90mg，每 3 ～ 4 周静脉给药 1 次；第三代双膦酸盐只需较小剂量即可发挥作用，如唑来膦酸 4mg，每 3 ～ 4 周静脉给药 1 次。

　　一项对比唑来膦酸和地舒单抗疗效的研究，纳入 1776 名实体瘤骨转移患者（排除乳腺癌和前列腺癌），其中肺癌患者 811 名，研究结果表明地舒单抗疗效不劣于唑来膦酸，可延长首次骨相关事件发生时间的趋势（20.6 个月和 16.3 个月，P=0.06），降低骨相关事件发生风险（HR=0.84，95% CI 0.71 ～ 0.98，P=0.007，非劣效性），两组患者总体生存率相似。在肺癌骨转移亚组中，地舒单抗较唑来膦酸延长 1.2 个月总体生存率，降低 20% 死亡风险。非小细胞肺癌骨转移患者使用地舒单抗中位总体生存期较唑来膦酸延长 1.5 个月。

（四）肾癌和膀胱癌

在肾癌和膀胱癌患者中特异性设计评估双膦酸盐疗效的随机试验较少。一项 46 例肾癌骨转移患者的回顾性分析发现，与安慰剂组相比，唑来膦酸组发生 1 次或者多次骨相关事件的患者比例明显下降了 38%（$P=0.011$），第一次骨相关事件的平均时间延长了（$P=0.007$），发生 1 次骨相关事件的风险降低了 58%（$P=0.010$）。已经发现联合治疗转移性肾细胞癌是有益处的。一项 23 例肾细胞癌患者的回顾性分析发现，与仅接受放疗的患者相比，唑来膦酸联合放射治疗可以增高患者的疼痛缓解率（$P=0.019$）、降低患者的骨相关事件发生率（$P=0.003$）以及延长患者无骨相关事件发生的生存期（$P=0.046$）。

一项 25 例膀胱癌骨转移患者回顾性分析发现，唑来膦酸治疗组的任何骨相关事件发生风险均比安慰剂组低（$RR=0.817$；$P=0.757$），但是因数据太少（$n=25$），统计学上有意义的结果值得怀疑。一项纳入 40 例膀胱癌骨转移患者的前瞻性安慰剂对照随机临床试验指出，唑来膦酸显著降低了发生骨相关事件（≥ 1 次）患者的比例（$P=0.001$），减少了骨相关事件的平均数量（$P=0.001$）以及延迟了第一次骨相关事件发生的平均时间（$P=0.001$）。发生 1 次骨相关事件的风险下降了 59%（$P=0.008$），同时骨骼疼痛评分也获得了改善（$P=0.015$）。这些发现提示唑来膦酸有效地降低了肾细胞癌和膀胱癌骨转移患者骨相关事件的发生率以及提高了患者的生活质量（表 2-1）。

一项大型随机双盲 III 期研究比较了地舒单抗与唑来膦酸对晚期实体肿瘤（乳腺癌和前列腺癌除外）骨转移患者和多发性骨髓瘤患者在预防骨相关事件发生的疗效和安全性，亚组分析显示，1597 例实体瘤骨转移患者（肾癌患者 155 例）中，地舒单抗在延迟晚期实体瘤骨转移患者首次骨相关事件发生时间方面优于唑来膦酸，首次骨相关事件发生时间分别为 21.4 个月和 15.1 个月（HR=0.81，95% CI=0.68 ～ 0.96，$P < 0.020$）。

表 2-1　FDA 批准用于降低骨相关事件风险的药物

药物	乳腺癌	前列腺癌	其他实体瘤
帕米膦酸	是	否	否
唑来膦酸	是	是	是
地舒单抗	是	是	是

（五）多发性骨髓瘤

大多数多发性骨髓瘤患者会发生溶骨性病灶（70% ～ 90%）。溶骨性病变导致骨髓瘤患者骨相关事件的发生风险明显增加，从而影响患者总体生存时间、生活质量，并增加治疗的费用。所有需要系统治疗的症状性骨髓瘤患者，无论有无溶骨性病变或骨量减少的影像学证据，均需积极预防骨相关事件的发生。唑来膦酸治疗多发性骨髓瘤的评估开始于 2001 年，研究比较了唑来膦酸和帕米膦酸的有效性和安全性。在那时，帕米膦酸已经是美国治疗多发性骨髓瘤患者的标准疗法。一个 Ⅲ 期非劣效性试验比较了帕米膦酸（2 小时静脉注射 90mg）和唑来膦酸（15 分钟给药 4 ～ 8mg）治疗多发性骨髓瘤和乳腺癌患者。试验期间，因为肾毒性发生率增加，唑来膦酸 8mg 剂量组随后减少到了 4mg。13 个月时，两组间骨相关事件（47% 和 49%）和疼痛缓解均没有区别，25 个月时，发生 1 次骨相关事件的风险在两组间相似（P=0.593）。但是，唑来膦酸治疗组需要放射治疗的患者比帕米膦酸治疗组少（分别为 19% 和 24%；P=0.037）。

一项随机、双盲、国际 Ⅲ 期临床研究评估地舒单抗对比唑来膦酸预防实体瘤（乳腺癌和前列腺癌除外）骨转移患者和骨髓瘤患者骨相关事件发生的疗效和安全性。研究入组了 1776 例患者，分别接受地舒单抗（每次 120mg，皮下注射）或唑来膦酸（每次 4mg，静脉注射），每 4 周治疗 1 次，其中 10% 为骨髓瘤患者。结果显示地舒单抗和唑来膦酸在研究中首次发生骨相关事件的中位时间分别为 20.6 个月和 16.3 个月，提示地舒单抗在延迟首次发生骨相关事件时间上非劣于唑来膦酸（$P=0.0007$）。地舒单抗治疗 13 周时 I 型胶原氨基端末肽 /Cr 水平较基线降低 76%，显著优于唑来膦酸（65%，$P < 0.001$）。安全性上地舒单抗的总体肾脏不良事件发生率低于唑来膦酸（8.3% 和 10.9%），基线 CrCL < 60mL/min 患者中地舒单抗的肾脏不良事件发生率远低于唑来膦酸（11.3% 和 21.6%）。另一项随机、双盲、多中心 Ⅲ 期研究主要针对有症状的新诊断骨髓瘤患者，评估地舒单抗对比唑来膦酸预防骨相关事件的疗效和安全性，研究纳入 1718 例至少有 1 处溶骨性病变的初诊骨髓瘤患者，分别接受地舒单抗（每次 120mg，皮下注射）或唑来膦酸（每次 4mg，静脉注射），每 4 周 1 次治疗，在推迟首次发生骨相关事件时间上地舒单抗同样不劣于唑来膦酸（$P=0.01$）。15 个月的事后界标分析结果显示，在研究中首次发生骨相关事件的时间方面，地舒单抗疗效优于唑来膦酸（$P=0.039$）。地舒单抗和唑来膦酸的中位无进展生存期分别为 46.1 个月和 35.4 个月，使用地舒单抗显著获益 10.6 个月（$P=0.036$）。地舒单抗肾脏不良反应的发生率明显低于唑来膦酸（10% 和 17%）。探索性研究显示，地舒单抗相比双膦酸盐，在有意向接受移植患者以及仅接受过硼替佐米诱导治疗（不含免疫调节剂）的患者中显著获益；同时在 < 70 岁的患者及肌酐清除率 > 60mL/min（肾功能良好）的患者等亚组中均有无进展生存时间获益。

基于以上数据，地舒单抗对于骨相关事件的预防效果与唑来膦酸相似。地舒单抗被获批用于骨髓瘤患者骨相关事件的预防，NCCN、ASCO 及 IMWG 指南均将地舒单抗更新为多发性骨髓瘤骨病的治疗推荐，对于肾功能不全的患者优先推荐使用地舒单抗。CSCO 在多发性骨髓瘤骨病临床诊疗专家共识（2021）中指导意见如下：①初诊治的骨髓瘤应静脉注射双膦酸盐和 / 或皮下注射地舒单抗，无论骨病状态如何。②双膦酸盐和地舒单抗用药，每 4 周 1 次，对于没有活动性骨髓瘤及在维持治疗中的患者可考虑 3 个月的治疗间隔。③治疗应至少持续 2 年。④双膦酸盐中，首选唑来膦酸，其次是帕米膦酸。使用双膦酸盐应每月监测肌酐清除率。⑤地舒单抗不需要监测肾功能。⑥肾功能不全患者优先推荐地舒单抗。

（六）恶性肿瘤高钙血症

实体肿瘤骨转移和多发骨髓瘤引起的广泛性骨溶解会导致钙过度释放入血，产生高钙血症。高钙血症的症状包括多尿、胃肠道应激、神经紊乱和昏迷、脱水以及肾功能障碍。恶性肿瘤高钙血症患者比无高钙血症患者有更广泛的骨溶解性，通常预示着疾病更晚期、肾衰更严重、预后更差。目前已经批准了唑来膦酸、帕米膦酸和依班膦酸治疗恶性肿瘤高钙血症。

两个随机对照临床试验共同分析评估了恶性肿瘤高钙血症患者接受 4mg 和 8mg 唑来膦酸治疗或者 90mg 帕米膦酸治疗。第 10 天，88.4% 的 4mg 唑来膦酸治疗组患者发生了完全反应（$P=0.002$），86.7% 的 8mg 唑来膦酸治疗组患者发生了完全反应（$P=0.015$），而帕米膦酸治疗组仅有 69.7% 的患者发生了完全反应。唑来膦酸治疗组患者任何时间点正常钙水平完全缓解的平均时间更长，并且平均纠正的血清钙水平明显更低。另一项研究表明，依班膦酸单剂量（2mg 或者 4mg）注射在 4 天内降低平均纠正的钙水平方面与帕米膦酸（15mg、30mg、60mg 或者 90mg）等效（依班膦酸 76.5%，帕米膦酸 75.8%）。

三、双膦酸盐可能的抗肿瘤效应

多个研究的数据提示，双膦酸盐能直接或者间接地参与肿瘤生长和转移所需的多个过程。目前已经证实双膦酸盐具有诱导多种癌细胞系凋亡的能力，同时通过降低肿瘤黏附、迁移和侵袭来抑制转移。双膦酸盐的另一个特性是血管生成抑制，而且可以调节具有抗肿瘤活性的免疫系统。研究发现唑来膦酸可通过抑制间充质细胞迁移以及阻断间充质细胞分泌促乳腺癌进展因子来增强抗肿瘤活性。

一项骨质疏松症女性患者接受双膦酸盐治疗的回顾性研究发现，与没有接受双膦酸盐治疗的女性患者相比，接受双膦酸盐治疗的女性患者的乳腺癌风险相对下降了32%（$P < 0.01$）。北爱尔兰乳腺癌研究也观察到了相似的结果，接受双膦酸盐治疗（疗程超过1年）的绝经后女性患者，乳腺癌风险降低了28%。另一项调查明确了口服双膦酸盐超过1年也能使结直肠癌风险相对下降59%。

一项临床试验的 meta 分析比较了1966年到2006年接受3年氯膦酸盐治疗的乳腺癌患者和没有接受此药物的患者，结果发现氯膦酸盐对患者的整体生存期、无骨转移生存期或者无骨外转移生存期均没有显著的益处。奥地利乳腺癌和结直肠癌研究组试验（ABCSG-12）测试了运用唑来膦酸（每6个月，共3年）辅助内分泌激素（三苯氧胺和戈舍瑞或林阿那曲唑和戈舍瑞林）治疗激素受体阳性乳腺癌早期阶段的绝经前女性患者的效果，结果表明，唑来膦酸使疾病进展的风险相对降低了36%（$P=0.01$）。这项研究的62个月随访报道了接受唑来膦酸治疗对患者的无疾病生存期有32%的益处。

Z-FAST/ZO-FAST/E-ZO-FAST 研究比较了即刻和延迟唑来膦酸治疗那些接受辅助性来曲唑治疗的绝经后早期乳腺癌女性

患者。Z-FAST 临床试验明确了唑来膦酸即刻治疗组的疾病复发风险相对下降了 20%。ZO-FAST 研究发现疾病复发相对下降了 41%。然而，E-ZO-FAST 试验组报道了相反的研究结果，即刻和延迟治疗组复发比为 19∶11（HR=1.76；95% CI=0.83，3.69）。

另一项调查明确了目前运用双膦酸盐（特别是阿仑膦酸）使雌激素受体阳性乳腺癌患者的对侧乳腺患癌风险明显下降了 59%。另外，若运用双膦酸盐的时间延长，对侧乳腺患癌风险则会进一步降低。但是，AZURE 试验结果没有证实增加唑来膦酸辅助化疗或者激素治疗对乳腺癌患者有整体益处。明确推荐运用双膦酸盐作为恶性肿瘤的辅助治疗仍需要进一步探索和随访的数据。

美国 FDA 和英国的数据提出了食管癌与口服双膦酸盐可能的风险问题。但是，英国和丹麦其他的研究并没有发现食管癌发展和口服双膦酸盐存在任何联系。美国 FDA 仍在继续探索这些有矛盾的研究的计划。

四、骨转化标志物

在评估实体肿瘤骨转移和多发性骨髓瘤骨溶解病变的程度时，监测骨转化标志物（如Ⅰ型胶原氨基端末肽和特异性骨碱性磷酸酶）是有帮助的。破骨细胞介导的骨质溶解期间，Ⅰ型胶原氨基端末肽释放入血并由尿液排泄。

一个有关实体肿瘤患者的Ⅲ期回顾性临床试验发现：大多数实体肿瘤骨转移患者的尿Ⅰ型胶原氨基端末肽水平比正常年轻成人高。高水平Ⅰ型胶原氨基端末肽与骨相关事件风险升高以及疾病进展相关。中高Ⅰ型胶原氨基端末肽水平与死亡风险增加相关。另外，骨碱性磷酸酶水平的增加与不良预后相关。骨质流失标志物变化水平也能反映治疗效果。一个有关非小细胞肺癌骨转移患者的研究发现，尿Ⅰ型胶原氨基端末肽水平降低与治疗反应和疾病进展时间延长有关。3个大型实体肿瘤骨转移患者的Ⅲ期临床试验报道了相似的结果，在高尿Ⅰ型胶原氨基端末肽水平接受唑来膦酸治疗的患者中，有70%～80%的患者在治疗的第一个3个月内Ⅰ型胶原氨基端末肽水平可恢复正常。正常Ⅰ型胶原氨基端末肽水平和改善的生存期及改善的治疗疗效相关。

一项研究评估了地舒单抗治疗前列腺癌、乳腺癌或者其他癌症骨转移瘤高尿Ⅰ型胶原氨基端末肽水平的患者[无论患者是否正在接受双膦酸盐（唑来膦酸或帕米膦酸）的静脉治疗]的疗效。地舒单抗治疗的患者71%恢复了正常Ⅰ型胶原氨基端末肽水平，而双膦酸盐治疗的患者仅29%获得了正常Ⅰ型胶原氨基端末肽水平（$P < 0.001$）。在地舒单抗治疗组患者中能维持低Ⅰ型胶原氨基端末肽水平25周患者的比例比双膦酸盐治疗组高（64%和37%；$P=0.01$）。地舒单抗组的骨相关事件的发生率（8%）也比双膦酸盐治疗组（17%）低。未来的研究将提供用骨转化标志物识别骨转移瘤或者溶骨性病灶进展高风险患者的证据。

五、不良反应及注意事项

双膦酸盐和地舒单抗耐受性良好，常见的不良反应包括急性时相反应、肾毒性、低钙血症及颌骨坏死。地舒单抗更易发生低钙血症（9.6%和5.0%），唑来膦酸更易发生急性时相反应（20.2%和8.7%）及肾毒性（11.8%和9.2%），地舒单抗与唑来膦酸颌骨坏死发生率相似（1.8%和1.3%）。

使用地舒单抗前后应监测患者肾功能和电解质水平，重点关注血肌酐、血清钙、血清镁等指标。使用骨靶向药物期间要注意钙和维生素D的补充，建议骨转移癌症患者摄入钙1000～1200mg/d和维生素D 800～1200IU/d，补钙和补充维生素D没有禁忌证。虽然颌骨坏死发生比较少见，但仍推荐常规进行牙护理，保持口腔卫生。拔牙、牙周疾病及口腔感染是颌骨坏死发生的危险因素。ASCO 指南也推荐所有患者应该在骨靶向制剂开始运用之前进行牙科检查及恰当的牙科护理，也应该在此之后维持适宜的口腔卫生。一旦开始骨靶向药物治疗，应尽量避免侵入性口腔操作，如果必须进行牙科手术，术后应暂停骨靶向药物 2 个月后再重新使用。

（一）双膦酸盐

静脉注射双膦酸盐治疗骨转移性疾病安全性和有效性数据主要收集于治疗的 24 个月内。双膦酸盐静脉注射的主要副作用是发热和肌痛（55% 的患者会发生），典型的症状发生于注药后 12 个小时内。抗炎药物能够有效地缓解急性时相反应症状。静脉注射双膦酸盐很少发生电解质紊乱，包括低磷血症、低钙血症、低镁血症和高镁血症等。维生素 D 缺乏、低甲状旁腺激素、低镁或者干扰素、氨基糖苷类或者袢利尿剂的运用均可诱发这些副作用。口服双膦酸盐（依班膦酸和氯膦酸盐）可导致腹泻和胃肠道激惹，因此美国没有批准用它们治疗骨转移瘤。

双膦酸盐主要经肾脏排泄，地舒单抗通过非特异性网状内皮系统代谢。10% 的接受唑来膦酸或帕米膦酸治疗的患者会发生肾毒性（肌酐水平高于基线）。肾毒性与某些特殊的双膦酸盐制剂、药物剂量、治疗时间和附随的药物相关。在运用静脉注射双膦酸盐治疗前应该先评估患者的肌酐清除率。根据治疗指南，降低药物剂量以及延长药物注射时间能降低肾毒性。当肌酐清除率在 30 ~ 60mL/min 时，唑来膦酸需要调整剂量，肌酐清除率在 < 30mL/min 时，不建议使用唑来膦酸，推荐使用地舒单抗。

颌骨坏死是一种不常见的副作用，1.4% 接受双膦酸盐治疗的患者可发生。颌骨坏死常常在牙科手术后发生。形成颌骨坏死的其他风险包括糖皮质激素使用史、牙或牙周疾病史及萨力多胺运用史。颌骨坏死的典型表现为没有接受放疗的患者在口腔内出现骨坏死。

双膦酸盐治疗无癌患者没有决定性地增加患者患癌风险。运用双膦酸盐也没有增加癌症患者形成新原发肿瘤或者疾病进展的风险。相反，研究发现唑来膦酸具有抗肿瘤作用。

（二）地舒单抗

目前没有地舒单抗致胃肠道激惹的报道，但是发现地舒单抗致胰腺炎的发生率升高。地舒单抗治疗组（5.5%）发生短期低钙血症比唑来膦酸治疗组（3.4%）更加常见。虽然地舒单抗可致肾毒性，但是唑来膦酸致肾毒性更加常见（分别为4.9%和8.5%；$P=0.001$）。目前已经报道了地舒单抗可增加严重感染的风险，包括心内膜炎、丹毒、蜂窝织炎和感染性关节炎。虽然地舒单抗致颌骨坏死不常见，但是骨转移瘤的III期临床试验揭示了地舒单抗致颌骨坏死的概率与唑来膦酸相近，甚至比唑来膦酸更高（分别为2%和1.4%；$P=0.39$）。

六、使用方法和时间

很多指南都推荐一旦确诊骨转移则立刻开始使用双膦酸盐或地舒单抗，延缓或预防骨相关事件的发生，直至患者情况恶化。被批准的制剂包括地舒单抗（120mg皮下注射，每4周1次）、帕米膦酸（90mg静脉注射，2小时内注完，每3～4周1次）及唑来膦酸（4mg静脉注射，15分钟内注完，每3～4周1次）。但对于治疗的最佳维持时间缺少明确的标准，仅建议治疗满2年后可停用唑来膦酸，或减少输注频率（如每12周1次），适用于骨转移不具有侵袭性，而且通过系统性抗肿瘤治疗获得良好控制的患者。对骨转移进展的肿瘤患者，则推荐持续治疗。（图2-4）2020年8月，英国警告60mg地舒单抗停用或延迟治疗后有可能导致多发性椎体骨折的风险。因此，如果停用地舒单抗超过6个月，建议使用双膦酸盐（如唑来膦酸）抑制反弹性骨溶解。

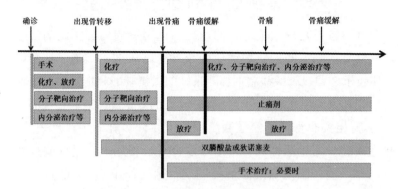

图 2-4　骨转移患者骨靶向药物使用时间

七、经济考虑

一些回顾性的医疗服务资源利用研究发现，骨相关事件的发展明显加重了医疗保障系统的经济负担。治疗一个骨相关事件的平均费用为 9480～13940 美元。患者总共的医疗费用也明显地增多了，临床上有显著骨相关事件患者的平均费用为每人 27982～48173 美元。

骨靶向制剂在降低多种实体肿瘤和多发性骨髓瘤骨相关事件风险的益处和这些制剂的费用应该达到互相平衡。目前唑来膦酸月剂量的费用大约为 844 美元，地舒单抗为 1650 美元。West 曾提出质疑，地舒单抗在降低骨相关事件的发生风险上的轻微优效性是否与它所增加的费用不相称。但是，皮下注射以及不需要密切监测肌酐水平等使用方面的优势抗衡了地舒单抗费用方面的劣势。我们需要进一步地探索这些医疗服务的医疗价值。

八、正在进行的研究和展望

研究者正在探索通过新的途径和运用新的药理学制剂治疗转移性骨疾病。我们急切地期待 SO307 临床试验结果，这个试验比较了 3 种双膦酸盐制剂（唑来膦酸、氯膦酸和依班膦酸）辅助治疗乳腺癌患者延迟和预防骨转移瘤的效果（NCT00127205）。Scr（膜相关非受体酪氨酸激酶家族）在许多肿瘤中过度表达，并且在破骨细胞活性和骨溶解中发挥关键作用。已经证明达沙替尼（一种口服酪氨酸激酶抑制剂，靶向作用于 Src 酪氨酸激酶）在多种模型中有抗破骨细胞活性。目前 FDA 已经批准达沙替尼治疗慢性粒细胞性白血病。还有两个试验正在评估达沙替尼单独或者联合唑来膦酸治疗乳腺癌骨转移瘤（NCT00565518 和 NCT00410813）。

另一类有前景和潜力的复合物为靶向组蛋白 K 抑制剂（一种溶酶体半胱氨酸激酶），由破骨细胞选择性生成。奥当卡替（组蛋白 K 抑制剂）的 II 期临床试验表明，治疗 4 周后乳腺癌骨转移瘤患者骨转化标志物水平显著下降。运用细胞因子受体 CXCR4 抑制剂是另一种预防和治疗骨转移瘤的新颖方法。CXCR4 通过吸引肿瘤细胞到骨髓在骨转移瘤中起着整合的作用，在骨转移瘤中高度表达。CTCE-9908（CXCR4 的一种竞争性拮抗剂）减轻了乳腺癌在骨骼、其他器官和原发部位的负担。已经提示 CXCR4 和双膦酸盐可能具有协同效果。转移生长因子 β（TGF-β）是促进多种癌症侵袭和转移的主要细胞因子。研究表明，TGF-β 受体抑制剂能在乳腺癌诱导的骨转移瘤实验性小鼠模型中降低弥漫性骨转移瘤的发生率。另一项探索性的药理学制剂是整合素受体抑制剂。整合素通过生理性锚定破骨细胞作用于骨，支持骨基质。一个运用大鼠模型的临床前研究证实了整合素 $\alpha_v\beta_3$ 抑制剂能明显地降低破骨细胞活性。

　　所有上述正在进行的研究结果是令人鼓舞的，对这些新颖的、有着潜在治疗效果的药理学制剂进一步探索是有必要的。

九、总结

　　综上所述，骨靶向药物双膦酸盐和地舒单抗用于恶性肿瘤骨破坏可减少或延缓骨相关事件的发生。国内外肿瘤相关诊疗指南均推荐双膦酸盐和地舒单抗用于乳腺癌、前列腺癌、肺癌、结直肠癌等实体瘤骨转移骨相关事件的防治。关于骨靶向药物的选择，应综合考虑临床疗效、安全性、使用便利性及药物经济学等因素。唑来膦酸是适应证最广、临床疗效最强的双膦酸盐。与双膦酸盐相比，地舒单抗显著推迟了乳腺癌及前列腺癌骨转移患者骨相关事件的发生时间（$P < 0.05$），对于其他实体瘤骨转移，地舒单抗疗效不劣于唑来膦酸，有延缓骨相关事件发生的趋势。不良反应方面，双膦酸盐更易发生急性时相反应及肾毒性，地舒单抗则更易发生低钙血症。现有证据支持唑来膦酸可延长至每12周给药一次，但其余双膦酸盐和地舒单抗延长给药间隔的证据不足。与地舒单抗相比，唑来膦酸更具成本效应，且各种双膦酸盐已进入2020年版国家医保目录。现有研究报道，骨靶向药物用药持续时间多见于2年以内，随着治疗时间的延长，颌骨坏死的发生率增加，是否需要延长使用时间依据患者安全性和临床获益情况而定，最佳持续治疗时间仍需更多临床研究进行论证。目前，有效的药理学制剂减少恶性肿瘤骨相关事件是可以实现的。在这个领域，正在进行和未来的研究成果将会为我们提供更多的令人鼓舞的治疗选择。

第三章

肿瘤骨转移骨科医师指南与策略

骨骼是恶性肿瘤的第三大常见转移部位，仅次于肺和肝。大约 70% 死于乳腺癌或前列腺癌的患者已发生骨转移。肺癌、甲状腺癌和肾癌也有骨转移的倾向。大约 47% 的晚期甲状腺癌患者和 30% 晚期肾癌患者发生骨转移。骨相关事件包括疼痛、脊柱和长骨的病理性骨折、脊髓压迫和高钙血症。据报道，9% ～ 29% 的转移瘤患者发生病理性骨折，90% 的骨折需要手术。这些均会造成脊柱转移瘤患者并发症发生率的上升和生活自理能力的受限，极大地降低了患者的生活质量。近年来，随着医疗水平的进步，癌症患者（尤其是前列腺癌和乳腺癌患者）的存活时间不断延长，因此骨科医生有责任通过预防和治疗骨相关事件维持骨转移瘤患者的生活质量。

最近几十年，影像学、检测技术、放射治疗、靶向药物与外科手术均取得迅猛发展。骨转移瘤的治疗早已突破了肿瘤内科的传统化疗，已不仅仅是外科手术的简单减压固定。骨转移瘤的治疗是联合外科手术学、肿瘤内科学、肿瘤放疗学、神经外科学、药理学、介入医学和康复医学等的多学科团队合作。本研究总结了骨转移瘤外科治疗的最新指南和最优策略，有助于临床医生了解和掌握骨转移瘤外科治疗的原则和方案。

一、影像学检查

　　骨转移瘤的影像学分类传统包括溶骨型、成骨型和混合型。X 线检查在骨转移起始阶段仅表现为骨量减少。当溶骨性病灶可以在 X 线片上发现时，骨矿物流失至少已达 25%～75%。因此，X 线片上一旦发现溶骨性病灶则提示骨质已经开始变脆弱。骨质破坏程度和范围有助于评估病理性骨折的风险。研究发现，当骨皮质的溶骨性病灶大于 50% 时，将造成骨的承重能力下降 60%～90%，极大地增加了病理性骨折发生的风险。此外，有研究者描述了一种骨质疏松性骨转移瘤病灶，X 线片表现为骨质"退化"，但没有骨皮质破坏或骨密度增高区域。

　　基于 X 线骨皮质的破坏程度，一些病理性骨折预防性固定的标准和评分已被提出。1973 年，Fidler 提出对于骨皮质周径破坏大于 50% 的长骨应进行预防性手术固定。1982 年，Harrington 阅读了 Fidler 的文献，在原有预防性固定标准的基础上增加了一些新标准，包括病灶长度大于 2.5cm、邻近小转子的股骨近端病理性骨折和放疗后局部疼痛仍持续。1989 年，Mirels 提出一个由部位、疼痛、病灶和大小四个因素构成的评分系统（表 3-1）。评分 > 9 分，推荐进行预防性固定；评分 < 7 分，骨折风险较低（33%）。虽然此评分不是绝对准确且特异性低，但随后的研究证实了此评分系统具有敏感性高的优点。

表 3-1　Mirels 评分

评分	部位	疼痛	病灶	大小 [b]
1	上肢	轻度	成骨型	< 1/3
2	下肢	中度	混合型	1/3～2/3
3	转子间	功能性 [a]	溶骨型	> 2/3

　　注：a 功能性活动时疼痛，例如下肢承重时；b 大小是圆形皮质受累程度。Mirels 评分 > 9 为骨折风险高，< 7 为骨折风险低。

显然，更精准的评分系统需运用CT扫描来评估骨质破坏的程度和骨密度。CT能够评估皮质骨和骨小梁的完整性，并能完美地呈现颅骨、骨盆和脊柱的复杂空间结构，同时有助于区分骨转移瘤和血管瘤。然而，只有发生较明显的骨破坏或新骨形成时才可通过CT发现。已经有报道将CT用于评估小儿良性肿瘤骨折的风险。基于CT的有限元模型也曾被应用预测长骨病理性骨折的风险。已经尝试运用MRI、双能X线成像技术（DEXA）和定量CT来准确评估椎体骨折风险。尽管预测骨折风险的评分系统不胜枚举，然而目前为止Mirels评分系统仍然是预测骨折风险最简单且最实用的标准。临床上，休息和活动时疼痛是预测病理性骨折风险唯一最敏感的症状。部分临床医生仅依赖此症状的严重程度做出决策，而不拘泥于模棱两可的评分。

CT和MRI能对^{99m}Tc骨扫描的可疑发现进行细致评估，并且能提供较高的空间分辨率、准确的骨骼三维解剖信息及多层次的软组织受累情况。骨皮质病灶尤其是不规则骨的病灶评估首选CT（图3-1），而骨松质的病灶评估则首选MRI。MRI虽然敏感性高，但对肿瘤、感染所致的椎体压缩性病理骨折和单纯椎体骨折有时并不容易鉴别，这些病灶可表现相似的骨髓信号改变。MRI是评估肿瘤骨髓转移最敏感的方法，一次扫描中可呈现80%～90%骨髓区域的图像。此外，最近开发的合成MRI技术可评估和量化骨病变以及治疗期间骨转移瘤的进展情况，其有效性已在前列腺癌患者中得到证实。MRI通过呈现异常骨髓，对骨扫描发现不了的骨盆小骨转移瘤的诊断有重要价值。全身MRI作为一种系统全面的检查工具，没有放射副作用且解剖分辨率高，有助于筛查骨髓瘤骨转移，但并不能用来评估治疗反应。

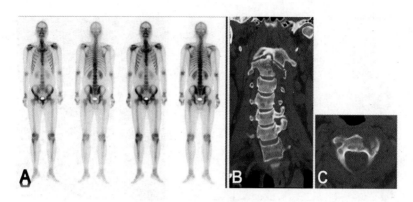

图 3-1　肺癌颈椎转移瘤

A. 全身骨扫描未发现颈椎有明显放射性浓聚；B、C.CT 冠状位和横断位片提示寰椎左侧侧块溶骨性骨破坏

一旦被诊断为转移性疾病，临床医生需要弄明白病灶是孤立性的还是多发性的。骨扫描是一种基于放射性示踪剂的成像方法，可监测转移灶附近成骨细胞活性增加引起的骨代谢和骨结构的病理变化。^{99m}Tc 全身骨扫描敏感性高，费用相对低廉，因此 ^{99m}Tc 骨扫描是检查骨转移瘤的首选影像学方法。^{99m}Tc 显像剂聚集于局部成骨活动增强、代谢旺盛和血流增多区域，可以可靠地识别成骨性转移病灶。然而，由于单纯溶骨性病变对示踪剂摄取极少，因此骨扫描不适用于多发性骨髓瘤患者的初始诊断。骨扫描不能识别高度侵袭性和快速生长的溶骨性肿瘤（如骨髓瘤、肺癌等），因为它们的成骨活性极低。溶骨性病灶在 ^{99m}Tc 全身骨扫描上可以表现为"冷"缺失（图 3-2，图 3-3），必须引起临床医生高度重视。

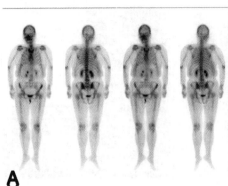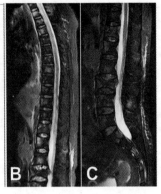

图 3-2　肺癌多发脊柱转移瘤

A. 骨扫描提示脊椎骨及全身其余骨未见明显放射性浓聚，脊柱溶骨性病灶在全身骨扫描上表现为"冷"缺失；B、C. 胸椎及腰椎 MRI T2WI 抑脂矢状位像提示多发脊椎转移伴腰 3 椎体病理性骨折

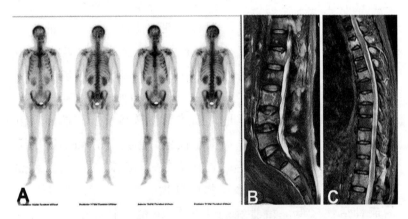

图 3-3　肺癌多发脊柱转移瘤

A. 全身骨扫描提示脊椎骨未见明显放射性浓聚，脊柱溶骨性病灶在全身骨扫描上表现为"冷"缺失；B、C. 胸椎及腰椎 MRI T2WI 抑脂矢状位像提示多发脊椎转移伴胸 2、胸 7、腰 3、腰 4 椎体病理性骨折

当病灶造成正常骨骼有 5% ~ 10% 发生变化时，就可以通过骨扫描识别。与 X 线平片相比，骨扫描在恶性肿瘤病灶出现前 2 ~ 18 个月就可以被发现。因此，有骨转移倾向的恶性肿瘤患者应定期进行骨扫描筛查。据报道，骨扫描诊断骨转移瘤的敏感性为 62% ~ 100%，特异性为 78% ~ 100%。骨扫描假阳性可见于骨质高度流失的任何情况，如创伤、感染或关节病。在骨扫描表现为模棱两可的情况下（如孤立性"热点"或没有病灶），为了提高骨转移瘤诊断的特异性，骨扫描必须结合 X 线片、CT 或 MRI 等影像学检查。软骨肉瘤病灶、骨岛样病灶或愈合的非骨化纤维瘤病灶可以呈现出热点，需要与转移性病灶相鉴别。这些病灶在 X 线上一般较明显，CT 有时能更准确地鉴别病灶。单电子发射 CT（SPECT）将热点叠加于 CT 影像可以发现小骨转移瘤病灶，提高了 ^{99m}Tc 骨扫描的敏感性和特异性。SPECT 识别的聚焦热点溶骨区应高度怀疑转移瘤。结核（尤其是脊柱结核）难以与转移瘤鉴别，有时甚至与转移性疾病共同存在。虽然感染和关节病也可以出现多聚焦区域，但是恶性肿瘤患者出现多发性病灶强烈提示骨转移。任何可疑的病灶均需进一步进行局部 X 线片、MRI 或 CT 检查。当仅有微小的骨质破坏时，MRI 更准确、敏感性更强。

氟代脱氧葡萄糖（^{18}F–FDG）可准确反映体内器官 / 组织的葡萄糖代谢水平，是目前正电子发射断层成像（PET）显像的主要显像剂。恶性肿瘤细胞由于代谢旺盛，导致对葡萄糖的需求增加，因此静脉注射葡萄糖类似物——^{18}F–FDG 后，大多数肿瘤病灶会表现为对其高摄取。氟代脱氧葡萄糖正电子发射断层成像（FDG–PET）基于肿瘤摄取葡萄糖的原理，可以发现没有任何骨质破坏的早期转移瘤。尤其是，FDG–PET 可以发现骨扫描阴性的溶骨性病灶，因为这些病灶糖代谢比正常组织高。同样，FDG–PET 特异性差，并且解剖分辨率低，因此常需 CT 和 MRI 进一步检查。同骨扫描一样，FDG–PET 通过显示肿瘤活性的降低有助于评估治疗后反应。

肿瘤的侵袭性可影响 FDG-PET 发现骨转移瘤的敏感性。FDG-PET 虽然在发现溶骨性转移病灶方面具有优越性，但是在识别成骨性骨转移方面的敏感性没有 ^{99m}Tc 骨扫描高。因此，FDG-PET 通常在识别骨髓瘤、乳腺癌和肺癌等侵袭性骨转移病灶时的敏感性比骨扫描高，而在识别前列腺癌骨转移病灶时的敏感性比骨扫描低。F18 氟化钠（^{18}F-NaF，正电子发射骨扫描示踪剂）骨骼 PET 进一步改善了 PET 的运用。与 ^{99m}Tc 骨扫描和 SPECT 相比，^{18}F-NaF PET 发现骨转移瘤（尤其溶骨性骨转移瘤）的敏感性和特异性更高，但费用也更高，放射剂量更大。此外，CT 的局部高分辨率极大地提高了 PET/CT 的运用价值。然而，需要注意的是 PET/CT 自动分割成像区域通常没有包括下肢全长，这可能会导致股骨近端以远病灶的漏诊（图 3-4）。PET/MRI 是将 PET（正电子发射计算机断层显像）的分子成像功能与 MRI 卓越的软组织对比功能结合起来的一种新技术。它不但可以对在软组织中扩散的疾病细胞进行成像，也有助于消除放射及可能的副作用，而且生物影像能力仍然卓越。有关 PET/MRI 系统检测的实用性和有效性研究正在探索之中。

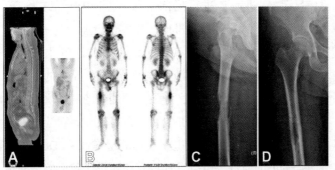

扫码看彩图

图 3-4　肺癌股骨干骨转移瘤

A.PET/CT 自动分割成像区域的骨骼未发现浓聚灶；B. 全身骨扫描提示右侧股骨干中段浓聚灶，考虑肿瘤骨转移；C、D.X 线侧前后位片提示股骨干中段溶骨性骨转移

二、组织活检与血清标志物

组织活检是证明病灶是转移性的必要检查，任何骨病灶治疗前都应进行组织活检。如果原发恶性肿瘤诊断明确，影像学上发现多处病灶，高度怀疑转移瘤，病灶内姑息性手术前应进行病理活检。当患者有明确的原发肿瘤病史且确认存在骨转移时，如果出现新的骨病变，可以不进行穿刺活检。如果没有原发肿瘤病史，或虽有原发肿瘤病史但原发肿瘤治疗后已长期不活跃且先前无转移，此时出现新的骨病变，则必须进行组织活检以明确诊断，以除外新的原发肿瘤转移或原发骨肿瘤引起脊柱病变的可能。尤其对于有化疗或放疗史的患者，发生第二种肿瘤的可能性更大。

一般穿刺活检能满足大多数病灶病理诊断的需要，可以给90%以上的病例提供诊断。影像（超声/CT/C形臂）引导下，精确刺取病灶组织至关重要。进入骨骼的活检需要运用 Jamshidih 骨活检针或其他套管针。对于软组织肿块，Trucut 针穿刺活检已经足够，并且操作简单。除了细胞形态分析，免疫组化更有助于明确转移性病灶的原发部位。如果原发恶性肿瘤病理诊断明确，也可以运用单纯细针穿刺细胞学检查（FNAC）明确转移。如果骨科医生不熟悉穿刺活检方法或病理科医生无法明确报道穿刺活检诊断（常见于缺乏经验的医疗单位），建议患者最好就诊肿瘤专科医院。

生化检查在诊断可疑骨转移的过程中也发挥着重要作用，包括骨碱性磷酸酶（BALP）、骨钙素（BGLAP）、I 型前胶原羧基末端前肽（PICP）、I 型胶原的 N 末端前肽（PINP）、I 型胶原的羧基末端前肽（ICTP）、尿吡啶啉（Pyr）、脱氧吡啶啉（D-Pyr）和胶原蛋白降解产物等。血清钙也是一项标准生化检查，血钙水平增高提示存在骨溶解。骨吸收可能是两种不同酶共同作用的结果。组织蛋白酶 K 介导生理性骨吸收，而在病理情况下则通过激活 MMP-9 降解骨组织。ICTP 可以特异性反映 MMP-9 对骨组织的病理性降解情况，是骨转移瘤引起骨吸收的高度特异性骨代谢标志物。

肿瘤标志物主要发现于体液（血液 / 血清 / 尿液）或组织（肿瘤 / 骨髓 / 骨骼），肿瘤标志物代表某一特定恶性肿瘤的独特遗传学标识，有助于肿瘤的诊断、筛查和监测治疗反应和发现肿瘤复发。然而，肿瘤标志物不是肿瘤诊断的唯一依据，肿瘤确诊一定要有组织或细胞病理学的诊断依据。同时，某些肿瘤标志物在某些生理情况下或某些良性疾病也可以异常升高。研究发现，尽管进行了肿瘤标志物、PET/CT 和病理免疫组化等全套检查，但仍有 3% ～ 5% 的转移性疾病患者的原发肿瘤不明确。常用的一些标志物见表 3-2。

表 3-2　肿瘤标志物

肿瘤标志物	疾病类型	作用
β2 微球蛋白	多发性骨髓瘤、慢性淋巴细胞性白血病	预后和反应评估
β-hCG	绒毛膜癌、睾丸癌	复发和反应评估
CA15-3/CA27、29	乳腺癌	
CA19-9	胰腺癌、胆囊癌和胆管癌	
CA125	卵巢癌	
降钙素	髓样甲状腺癌	
CEA	直肠和乳腺癌	
免疫球蛋白	多发性骨髓瘤、巨球蛋白和微球蛋白瘤	
LDH	胚细胞肿瘤	
PSA	前列腺癌	
甲状腺球蛋白	甲状腺癌	

注：PSA 为甲状腺特异性抗原，LDH 为乳酸脱氢酶，CEA 为癌胚抗原，hCG 为人绒毛膜促性腺激素，CA 为碳水化合物抗原

三、临床表现和检查

（一）没有任何肿瘤病史或治疗史的病理性骨折 / 即将骨折 / 疼痛性骨病灶

这类患者常常首诊于骨科。脊柱是最常见的部位，无或伴有椎体骨折 / 神经功能缺失。股骨近端和肱骨近端是长骨中常见的病理性骨折部位，但任何长骨均有可能受累。需要强调的是，原发肉瘤早期阶段、感染性脊柱炎和骨质疏松症患者，临床表现可与转移性病灶相似。把原发肉瘤患者诊断为转移性疾病并进行病灶内手术对患者而言无疑是巨大的灾难。不幸的是，这常常发生于股骨近端早期软骨肉瘤（并不总是矿化）患者。同理，感染性脊柱炎与骨质疏松性椎体压缩性骨折（图 3-5）患者也不能被诊断为脊柱转移瘤。除非同时合并硬膜外脊髓压迫并出现脊髓损害的症状，病理性骨折不属于急诊，任何治疗性手术之前都有必要进行全面系统的检查。骨转移瘤患者诊疗流程总汇于图 3-6。

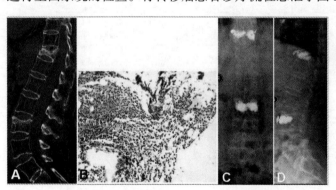

扫码看彩图

图 3-5　肾盂癌胸 12 ～腰 4 椎体压缩性骨折行椎体成形术中穿刺活检

A. 术前 CT 片提示胸 12 ～腰 4 椎体压缩性骨折；B. 术中穿刺活检病理结果提示病灶内骨及骨髓组织中未发现异型性细胞；C、D. 胸 12 ～腰 4 椎体压缩性骨折椎体成形术后 X 线片

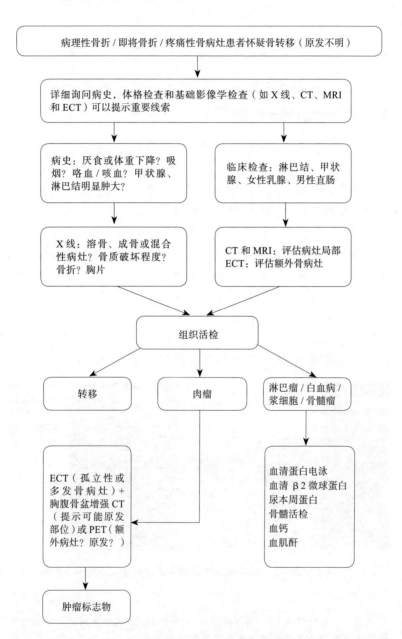

图 3-6　骨转移瘤患者诊疗流程图

（二）原发疾病已知，骨病灶发现于首诊流程检查/周期性随访期间

这类患者更加常见，尤其是当骨扫描或 PET/CT 常规应用于恶性肿瘤患者的检查时，常常在流程检查或随访期间发现无症状的骨病变，有时是恶性肿瘤患者出现了骨相关事件进行相应检查时，才发现骨病变。没有症状的病灶往往比较小，是治疗的最佳时机。然而，即使原发肿瘤诊断已知，在没有对新发骨病变进行穿刺活检前，外科医生不能想当然认为骨病灶是原发肿瘤转移来源，因为感染、良性病变、原发骨肉瘤或浆细胞瘤、淋巴瘤（图3-7）、骨髓瘤等均可混淆诊断。

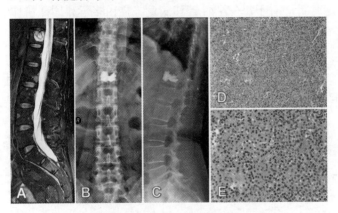

扫码看彩图

图 3-7　患者既往肺癌病史 11 年合并乳腺癌病史 7 年行胸 12 椎体成形术术中穿刺活检

A. 术前 MRI T2WI 抑脂矢状位片提示胸 12～骶 2 椎体病变；B、C. 胸 12 椎体转移瘤椎体成形后 X 线片；D、E.（×100 倍）（×200 倍）术中穿刺活检病理结果提示镜下见中等大小的浆样细胞弥漫浸润，免疫组化显示浆样细胞呈单克隆性增生，符合浆细胞瘤

四、骨转移瘤治疗

骨转移的治疗主要是姑息性的，治疗目的是缓解疼痛，维持或改善患者生活质量，控制疾病和尽可能治愈。在制定骨转移的治疗决策时，需要考虑肿瘤受累部位、患者的一般状况以及既往接受的治疗，通常采取局部治疗和全身治疗相结合的多模式治疗。

检查发现的无症状骨转移瘤患者需要接受肿瘤内科系统性治疗和 / 或放射治疗，目的在于控制疾病进展和预防骨相关事件的发生（包括疼痛、脊髓受压和病理性骨折）。对于有症状的转移性病灶，治疗目的在于缓解和控制疼痛、维持和恢复脊髓神经功能、稳定骨折。对于每一个骨转移病例，需由多学科团队协作共同做出治疗决策，确定是否需要止痛剂、放疗和系统性内科治疗（化疗、激素治疗、靶向治疗或骨靶向制剂），或选择微创手术（射频消融、骨水泥增强、微波）还是开放性手术（后路减压"分离"手术、整块切除和 / 或内固定手术）。患者治疗原则选择应个体化，但是仍然要基于循证原则。近年来，随着骨转移早期诊断率的提高，以及肿瘤内科系统性治疗、放疗和经皮微创治疗的发展，转移瘤开放性手术的需求已在下降。理论上，对椎体病理性骨折和 / 或脊髓受压瘫痪预期开放手术无效的病例，也可以考虑微创治疗手段。

（一）非手术治疗

1. 骨靶向治疗

研究发现双膦酸盐类药物对溶骨型、成骨型和混合型骨转移病灶均有效。双膦酸盐类药物改变了溶骨型和成骨型骨转移瘤的进程，它通过预防骨质流失产生许多有益效应，预防骨相关事件（包括降低溶骨和相关高钙血症、减少微小骨折和不全骨折及相关疼痛、预防椎体病理性骨折导致的脊髓压迫），最终能降低患者住院率，改善生活质量。唑来膦酸和帕米膦酸是焦膦酸类似物，可通过抑制焦膦酸合酶（生物合成甲羟戊酸途径的关键酶）导致破骨细胞溶解和凋亡而发挥作用。有证据提示双膦酸盐具有直接抗肿瘤效应，并且已广泛地运用于乳腺癌、多发性骨髓瘤、肺癌和前列腺癌（也有一定的破骨细胞活性）骨转移瘤患者。唑来膦酸治疗前应检查血清肌酐水平，肾功能不全患者需要调整剂量。双膦酸盐的主要副作用包括贫血、胃肠道症状（恶心、呕吐、腹泻或纳差）、疲劳、发热、无力、关节疼痛、肌肉疼痛和低钙血症（少见）。双膦酸盐的另一个相对严重并发症为颌骨坏死，但发病罕见，常见于氨基双膦酸盐。定期牙科检查和预防性牙科治疗可以降低颌骨坏死发生率。双膦酸盐可以降低维生素 D 水平，因此推荐双膦酸盐治疗前和治疗期间补充维生素 D 和钙片。

地舒单抗是一种人源性单克隆抗体，又被称为迪诺单抗、狄诺塞麦，是 RANKL 抑制剂即破骨细胞分化因子抑制剂，被认为抑制破骨细胞生成和骨质溶解比双膦酸盐更加有效。已经批准地舒单抗治疗绝经后骨质疏松以及用于实体肿瘤源性骨转移瘤和多发性骨髓瘤患者骨相关事件的预防。临床随机试验研究发现地舒单抗预防骨相关事件优效于唑来膦酸。而且，地舒单抗只需皮下注射，使用更加方便，没有肾毒性，疼痛和流感样症状等急性时相反应比双膦酸盐类药物少得多，而颌骨坏死的发生率相似。地舒单抗的低钙血症发生率稍高，因此必须补充维生素 D 和钙。目前费用高昂是地舒单抗治疗唯一的缺点。指南推荐骨转移瘤和多发性骨髓瘤病患者的剂量为每月 120mg，每 4 周 1 次，上臂、上大腿或腹部皮下注射。

2. 常规放疗

放疗是晚期骨转移瘤的基本治疗方案，在缓解转移瘤疼痛和肿瘤局部控制方面具有重要作用。放疗不仅可以杀死肿瘤和炎症细胞，预防和缓解肿瘤压迫导致的神经损伤，有效缓解疼痛，还可以通过抑制破骨细胞促进病灶骨化，从而稳定骨结构。放疗的形式包括传统的外放射治疗（EBRT，多次或高剂量单次）、调强适形放疗和立体定向放疗包括射波刀等。二维和三维适形放疗、影像引导下调强放疗和立体定向放疗等智能方法提高了放疗的精准度并且最大限度地降低了放疗的副作用。

原则上，肿瘤的症状、病灶的部位、大小和治疗的目的（姑息性缓解疼痛和中期肿瘤控制）决定放疗剂量和次数。然而，对于骨转移瘤的姑息性放疗，最佳的剂量分割方案、疗效、安全性和成本效益方面均存在争议。证据表明对于大多数病例，姑息性缓解疼痛的常规30Gy/10f与8～10Gy/f剂量分割等效。相比于常规多次放疗组，单次大剂量放疗组虽然再次放疗率显著升高，但是方便施行并且疼痛缓解迅速。脊柱和非脊柱以及组织学的再分层没有统计学意义。患者预期生存期和患者期望值决定治疗方式，预期生存期 < 3 个月的患者最有可能从高剂量的单次放疗中受益。

3. 放射性核素治疗

当无法实施常规放疗时，可采用放射性核素作为替代方案。放射性核素治疗又称为放射性同位素治疗，是利用某些放射性元素或其放射性同位素经过衰变所发出的射线来治疗某些特殊疾病。放射性核素治疗骨转移瘤是利用放射性同位素的趋骨作用，放射性核素靶向结合到骨组织代谢活跃和成骨细胞修复活跃部位后，通过发射 α 或 β 粒子有效杀伤靶区内的癌细胞，达到止痛和破坏肿瘤组织的目的。放射性核素优先积聚在成骨性骨转移瘤中，因此放射性核素治疗特别有助于治疗肿瘤晚期的多发成骨性骨转移瘤。目前，放射性核素也是甲状腺癌骨转移瘤标准治疗的一部分。一般认为放射性核素不适用于溶骨性骨转移瘤。

目前已应用于临床的同位素包括锶 –89、钐 –153、镭 –223
和磷 –32。锶 –89 是一种具有高度亲骨性的放射性核素，与钙同
族，进入体内后同钙一样参加骨矿物质的代谢过程。静脉注射
后，锶 –89 在骨转移病灶中的数量是正常骨的 2 ～ 25 倍，并滞
留在癌灶中，其在骨肿瘤病灶内的滞留时间为 100 天，发射射线
来杀伤癌细胞，具有缩小病灶、局部镇痛作用。放射性核素治疗
属于靶向治疗，治疗方法简便，直接静脉推注即可，射线在组
织中的作用距离仅为 2.4mm，不会对周围正常的组织或器官有
所损伤。然而，锶 –89 治疗骨转移癌，可发生一过性骨髓抑制。
20%～ 30%的患者治疗后可有白细胞和血小板的减少。虽然多数
在 2 ～ 3 个月后可恢复到治疗前的水平，但在反复和高剂量治疗
的患者中副作用也许更加严重。因此，应用锶 –89 治疗骨转移癌
相对安全。最近一个 Cochrane 综述表明不同放射性核素在症状缓
解和骨髓抑制方面等效。

4. 化疗

对于骨转移瘤患者，可通过手术和 / 或放疗进行局部治疗，
同时联合全身新辅助或辅助化疗。对于前列腺癌骨转移患者，紫
杉烷类（多西他赛和卡巴他赛）是唯一可选的化疗药物。对于乳
腺癌骨转移患者，可选用化疗药物如蒽环类药物（DNA 和 RNA
合成抑制剂）、长春瑞滨（微管破坏剂）和卡培他滨（胸苷酸合
酶抑制剂）。骨肉瘤骨转移患者的化疗方案与原发肿瘤相同，采
用三种化疗药物：甲氨蝶呤、顺铂和多柔比星。尤文肉瘤骨转移
的标准化疗方案同样与原发肿瘤一线治疗的主体方案相同，但化
疗清髓联合造血干细胞移植的有效性仍存在争议。

5. 镇痛治疗

镇痛治疗也是骨转移瘤姑息治疗的重要组成部分。镇痛治疗
属于支持性治疗，如果治疗得当，可以将肿瘤性疼痛降低到可耐
受水平，从而改善患者的整体状况和生活质量。对于神经性和混

合性疼痛，建议将镇痛药与抗抑郁药或抗惊厥药联合使用。对于剧烈疼痛，主要采用强效阿片类药物。除镇痛剂外，皮质类固醇也可用于治疗多种骨转移瘤引起的疼痛。

（二）微创技术

超过30%的骨转移患者放疗后疼痛没有得到充分缓解。现代经皮治疗方法，包括骨水泥椎体增强技术、射频消融术、冷冻消融和高强聚焦超声以及微波，可以缓解局部疼痛和/或提高骨骼强度，并且没有开放手术的风险。另外，如果原发肿瘤属放射敏感肿瘤，则手术只需对脊柱转移瘤受压的脊髓进行减压，而不必整块切除肿瘤。在这种情况下，肿瘤部分切除减压"分离"手术就可以以较小的创伤获得与广泛或边缘切除手术相同甚至更好的疗效。

骨水泥椎体增强技术（图 3-8）是脊柱外科的一类微创技术，通过将聚甲基丙烯酸甲酯骨水泥（PMMA）填充强化椎体，达到稳定骨折、恢复椎体力学强度、防止椎体进一步塌陷、明显缓解疼痛、减低止痛药物需求和改善患者生活质量等目的，是当前最流行的脊柱转移瘤微创治疗方法。肿瘤射频消融术是将电极针插入肿瘤组织内部，通过射频消融电极产生射频电流，使肿瘤组织内部产生高速粒子运动和摩擦，产生热量后形成高温并向外传导，使得肿瘤组织蛋白质变性、坏死、凝固、缩小，是治疗肿瘤较好的微创方法。目前，已有研究将骨水泥增强术和射频消融术联合应用于骨转移瘤，尤其是运用于髋臼病灶。结果发现，超过80%的患者局部疼痛和活动能力得到明显改善，治疗后能够独立行走，且并发症少。

微波是热射频的另一种形式，目前正处于研究之中，射频剂量更高，射频时间更短。与射频消融和微波相比，冷冻消融方法更加具有应用前景。冷冻消融通过多刀联合，消融范围更大，止痛效果更好。术中CT扫描冰球清晰可视，边界清晰，没有热损伤，安全性最好，术后疼痛加重者少。高强度聚焦超声治疗的原理是将超声波进行聚焦后，穿透到人体内，通过瞬间高温等一系列复合效应来消灭肿瘤组织。高强度聚焦超声在MRI引导下可实现精确可视化。Joo等通过使用MRI引导下的超声聚焦刀治疗骨转移瘤，结果显示患者因转移瘤所致的疼痛均在2周内得到有效缓解，疼痛缓解时间可长达1年以上。然而，由于后方椎管的阻挡，脊柱转移瘤并非高强度聚焦超声治疗的适应证。

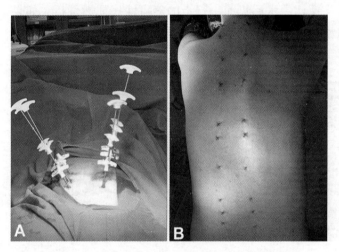

扫码看彩图

图3-8 肺癌多发脊柱转移瘤行经皮椎体增强术

A. 术中；B. 术后

（三）术前评估和决策因素

病理性骨折或即将发生的病理性骨折或脊髓神经功能缺失需要早期或急诊手术的情况比较少见。只有所有检查（包括病理活检）都完成后，才可制订治疗计划和方案。即使需要急诊手术，MRI引导下椎旁软组织的冰冻切片病理活检也能在很短的时间内给出诊断。如果原发疾病已知，影像学上已发现多处骨破坏病灶，临床高度怀疑骨转移瘤，病灶内姑息性手术前或手术的同时应常规行病理活检（图3-9）。但是，可切除的孤立性骨转移瘤是冰冻切片病理活检的禁忌证，因为冰冻切片病理活检有误诊为感染、原发骨肉瘤和其他非转移性病灶的风险。手术最常见的指征是脊髓压迫、脊柱失稳、病理性骨折或即将骨折，非手术治疗失败的局部剧烈疼痛也是手术的适应证。手术者必须评估手术是否可以改善患者生活质量。对于生存期有限且预计手术后仍无法行走的疼痛性病理性骨折，如果疼痛在药物或其他非手术方法治疗后仍不能缓解，可仅行内固定治疗。

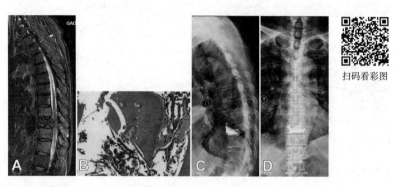

扫码看彩图

图3-9 肺癌多发脊柱转移瘤伴胸10椎体病理性骨折行椎体成形术

A. 术前MRIT2WI提示多发脊椎病变伴胸10椎体压缩性骨折；B. 术后病理结果提示胸10椎体病灶组织内发现异型性细胞，免疫组化提示肺腺癌来源；C、D. 胸10椎体压缩性骨折椎体成形术后X线正侧位片

治疗决策的制定首先需要明确治疗的目的是治愈性还是姑息性。例如：可切除的肾细胞癌患者如果出现孤立性脊柱或股骨转移瘤病灶，这类患者的两处孤立性转移瘤病灶均需行切除术。但是，如果可切除的肾细胞癌患者出现多发性骨转移或脊

柱转移时，则仅需进行病灶内姑息性治疗。此外，预期生存期也是一项重要的决策因素。预期生存期长的患者宜行切除术而不是刮除术，因为病灶内手术增加了生存期较长患者肿瘤局部复发的风险，因此宜进行病灶切除术。例如：对于激素敏感乳腺癌多发骨转移合并股骨颈即将骨折的患者，建议行股骨近端病灶切除肿瘤假体置换术。由于转移瘤术后复发的再手术风险较大、失败率高，并可使患者一般状况迅速恶化，骨转移瘤患者不太可能进行再次手术，因此，对于恶性肿瘤骨转移患者而言，高估生存期要比低估生存期好。为骨转移瘤患者制订手术计划前一定要意识到患者生存期内有术后复发的可能。此外，病灶的部位与原发肿瘤的放射敏感性也很重要，接近关节的病灶可行切除重建，但发生于骨干的病灶切除后重建则较为困难。放射抵抗性肿瘤，如肾细胞癌，更可能需要整块切除。一般状况差、凝血功能异常或高钙血症患者也不宜进行手术。帕金森病患者难以执行限制性负重，因此更有可能选择非手术治疗。最后，手术者的经验、专业能力以及所在医疗机构医疗设备和条件也影响治疗方案的选择。例如：没有肿瘤栓塞条件的医疗机构不适宜进行甲状腺癌股骨近端转移瘤病灶内手术。

一旦考虑手术，还要考虑影响患者预后的其他因素。首先是患者的一般状况，必须能经受住手术应激刺激。事实上，多数癌症患者一般状况较差，60% 的患者术前有各种合并症，术后生理恢复能力明显受损（尤其在接受化疗的状态下）。手术前手术医师和麻醉师对患者的评估至关重要，围手术期患者死亡与发生于肺部的并发症关联性最高（图 3-10）。此外，肾衰竭患者的围手术期非致命性并发症风险也非常高（60%），尤其是合并高钾血症、肺炎和低血压的患者。血清白蛋白是筛查患者营养状况的快速方法，血清白蛋白＜ 20g/L 提示严重营养不良，术后伤口不愈合风险高。而电解质紊乱的风险和重要性经常被低估，癌症患者特别是化疗患者经常发生钙、镁、钾、钠和磷的电解质紊乱，高钙血症的风险尤其高（5% ~ 20%）。Ewer 和 Ali 基于体格检查、实验室检测、心功能、动脉血气和通气动力学提出了肿瘤患者特异性风险分类。此外，患者的医保状况、家庭状况和经济状况也是手术前必须考虑的因素。对肿瘤特异性高风险以及经济状况差的患者推荐选择非手术方法治疗。

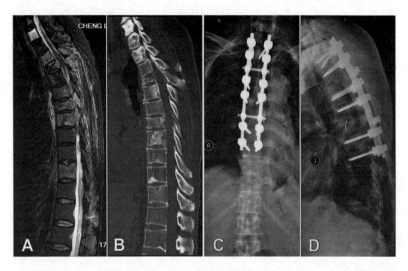

图 3-10　肺癌胸椎转移瘤动脉栓塞后行后路胸 4 胸 7 肿瘤部分切除椎管环形减压内固定术

A. 术前 MRI T2WI 片提示多发胸椎转移伴胸 4 胸 7 病理性骨折脊髓压迫；B. 术前 CT 矢状位重建片提示多发胸椎转移伴胸 4 胸 7 病理性骨折病灶呈混合性；C、D. 动脉栓塞术后行胸椎后路胸 4 胸 7 肿瘤部分切除椎管环形减压内固定术后正侧位 X 线片

　　骨转移瘤患者手术期间常需输血。肿瘤患者免疫抑制，易感染血液传播的病原菌，尤其是巨细胞病毒。采用一定剂量的放射线（γ 射线或 X 射线）辐照过的血制品可降低血液传播性病原菌感染风险。尽管，采用白细胞滤器的自体血液回输可以降低对

库存血的需求，然而其安全性仍受质疑。此外，部分患者需要血小板和新鲜冷冻血浆纠正围手术期凝血功能紊乱。术前 24～36 小时进行选择性肿瘤血管栓塞（尤其对于原发肿瘤为肾癌和甲状腺癌的富血管肿瘤）可以明显降低骨转移瘤开放手术的术中失血量和输血量。此外，深静脉血栓也是恶性肿瘤和不能活动患者常见的并发症，需充分预防，一旦发生需要在手术前放置下腔静脉滤网。

长骨转移瘤需行髓内钉内固定或关节置换术，术中骨髓栓塞导致的心肺功能紊乱和低血压的风险通常被低估，这些并发症可能是致命的，但通常可以避免。栓塞主要是因血管活性、炎症和血栓形成等物质从髓腔内释放所致。股骨髓腔加压操作后发生系统性低血压的风险为 5%～50%。Choong 报道骨髓栓塞后低血压的发生率为 20%，低血压所致死亡率达 10% 或以上。术中避免骨髓栓塞发生的方法包括通过反复灌洗去除髓腔内组织和血管活性物质，以及使用小直径钻头有利于髓内物质从股骨髓腔流出。此外，髓腔远端和近端打孔可以降低髓腔内操作时的压力。同时，通过增加氧气吸入和降低挥发性麻醉药的浓度维持正常的血氧浓度，运用血管加压素（如去甲肾上腺素）维持动脉灌注压。此外，建议选择在麻醉师和手术者状态最佳时的正常工作时间段进行手术。

对于邻近病理性骨折的骨转移瘤，选择非手术治疗，虽然避免了开放性手术的风险，但需要拐杖或助行器进行保护性负重。即使这样，病理性骨折仍可能发生，而且也许没有任何前兆。只有影像上显示骨折愈合才能完全负重，此前则一直需用支具或矫形器。

（四）脊柱转移瘤手术

1. 概况

脊柱是骨转移的最常见部位，其中胸椎最为常见，其次为腰椎、颈椎和骶椎。尸检研究表明，高达70%的肿瘤患者会发生脊柱转移。有研究报道，肿瘤患者中脊柱转移瘤脊髓受压的发生率为5%～14%。绝大多数转移病灶位于硬膜外，有时病灶也可以发生于髓内，髓外硬膜内的转移瘤病灶罕见。手术的目的主要是缓解疼痛、恢复神经功能、维持脊柱稳定及控制疾病。

MRI能够评估硬膜外疾病的范围和脊髓受压情况，也能明确是硬膜外肿瘤浸润还是病理性骨折骨块后移导致的脊髓受压。一些肿瘤对放疗极其敏感，不进行开放性手术也有机会恢复。例如：白血病、淋巴瘤、骨髓瘤和精原细胞瘤对放疗高度敏感，即使在脊髓受肿瘤压迫的情况下也可以采用放疗进行治疗；同时，白血病、淋巴瘤、骨髓瘤等血液淋巴系统恶性肿瘤和尤文肉瘤对化疗等系统性全身治疗的反应也很快（图3-11）。小圆细胞肿瘤，如尤文肉瘤和淋巴瘤对类固醇激素敏感。乳腺癌和前列腺癌对激素治疗和内分泌治疗高度敏感。并发脊柱不稳的脊椎转移瘤需要手术固定，因为放疗和系统性全身治疗不可能恢复脊柱的稳定性，脊柱不稳定的症状主要表现为与活动相关的疼痛。超过50%的椎体塌陷、双侧关节突和椎弓根受累或脊柱任何部分的半脱位均可能导致脊柱不稳。脊柱交界区域发生转移，如枕颈交界区、颈胸交界区、胸腰交界区和腰骶交界区以及脊柱可活动区域（C3～C6及L2～L4）的脊柱转移瘤，更有可能发生不稳定。

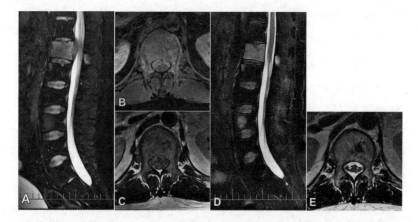

图 3-11 急性髓性白血病腰 1 腰 4 椎体浸润伴腰 1 椎体病理性骨折硬膜外脊髓压迫，化疗后硬膜外脊髓压迫完全消失

A. 化疗前腰椎增强 MRI T2 加权抑脂像矢状位片提示腰 1 腰 4 椎体高信号伴腰 1 椎体病理性骨折硬膜外脊髓压迫；B、C. 化疗前腰椎增强及非增强 MRI T2 加权抑脂像横断位片提示腰 1 椎体节段硬膜外脊髓压迫，ESCC 分级 2～3 级；D. 化疗后腰椎增强 MRI T2 加权抑脂像矢状位片提示腰 1 腰 4 椎体高信号减弱并缩小伴腰 1 椎体节段椎管内硬膜外脊髓压迫完全消失；E. 化疗后腰椎增强 MRI T2 加权抑脂像横断位片提示腰 1 椎体椎管内硬膜外脊髓压迫完全消失

2. 术前考虑因素

脊柱转移瘤术前考虑的因素包括患者的临床表现、肿瘤学状态与分期、一般健康状况及手术方案的可行性等。

（1）临床表现及手术适应证

患者的临床表现主要包括神经症状、疼痛和机械性不稳定。

疼痛是脊柱转移瘤患者最主要和最先出现的症状，根据产生机制可分为局限性或生物性疼痛、神经根性疼痛和机械性疼痛。采用非甾体类抗炎药为基础的多模式镇痛和糖皮质激素类药物治疗肿瘤的生物性疼痛十分有效；放疗能缩小肿瘤范围并减少炎症介质，也可以减轻生物性疼痛。糖皮质激素类药物及能有效减小肿瘤大小的治疗可以缓解神经根性疼痛，包括化疗 / 靶向治疗、内分泌治疗和放疗。骨水泥增强术或脊柱内固定可以有效治疗由脊柱不稳引起的机械性疼痛。

脊柱转移瘤患者可能出现的神经症状包括感觉和运动异常、二便功能障碍、自主神经功能紊乱。硬膜外脊髓压迫是神经症状最常见的原因，此外还要考虑到肿瘤髓内转移、颅内转移和硬膜外血肿或感染的可能。对于实体肿瘤源性脊柱转移引起的脊髓压迫，早期进行减压内固定手术并配合术后放疗的效果优于单纯放疗；减压内固定术后配合放疗是已出现神经功能损害的高级别（硬膜外脊髓压迫六点分级 2 或 3 级）硬膜外脊髓压迫症的最佳治疗方案。除非存在严重的脊柱结构不稳，对于硬膜外脊髓压迫级别低（1c 级或以下）的患者，手术并非必需。

肿瘤性脊柱结构不稳是指随着肿瘤的进展而出现的脊柱稳定性的丧失，并由此出现与活动有关的疼痛、有症状或逐渐进展的畸形和 / 或在生理负荷情况下出现的神经损害。尽管放疗和靶向、内分泌等系统性综合治疗对局部肿瘤的控制是有效的，但它们对脊柱稳定性的贡献微乎其微。因此，明显的肿瘤性脊柱不稳一般需要手术治疗。肿瘤性脊柱不稳评分（SINS）主要包括 6 个参数：肿瘤侵犯的节段、是否出现疼痛及疼痛类型、影像学图像中椎体顺列情况（有无出现畸形）、病变的溶骨和成骨性质、椎体塌陷程度及椎体后方结构受累情况。通常认为 SINS 评分较低（0 ~ 6 分）的转移性脊柱病变是稳定的；SINS 评分位于中等水平（7 ~ 12 分）时，提示有潜在不稳定，可能需要做经皮骨水泥增强手术；SINS 评分较高（13 ~ 18 分）时，则提示脊柱不稳定，可能需要做脊柱稳定手术。

（2）肿瘤学状态及生存期评分

脊柱转移瘤生存期评分系统一般以临床上较为常用的肿瘤学指标作为参数。目前，临床上较为常用的评分系统主要为 Tomita 评分系统及修正 Tokuhashi 评分系统。Tomita 评分系统（总分 10

分）纳入的指标包括原发肿瘤类型、内脏转移情况及骨转移情况。Tomita 评分 2～3 分者，患者预期寿命较长，外科治疗以长期局部控制为目的，建议采取广泛性或者边缘性肿瘤切除；4～5 分者，外科治疗以中期局部控制肿瘤为目的，可行边缘性或者囊内肿瘤切除；6～7 分者，外科治疗以短期姑息治疗为目的，可行减压稳定手术；8～10 分者，则以临床关怀支持为主，不宜手术。修正 Tokuhashi 评分系统最高得分为 15 分，评分越高越建议对肿瘤进行切除手术。纳入的指标包括全身情况、脊柱外骨转移灶数目、受累脊椎数目、主要脏器转移情况、原发肿瘤部位及脊髓损害的严重程度。虽然，上述生存期评分系统为指导脊柱转移瘤的治疗提供了重要参考，但是，上述传统的评分系统未能将患者对靶向、激素、内分泌等治疗的反应纳入其中。在考虑脊柱转移瘤的治疗方案时，对患者尚未使用过治疗方法的预期疗效及既往治疗如放疗或者靶向治疗，都会影响最终的治疗决策。

（3）手术方案的可行性

手术治疗（尤其是全麻下开放手术治疗）是脊柱转移瘤所有治疗中创伤最大的一种。手术可能带来的风险和并发症需控制在可接受的范围内。在为脊柱转移瘤患者制订手术方案时，充分评估和改善患者一般健康状况将会帮助医生避免轻率的手术决策，减少手术并发症。术前常规评估的风险因素包括高龄、营养不良、肺部感染、胸腔积液、腹水、糖尿病、骨密度低、长期使用糖皮质激素、骨髓抑制、白细胞减少、血小板减少、凝血障碍等。

①治疗流程与手术决策：目前，脊柱转移瘤两个常用的治疗流程为 Boriani 团队的脊柱转移瘤治疗指南和 NOMS 决策流程框架。然而，任何决策流程体系都无法完美处理所有患者，同时每个机构在执行自己的治疗流程时也只能根据各自现有的治疗手段和条件进行选择。手术决策通常分为两大步骤：第一个重要的步

骤是评估患者的整体情况，目的是评估患者是否能耐受麻醉和手术（能不能做）。在 Boriani 流程中，该过程被称为手术耐受程度的评估；而在 NOMS 决策流程框架中则称为系统评价。第二个步骤是评估临床表现（该不该做）。除非肿瘤组织学特性对化疗或传统放疗高度敏感，通常神经受累程度和脊柱稳定性决定了患者是否需要手术治疗。

②手术方案：当脊柱转移瘤患者最终选择手术治疗时，需认真制定手术方案。手术医生要考虑的问题：第一，如何切除肿瘤转移部分，是病灶内切除还是整块切除？第二，如何选择手术入路，医生应该选择最合理、最熟悉的入路，并且医生不希望在既往接受过放疗或手术的区域进行手术操作；第三，如何进行脊柱的重建和固定；第四，判断伤口的愈合能力。

脊柱转移瘤脊髓压迫症的开放手术可分为整块切除术和肿瘤部分切除椎管减压的姑息性手术。整块切除技术主要有三种，即椎体切除术、矢状位切除术和后方附件切除术。整块全脊椎切除术在技术上要求更高，围手术期并发症也更高，但术后局部复发率更低且生存率更高。WBB（Weinstein-Boriani-Biagini）外科分级系统在确定整块切除手术的可行性及手术入路上十分有用。在横断面上，椎体被沿顺时针分为 12 个扇形区域（1 ～ 12 区）；在矢状位上，从椎旁到脊髓由外向内又分为 5 层（A ～ E）。对于孤立性转移瘤且原发肿瘤恶性程度较低、预期生存期较长（如乳腺癌）的患者，更建议行病灶整块切除。肾细胞癌孤立性转移瘤患者容易发生放射抵抗，也适宜进行整块切除而不是单纯行肿瘤部分切除减压。然而，脊柱转移瘤的整块切除手术是公认的难度最高、风险最大的一类手术，通常外科医生开展此类手术的专业技能和经验不足。目前的脊柱转移瘤的治疗也必须在多学科协作模式下进行，真正的孤立性转移瘤临床并不常见。目前，多学科协作模式下脊柱转移瘤减压"分离"手术的应用更受推崇。

　　脊柱转移瘤的开放手术绝大多数是姑息性手术。姑息性手术的主要指征是进行性神经功能损害、常规治疗无效的难治性疼痛以及脊柱不稳定。手术入路和固定方式的选择，除了取决于病灶的具体部位，更多取决于手术专家的能力和经验。手术的目的是以最小的损伤为患者尽可能实现无痛性下地行走。因操作相对简单、路径熟悉，后路手术最受骨科医生的欢迎。目前，单纯后路手术几乎能满足胸腰椎脊柱转移瘤肿瘤部分切除椎管环形减压内固定术以及椎体整块切除手术的所有操作。后路椎管减压"分离"内固定手术（图3-12）配合标准的术后立体定向放疗，完全可以达到脊髓减压、椎体稳定和肿瘤局部控制的目的。术前选择性肿瘤动脉栓塞术有助于降低术中出血和输血等相关并发症，尤其对于富血管肿瘤，如肾细胞癌、甲状腺癌、干细胞瘤、黑色素瘤、巨细胞肿瘤和神经内分泌瘤等（图3-13）。术前栓塞更有利于清晰暴露手术视野，安全高效地完成手术。

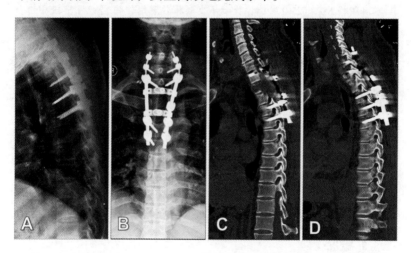

图3-12　肝癌胸2椎体转移瘤伴右侧椎旁软组织肿物突入胸腔壁层，选择性肿瘤动脉栓塞术后行后路胸2椎体肿瘤切除椎管减压内固定术

A、B. 术后X线侧前后位片；C、D. 术后CT矢状位重建片

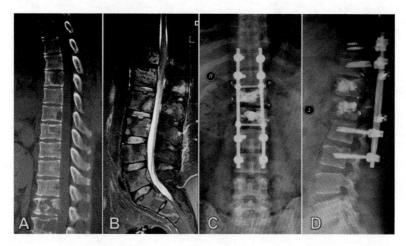

图 3-13　神经内分泌瘤胸 5 胸 12 腰 1 椎体转移瘤胸 12 腰 1 椎体病理性骨折伴脊髓压迫，胸 5 胸 12 腰 1 椎体成形术中发现转移瘤为极富血运肿瘤，动脉栓塞术后行胸 12 腰 1 肿瘤部分切除椎管环形减压内固定术

A. 术前胸椎 CT 提示多发胸椎转移瘤伴胸 12 腰 1 病理性骨折病灶呈溶骨性；B. 术前腰椎 MRIT2WI 抑脂像提示多发腰椎转移瘤伴胸 12 腰 1 节段脊髓受压；C、D. 术后正侧位 X 线片

　　微创技术希望能够在获得相同手术疗效的前提下减少手术出血、减轻周围组织损伤、降低术后疼痛、缩短康复和住院时间、降低术后感染等并发症。常用的微创技术包括经皮椎体内固定术和椎体增强技术、射频消融或冷冻消融等。椎体增强技术结合术后全身系统靶向治疗或椎体增强技术结合激素、内分泌等治疗，可能成为今后更为流行的治疗模式。

（五）四肢骨转移瘤手术

1. 概况

　　四肢骨转移瘤常规手术包括髓内钉 / 钢板 / 骨水泥或非骨水泥内固定和关节假体置换术。对于原发肿瘤预期生存期长的孤立性骨转移瘤患者，理论上切除孤立性病灶可以延长患者无瘤生存期，甚至"治愈"肿瘤。如果 PET/CT、重点部位 MRI、病理活检、肿瘤标记物全套、蛋白电泳等检查完成后，原发肿瘤来源仍不明，在患者可以接受的情况下，仍建议行孤立性病灶切除重建术而不是进行病灶内刮除术。手术方式的选择还取决于预计病灶对全身系统性治疗和放疗的反应、骨转移的部位及骨质破坏的程度。建议对系统性治疗反应差的转移瘤行病灶切除术，以最大限度地降低肿瘤局部复发和进展的风险。对于关节周围病灶，有条件的患者可行病灶切除和关节假体置换重建术；对于骨干病灶，也可行病灶切除和骨干肿瘤假体置换重建术，但对于这类病灶常行病灶内手术，并依据骨质流失程度决定是否使用骨水泥填充。生物力学上，髓内钉同时起载荷分担作用，而固定于骨外的钢板仅起维持复位和骨折固定作用。作为一般准则，下肢长骨病理性骨折行髓内钉固定，上肢长骨病理性骨折行钢板固定。在可能的情况下，尽可能长地固定长骨，以最大限度地降低潜在转移灶生长导致再骨折和内固定失效的风险。对于即将发生的长骨病理性骨折行闭合髓内钉内固定时，应尽可能采用较粗的髓内钉压实病灶（尤其是对于放疗抵抗性病灶），以降低肿瘤局部进展髓内钉断裂的风险。（图 3-14）骨水泥填补骨质缺损区域后辅助性稳定效果明显，且能分担承载植入物的压缩力，可使患者术后获得即刻运动能力。同理，骨水泥型关节置换术优于非骨水泥型关节成形术。同时考虑到术后局部放疗会抑制骨愈合，应避免采用骨移植填充转移性病灶的骨质缺损区。理论上讲，骨质破坏严重的患者应优先选择切除术，而对于预计切除重建术后仍不能达到稳定的患者，应首选姑息性放疗。据报道，病理性骨折愈合率，骨髓瘤为 67%，肾细胞癌为 44%，乳腺癌为 37%，肺癌为 0%。因此，手术者需将每一例病理性骨折均按生存期内不愈合来处理。高估生存期要好于低估生存期，内固定时也必须选用经久耐用的植入物，甚至尽可能推荐行双内固定。术者必须谨记，骨转移瘤术后一旦发生植入物失效和肿瘤局部复发等并发症，再手术的概率也许很小。

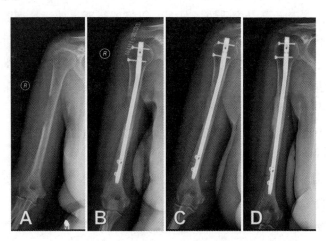

图 3-14　肺腺癌伴右肱骨干骨转移即将骨折行闭合髓内钉内固定术及放疗后，病灶逐渐成骨

A.X 线片提示右肱骨干骨转移病灶呈溶骨性，皮质骨破坏＞2/3 周径，长度＞4.5cm；B. 内固定术后 X 线片；C. 术后 3 个月 X 线片提示右肱骨干溶骨性病灶逐渐成骨；D. 术后 5 个月 X 线片提示右肱骨干溶骨性病灶明显成骨且愈合

2. 股骨近端

采用哪种手术技术取决于骨破坏的程度和病变部位。术前应该使用放射线片、CT 以及 MRI 或骨扫描来获得股骨全长影像。CT 对确定是否需要进行预防性干预治疗非常有帮助。

股骨颈和转子间区域严重的转移性破坏会使病理性骨折的风险显著增高，对这些患者应进行积极预防性干预治疗。内侧骨皮质的破坏（包括小转子病理性骨折）通常会导致股骨转子间骨折，因为外侧骨皮质不能承受压应力。

如果术前 MRI 未显示转移瘤累及髋臼，可以采用非骨水泥髋臼假体的人工髋关节置换术，对于预期寿命短的患者行半髋关节置换术就已足够。术后接受放射治疗时，须遮挡非骨水泥型髋臼假体。如果术前转移瘤已累及髋臼，则应安放骨水泥型髋臼假体；如果髋臼转移瘤不严重且软骨状况满意，可以考虑使用单极或双极人工股骨头关节假体。幸运的是，髋臼转移瘤并不常见，并且通常可以使用放射治疗和其他非手术疗法进行控制。

放疗后骨不连和肿瘤溶骨效应可以导致非骨水泥柄早期松动，因此推荐使用骨水泥柄。对于股骨矩发生病变的患者，适合使用带股骨矩置换的假体柄。如果转移瘤已经出现在股骨干，应该使用加长柄股骨假体。如果检查发现股骨远端同时也出现病灶，可以根据病灶的特征随后处理。对于生存预期长的患者，如乳腺癌骨转移瘤，应该考虑使用加长柄股骨假体，因为加长柄股骨假体将会预防性固定将来可能发生的因转移瘤进展而造成的新的股骨干病理性骨折。

考虑到使用骨水泥型加长股骨柄会导致骨髓栓塞的风险增加，因此建议在骨水泥固定假体柄过程中要在股骨远端钻孔来排出髓内容物。术中彻底冲洗，将髓腔抽吸干燥，缓慢地将加长柄假体控制性植入，会将骨水泥相关栓塞的发生率降到最低。对于已有心肺损害和预期生存期短的患者，可使用标准长度的股骨假体或中等长度的股骨假体，将术中骨髓栓塞发生的可能降到最低。

转子间骨转移瘤的治疗更有争议，治疗选择分为钢板或髓内钉内固定和关节假体置换。髓内钉内固定的优势在于手术创伤小，困难在于骨水泥重建股骨矩空隙，术中可通过近端外侧的螺钉孔先将骨水泥植入转子间区域。如果使用髓内钉内固定，必须明确股骨头和股骨颈是否能够提供足够的把持力。如果选择关节假体置换术，术中将病灶全部或几乎全部切除，可以降低局部肿瘤复发风险。对于转子间部位的转移瘤可以使用带股骨矩置换的股骨假体柄治疗，对于整个股骨近端广泛破坏的患者，可选择股骨近端定制型肿瘤假体。术中结合使用单极股骨头或限制性内衬将关节假体脱位的风险降到最低。

　　转子下区域承重是体重的6倍，对内固定装置的强度要求更高，植入物的选择可考虑髓内钉或假体。能充分固定的小病灶宜采用髓内钉固定，骨质破坏严重的病灶宜采用假体置换或髓内钉联合长钢板内固定（图3-15）。

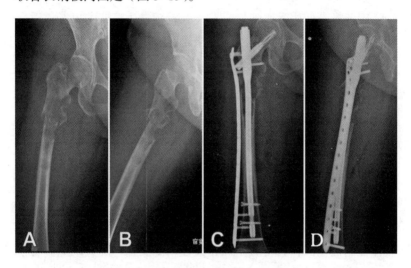

图3-15　乳腺癌股骨转子下病理性骨折行髓内钉结合倒置
股骨髁锁定钢板内固定术

A、B. 术前正侧位 X 线片；C、D. 术后正侧位 X 线片

3. 股骨和胫骨

　　股骨干骨转移病灶最好采用髓内钉固定，髓内钉不仅可以连接整根股骨，而且可以同时固定股骨头和股骨颈。确保股骨头和股骨颈没有受累，并且骨质良好能够承受主钉刀片的锚合力。少数孤立性病灶，可采取切除和重建术，重建方法包括全股骨干假体置换、髓内钉＋骨水泥填充缺损和骨移植重建（依据缺损的长度选择同种异体骨移植或自体骨移植）。对于股骨

远端骨转移小病灶可用刮除和骨水泥填补术，结合或未结合内固定；对于股骨远端骨转移大病灶，宜采用切除和假体重建术。

　　胫骨骨转移病灶比股骨骨转移病灶少见，治疗原则和方法与股骨类似。胫骨近端行病灶刮除或切除的不同手术方式选择取决于病灶的大小。有时候，为了恢复行走功能，宜采用胫骨近端病灶切除和假体重建术。例如，骨髓瘤患者股骨远端病理性骨折伴胫骨近端病灶，宜行股骨远端假体置换结合胫骨近端病灶刮除骨水泥填充定制型长柄胫骨假体置换术。

4. 上肢骨

　　与下肢骨相比，上肢骨非承重骨，假体置换重建的需求小。一般情况下，对于上肢骨大多数骨转移病灶行骨水泥填充钢板螺钉内固定已经足够，对于肱骨近端病理性骨折和/或骨质严重破坏的骨转移病灶则需行肿瘤切除假体置换重建术。依据残存骨量决定选择标准 Neers 型假体还是肿瘤型假体。肱骨近端肿瘤切除术后一般需要特制的肿瘤型假体置换。行肿瘤型假体置换与术后肩关节功能差相关，主要是由于正常附着于肩袖的肌肉和韧带被手术切断。关节盂保存下来的肩关节可以采用反向肩关节假体，因为不会损伤到三角肌和腋神经。反向肩关节假体可以提供相当的稳定性和一定的内收和外展功能。对于肩胛骨骨转移病灶，选择切除术时，一般行部分或全部的肩胛骨切除。对于肱骨干骨转移瘤病灶，推荐选择尽可能长的钢板或双钢板固定以避免将来发生再骨折（图 3-16）。发生于远端肱骨和尺桡骨的骨转移病灶罕见，只有范围较大的病变或孤立性病灶需要做切除术。特定环境下，定制型植入物能改善前臂骨转移切除术后患者的功能和预后。

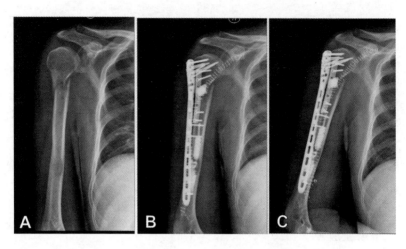

图 3-16　肺腺癌肱骨近端病理性骨折伴肱骨干骨转移行病灶刮除骨水泥填充肱骨干双钢板内固定术

A. 术前 X 线片；B、C. 术后 X 线片

（六）骨盆和髋臼周围骨转移

　　骨盆和髋臼的转移灶常发生于肿瘤的进展期且预期生存期较短的人群中。虽然骨盆的其他部位也会出现骨转移，但是髋臼周围的病变通常会引起严重疼痛并限制负重活动，因此严重影响患者的生活质量。臼顶、内壁、后柱的破坏会导致关节面的塌陷、髋臼内陷或骨折。骨盆和髋臼骨转移的并发症还包括高钙血症和血栓性疾病，须同时得到诊断与治疗。

　　单纯骨盆转移一般可通过疼痛管理、放射治疗及保护性负重进行治疗。髋臼周围骨转移的治疗包括上述的非手术疗法、栓塞治疗和手术治疗。栓塞介入治疗对于富血管的转移瘤（尤其是肾细胞癌、骨髓瘤和甲状腺癌）是一种特殊而有效的方法，它能改善疼痛和延缓病情进展。此外，终极手术治疗前也可以进行选择性动脉栓塞。髋臼周围骨转移的手术指征包括病理性骨折导致的机械性失稳，即将出现的病理性骨折，以及非手术疗法和微创治疗，如化疗、双膦酸盐类药物、放射治疗、激素治疗、免疫治疗、热疗、乙醇疗法、射频消融、冷冻消融和髋臼骨水泥成形术均无效的溶骨性病灶。手术治疗的目的是缓解疼痛、在最短的有限时间内最大限度地恢复功能、预防和治疗病理性骨折，并且避免治疗相关性并发症。70%的患者通过手术能够减轻疼痛且改善功能。对于考虑行手术治疗的患者，建议进行 CT 和 MRI 检查。使用 MRI 能够对肿瘤侵犯软组织的程度及骨盆和骶骨外其他部位的转移瘤进行综合评估。CT 对不规则皮质骨病变程度和范围的诊断有一定优势。选择何种手术技术取决于缺损所在解剖部位和骨破坏的程度。重建的原则是恢复骨盆稳定性，将负重应力从病变的骨转移部位转移到仍然完整的骨盆上，且通常与髋关节置换相结合。例如，恢复骨盆稳定性可以通过跨髋臼病灶进行近端和远端的固定；或者通过彻底刮除瘤体和病变的骨质，使用带重建环的臼杯假体、抗内陷支撑架、斯氏针，或用螺钉将缺损部位的应力转移到骨盆的整块骨上，然后使用骨水泥充填缺损部位，使之与假体成为一体。多孔钽金属假体已被成功应用于严重骨丢失和 / 或骨盆不连续的髋臼骨缺损重建。这些假体移植物有望帮助患者即刻获得承重能力，但有时需要使用定制的髋臼或骨盆假体。孤立性甲状腺癌或肾细胞癌骨转移患者适合行广泛的整块切除手术，但是比例很低。所有这些患者应进行联合肿瘤内科学和放射肿瘤学专家的多学科协作治疗。

五、总结

随着肿瘤患者生存期的延长，骨转移瘤的发病率也相应增高。骨转移瘤检查和治疗有其特殊的策略和原则。须强调的是，病理性骨折不是急诊，任何手术干预前必须进行恰当和全面的检查。术前检查应包括骨扫描、局部 MRI 及病理活检。高估患者预期生存期比低估患者预期生存期对治疗方式的选择更有利，骨科医生须假定骨折不愈合并据此制定手术方案。骨水泥增强、射频消融及冷冻等多种经皮技术可以缓解疼痛、控制肿瘤，且没有开放性手术的并发症。对于选定的患者，尤其是孤立性转移瘤患者，宜进行切除术。任何可能的情况下，医生应该确保为患者提供的是最优的选择和最好的治疗，即使不能治愈，恰当的手术治疗也能极大地改善骨转移瘤患者的生活质量。

第四章

肢体长骨转移瘤的诊断和治疗策略

目前，骨转移瘤的治疗已经是发达国家癌症治疗的重要组成部分。据估计，美国每年有超过 280000 新发骨转移瘤患者；而随着癌症患者寿命的延长，这一数字将继续增加。骨转移最常见的原发肿瘤是乳腺癌、前列腺癌、肺癌、甲状腺癌和肾癌。尸检研究分析表明，在所有乳腺癌和前列腺癌患者中约有 70% 发生骨转移，而在肺癌、甲状腺癌和肾癌患者中骨转移发生率为 35%～42%。美国每年治疗骨转移瘤的经济成本估计为 126 亿美元，占癌症治疗年总成本的 17%。

骨转移瘤按部位可分为脊柱转移瘤、肢体长骨转移瘤和骨盆髋臼转移瘤。长骨转移瘤的治疗同样需要多学科协作，以确保外科手术、局部放疗和肿瘤内科治疗的序贯治疗顺序最佳，治疗的目的是缓解局部疼痛、恢复患肢功能、提高生活质量和阻止病情进展。治疗手段可以分为非手术治疗和手术治疗。患者一般状况允许，预期生存期较长，应积极采取手术治疗。

一、诊断

（一）肢体长骨病理性骨折漏诊的风险

急诊就诊会增加肢体长骨病理性骨折漏诊的风险，因为在急诊为患者提供初诊的通常为实习医生或低年资医生。此外，由于缺乏必要的时间，急诊患者的体格检查甚至是病史收集可能会很困难或被省略。X线片诊断骨病变的敏感性可能较低，或者投照视图未以病变为中心。这些因素可以解释病理性骨折为什么在急诊就诊时存在误诊和漏诊的高发生率（10%～100%）。此外，临床上还常出现下面三种类型的错误：①将肢体病理性骨折误诊为正常骨骼中的非病理性骨折；②原发恶性骨肿瘤患者可能被误诊为转移性病变；③同一患者其他部位转移瘤确诊后（如脊柱转移瘤），而忽视肢体长骨转移瘤和病理性骨折的排除与诊断。三种错误一旦发生，若治疗策略和治疗时机不当，可能会对患肢的功能造成严重损害，甚至对患者的生命造成威胁。因此，肢体长骨骨折应常规排除病理性骨折，应该进行相关检查以确定是否同时存在其他部位骨病变，以及该病变是否为转移性病灶。

因此，必须加强对年轻骨科医生、急诊科医生和放射科医生的培训，以降低病理性骨折诊断和治疗中出现错误的风险。如果是自然发生或在低能量创伤后发生的，或者患者在骨折前几天经历了严重的局部疼痛，则可能发生的是病理性骨折，骨折部位先前存在的肿胀也提示肿瘤性病灶。此外，患者的年龄对诊断也很重要，50岁以后骨转移更为常见。Hu等报道在没有创伤的情况下，超过75%的转移性病理性骨折是自发性发生或在日常活动中发生的。O'Flaherty等人的研究发现，对于已知恶性肿瘤患者的自发性股骨颈骨折，即使影像学未显示任何恶性征象，其组织病理学结果也常提示为骨转移。

临床上，骨转移瘤病理性骨折主要发生于以下三种情况：①恶性肿瘤患者已发生骨转移，发生转移性病理骨折的可能性很高。②患者已患有恶性肿瘤，但之前没有发现骨转移。③患者为已完全缓解的肿瘤，或没有活动性恶性肿瘤的病史，或未知的原发性恶性肿瘤患者，骨扫描显像或其他影像学检查发现了病理性骨折，以及血清肿瘤标志物的升高和多个骨转移病灶的存在。

（二）症状

1. 前驱症状

骨折前的疼痛症状对提示病理性骨折至关重要。Hu 等指出，85% 的骨转移病理性骨折患者，局部疼痛早于病理性骨折。

2. 典型症状

典型的长骨转移瘤病理性骨折表现为骨痛。骨痛通常被描述为"咬牙切齿"的疼痛，疼痛主要特点为阵发性疼痛或者"夜间"痛，具有持续性、渐进性，严重影响患者睡眠且与体位无关；负重性疼痛或剧烈疼痛与即将发生的病理性骨折有关。

3. 病史收集

必须进行全面的病史收集，包括既往病史、吸烟史、接触致癌物和放射线史，包括询问对病理性骨折发生可能产生影响的放疗史。患者整体健康状况的下降和 / 或近期体重的减轻都可能提示存在转移性疾病。应询问患者是否存在有关特定类型原发癌的典型症状（如反复呼吸道感染、吸烟、慢性阻塞性肺疾病、酒精中毒、肝硬化、血尿或腹痛、便血等）。

4. 体检

骨转移最常发生的部位包括脊柱、骨盆带、肩胛带和股骨近端。除肺癌外，膝关节和肘部远端的骨转移很少见。体格检查应包括肢体检查，寻找除癌症以外的疼痛原因，以及甲状腺检查、皮肤和淋巴结检查、肺部听诊、乳房检查和直肠指诊。

5. 实验室检查

对于没有已知原发恶性肿瘤性疾病的患者，标准实验室检查包括血清钙、白蛋白、肿瘤标记物全套、血细胞计数、电解质、肌酐、红细胞沉降率、C 反应蛋白、微球蛋白和蛋白电泳等。

6. 影像学检查

（1）普通 X 线片：普通 X 线片是一种有价值的诊断工具，

应当仔细阅读。如果 X 线片质量较差，则必须在治疗前获得高质量的前后位片和侧位片。疼痛导致的肢体活动可能是图像质量差的原因；在这种情况下，应先进行适当的镇痛治疗（吗啡类药物、区域麻醉、固定肢体），然后再获取新的 X 线片。如果体检结果支持，乳房 X 线检查可能对诊断会有所帮助。Hu 等研究认为，85% 以上的病例中，完整的临床评估结合对 X 线片的仔细分析可以明确病理性骨折的诊断。

（2）其他影像学检查：计算机断层扫描或磁共振成像扫描有助于确定肢体长骨转移性病灶的数量、范围及与血管的关系，评估病理性骨折的风险和植入物的选择。全身骨扫描有助于确定骨转移可能存在的其他部位。如果已知或怀疑多发性骨髓瘤，则需要进行骨髓穿刺。如果原发肿瘤未知，则建议进行胸部、腹部和骨盆的 X 线片、CT 扫描及全身骨扫描。大约 85% 的原发性肿瘤可以通过这种方式确定。如果诊断仍不确定，应获得受累部位的 CT 或 MRI 检查，以寻找其他诊断参数。如果已经确定了病理性骨折的诊断，则下一步是确定病变是否为转移或原发。最重要的是排除原发性恶性骨肿瘤，因为转移性骨肿瘤与原发性恶性骨肿瘤的治疗方法完全不同。Soldatos T 等报道称，MRI 与增强 CT 通常有助于区分原发性骨恶性肿瘤和转移性骨肿瘤。

（3）影像学检查的特殊意义：①非典型骨折应被视为骨转移的预警信号。例如大多数小转子撕脱骨折是由于骨转移引起的。②病变部位应确定位于骨端、干骺端或骨干，骨转移瘤易累及干骺端或骨干。③寻找骨肿瘤特征性影像学特征，包括骨基质明显溶解或高密度，骨皮质破裂，骨膜反应，侵犯邻近软组织，广泛、多灶性病变等。

7. 病理活检

如果长骨转移瘤原发恶性肿瘤不明或是恶性肿瘤患者出现孤立性长骨病灶，均建议病理活检。活检首先是为了明确骨病灶不是原发性肉瘤或者不是继发的原发性肉瘤，其次可以为治疗提供组织学依据。活检可以使用穿刺活检技术（有或没有介入放射学引导）或者在开放手术下进行。因为肢体长骨穿刺活检的手术难度较大且阳性率较低，在发生病理性骨折的情况下，手术切开活检优于穿刺活检。如果计划进行手术固定，则应考虑在固定前首先进行单独的、计划周密的开放式冰冻切片活检。在病理报告返回并确认转移性疾病之前，手术不应继续进行。如果冰冻切片的病理报告不确定，则应中止该病例手术，直至获得最终的病理组织学类型。

进行冷冻切片活检时应遵循的一般原则：首先，为了选择最佳的活检部位，需要对 X 线片和 CT/MRI 图像进行仔细评估。其次，标本应立即送至病理实验室，如果可能的话，无须事先福尔马林固定（即到达实验室的时间应少于 30 分钟）以方便进行免疫组化研究（激素受体、TTF1、PSA 和甲状腺球蛋白）或肿瘤分子生物学测试。再次，需要详细描述准确的临床数据（特别是骨折周围的情况）和影像学检查结果。在经验丰富的病理中心事先已在 MDT 会议上讨论过该病例，则可以进行冷冻切片诊断。如果术中冷冻切片的病理结果明确诊断为转移，则可对病理性骨折进行同期治疗。否则，应通过石膏或牵引装置暂时固定患肢，直到对活检组织做出最终病理学诊断。活检通常可以明确骨转移的诊断，并可以提供有关原发肿瘤的线索（如上皮样癌或腺癌、乳腺癌、甲状腺癌或肺癌）。

活组织检查的要点：①将活检通道与最终手术的计划切口线相对齐；②使用纵向切口（切口与下面的间室平行）；③活检通道穿过软组织间室以污染较少的组织，而不是在其周围；④破坏尽可能少的组织；⑤进行细致的止血，或放置引流管以防止血肿和肿瘤扩散；⑥可行标本冰冻切片活检以快速确认组织的病理。

髓内钉铰刀取出的组织不建议用于活检。首先，铰刀的剪切破坏性力影响了组织的质量，可能导致结果不准确；其次，如果肿瘤不是转移性病变的话，整个股骨现在都被原发肿瘤污染了，会使重建手术的选择复杂化。因此建议在采取确定性手术步骤（切口延伸、扩孔）之前，单独行开放活检并等待结果。

8. 骨转移的主要原发肿瘤

骨骼是人体第三大最常发生转移的部位，仅次于肺脏和肝脏。最常发生骨转移的原发肿瘤是甲状腺癌（6%）、肺癌（5%～15%）、肾癌（5%～18%）、前列腺癌（8%～15%）和乳腺癌（25%～68%）。此外，骨转移现可见于其他原发性肿瘤（图4-1），如结肠癌（Baek 等研究 5479 例治疗患者的发病率为1.1%）、胰腺癌（Borad 等研究 2.2%）、黑色素瘤（10%）、肝细胞癌和尿路上皮癌（Alva 等研究 > 20%）。骨肉瘤、软骨肉瘤或尤文肉瘤患者也可发生骨转移。相反，软组织肉瘤很少引起骨转移。近年来，随着恶性肿瘤患者生存率的不断提高，骨转移的发病率也明显升高。

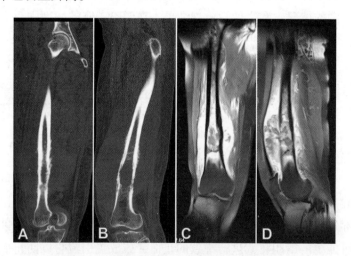

图 4-1　胃癌股骨干骨转移伴巨大软组织肿块

A、B. 术前 CT 冠状位和矢状位重建片；C、D. 术前 MRI T2WI 抑脂冠状位和矢状位重建片

二、生存因素分析

骨转移的发生是一个严重事件，对肿瘤患者的预后产生负面影响，尤其是在病变需要手术治疗的情况下。通过对"斯堪的纳维亚肉瘤组"进行的460例非椎体转移性病变的多中心研究，发现有44%的患者在手术后的前6个月内死亡，1年生存率为39%、3年生存率为18%。在同时存在肢体、脊柱和骨盆转移性病变的两项研究中，1年生存率分别为48%和54%，3年生存率分别为23%和27%。

因此，患者预期寿命对指导长骨转移瘤的治疗极其重要。临床上，患者是否需要进行手术主要取决于患者的预期生存期。只有预期生存期大于手术恢复期，患者才能够从手术治疗中获益。此外，患者预期生存期对手术方式的选择也有一定的指导作用。预期生存期 < 3 个月是手术的相对禁忌证，应以非手术治疗为主；预期生存期 3～12 个月，宜进行简单固定与重建，提倡进行恢复期较短的微创手术；预期生存期 > 1 年，可进行病灶扩大切除与重建。

骨转移瘤的生存期预测系统较多，最初为脊柱转移瘤的外科治疗开发的 Tokuhashi 评分（表 4-1）也用于长骨转移患者生存期的评估。在过去的 20 年中，许多分析骨转移患者预后因素的研究被报道，但目前还没有公认的可靠系统。大体上，影响长骨转移瘤预后的因素主要包括原发肿瘤组织学类型、患者的一般状况（根据东部合作肿瘤小组或 Karnofsky 评分）、骨转移瘤数目、内脏转移和 / 或脑转移和病理性骨折、血红蛋白水平，以及既往靶向、内分泌和先前化疗治疗史等。Katagiri 等确定了 6 个重要的生存预后因素，即原发恶性肿瘤特性、内脏或脑转移、实验室数据异常、整体状态不良表现、既往化疗和多处骨转移。通过将各个因素的所有得分相加得出预后得分。预后评分 ≥ 7 分的患者，6 个月生存率为 27%，1 年生存率仅为 6%。相反，预后评分 ≤ 3 分的患者 1 年生存率为 91%，2 年生存率为 78%。与之前的评分系统相比，该评分系统能够更加准确地进行预测。影响生存期的因素和相关评分与建议见表 4-2。

表 4-1 修正 Tokuhashi 评分评估骨转移患者的预期寿命

因素	评分（分）
全身状态［根据 KPS 评分（PS）］	
较差（PS 10% ～ 40%）	0
中等（PS 50% ～ 70%）	1
较好（PS 80% ～ 100%）	2
脊椎骨转移数目	
≥ 3 个	0
1 或 2 个	1
0 个	2
脊柱外骨转移数目	
≥ 3 个	0
1 或 2 个	1
0 个	2
主要内脏转移	
不能切除	0
可以切除	1
无	2
原发肿瘤部位	
肺、骨肉瘤、胃、膀胱、食管、胰腺	0
肝脏、胆囊、原发病灶不明部位	1
其他部位（淋巴、结肠、卵巢、尿道）	2
肾、子宫	3
直肠	4
甲状腺、前列腺、乳腺、类癌	5
瘫痪情况	
完全瘫痪（Frankel A, B）	0
部分瘫痪（Frankel C, D）	1
无瘫痪	2

注：0 ～ 8 分，预期寿命＜ 6 个月；9 ～ 11 分，预期寿命＞ 6 个月；
12 ～ 15 分：预期寿命＞ 12 个月

表 4-2 骨转移瘤生存期预测分析与建议

研究者	癌症类型	预后因素	建议
Katagiri 等（2014）	综合（n=808）	原发肿瘤（慢、中和快速生长：0、2和3分）；内脏转移（结节状内脏或脑转移，1分；播散转移，2分）；实验室数据[#]（异常，1分；严重异常，2分）；ECOG 表现评分（3或4，1分）；先前化疗（1分）；多处骨转移（1分）	评分 ≤ 3 分，1 年生存率 90%，推荐长期放疗，病灶切除和重建；≥ 7 分，6 个月生存率 27%，微创，简单内固定；4～6 分，1 年生存率 50%；病灶切除和重建或骨水泥内固定
Hwang 等（2014）	肾细胞癌长骨转移（n=135）	多处骨转移、内脏转移 ≥ 1、局部复发与生存期负相关	单独骨病灶，没有内脏转移推荐病灶切除和肢体重建；多处转移，但生存期 > 1 年仍考虑病灶切除与重建
Hoshi 等（2013）	单独骨转移（无内脏转移，n=42，19 例长骨转移）	原发肿瘤、表现状态（PS）和先前化疗（病灶切除和手术边缘与生存期无关）	
Bae 等（2012）	NSCL C 骨转移（n=220）	先前 SREs、组织学类型、ECOG 表现评分、EGFR 和 FAN 变异、EGFR TKIs 治疗、骨转移瘤素与生存期相关	

续表

研究者	癌症类型	预后因素	建议
Forsberg 等（2011）	综合（n=189）	3 个月生存期预测因素：外科医生评估生存期（与原发肿瘤和内脏转移相关）、手术前血红蛋白浓度、术前淋巴细胞计数、ECOG 表现状态和完全病理性骨折 1 年生存期预测因素：外科医生评估生存期（与 ECOG 表现评分和内脏转移相关）、手术前血红蛋白浓度、骨转移瘤数目和原发肿瘤类型	预期生存期＜3 个月，手术的相对禁忌证；3～12 个月，提倡恢复期较短的微创手术；＞1 年，病灶切除与重建

注：# 详见 Katagiri 等学者发表的文献

三、治疗策略

长骨转移瘤的治疗围绕预防病理性骨折和治疗病理性骨折开展，以缓解疼痛、预防病理性骨折或促进骨折愈合和提高患者生活质量为目的。治疗手段主要包括手术治疗、微创治疗、放射治疗和肿瘤内科全身系统治疗。长骨转移瘤的治疗取决于患者的临床表现和肿瘤类型。如患者无症状，则只需在 3～4 个月内重复进行 X 线检查，同时应考虑使用双膦酸盐或地诺单抗来减少骨相关事件。如患者有症状，但尚无发生病理性骨折的风险，放射治疗可有助于缓解症状。多发病灶的患者可能是放射性核素药物治疗的候选者。在骨折发生前对即将发生的骨折通过使用髓内钉或关节周围钢板进行预防性固定，可减少失血、缩短住院时间、改善功能和延长生存期。有时，整个骨转移的部分需要被切除，行骨水泥肿瘤假体重建。骨转移的治疗是多学科的，但必须有骨科医生尽早介入。骨科医生要随访每一例可能发生病理性骨折的患者。早期手术固定可获得疼痛和功能状态的明显改善，这对于恶性肿瘤患者尤其是预期寿命短的恶性肿瘤患者而言至关重要。

在选择最适合的治疗方法时，需要考虑的因素包括原发肿瘤的生物学特性、患者整体的健康状况、预期寿命、任何合并症、恢复肢体解剖和功能的可能、肿瘤患者的治疗状态、能否通过化疗和放疗等综合治疗实现对骨转移的局部控制、骨转移瘤的大小。理想情况下，应该在多学科协作会议上讨论治疗策略。已经在接受姑息治疗和 / 或营养不良的患者与一般健康状况良好且恶性肿瘤通过辅助治疗得到良好控制的患者之间，骨转移瘤病理性骨折的最佳的治疗方法完全不同。其他相关因素包括肿瘤进展的速度，是进展缓慢还是快速增大；既往治疗的方法和数量，以及尚未使用的可用的有效治疗方法。例如，具有良好预后的肿瘤（乳腺癌、肾癌、甲状腺癌等）的单发转移，在切除原发肿瘤很长时间（＞ 3 年）后出现，无论其位置如何，均应选用最彻底的治疗方法。

选择病理性骨折的治疗策略时原发肿瘤对辅助治疗的敏感度（有效性）是一个关键的考虑因素。如果放疗或化疗后很可能发生骨折愈合，则应采取保守治疗措施（例如由于乳腺癌骨转移而导致的病理性骨折）。相反，当没有有效的辅助治疗方法时，更好的选择可能是内固定结合病灶骨水泥填充或假体重建（例如没有靶点的肺腺癌骨转移导致的病理性骨折）。当只有一个骨转移灶而又没有有效的辅助治疗方法时，对转移灶的根治性切除（肾透明细胞癌的单个骨转移）不但可以改善局部肿瘤的控制，在某些情况下还可以提高患者的生存率。此外，以下情况也可以考虑行孤立性骨转移瘤的根治性切除；来自对放射性核素 ^{131}I 疗法有效甲状腺癌的骨转移；来自可能导致无法控制的全身性疾病（如肾上腺皮质癌和嗜铬细胞瘤）的功能性内分泌恶性肿瘤的骨转移；恶性黑色素瘤的骨转移（Colman 等报道，黑色素瘤根治性切除单个骨转移与 1 年生存率从 24% 增至 50%）。

四、手术方式

（一）预防性固定手术

几项研究已经明确了旨在预防长骨转移瘤病理性骨折治疗方法的有效性。对于即将发生股骨干病理性骨折的患者，预防性髓内钉固定的即时术后死亡率为 5%，而在股骨干病理性骨折发生后再行髓内钉固定患者的即时术后死亡率为 11.4%。此外，两组的生存期分别为 14 个月和 11 个月。预防性治疗的其他优点是住院时间较短（4 天和 9 天），住院时间减少了 50%。因此，加强对于经常管理恶性肿瘤患者肿瘤内科医师的培训，对于确保及早发现即将发生的转移瘤病理性骨折并在骨折发生之前进行治疗至关重要。特别是对于预期寿命较长的肿瘤患者，早期发现并处理即将发生的病理性骨折，对于维持肢体功能和生活质量至关重要（图 4-2）。

临床和影像学检查结果通常足以评估病理性骨折风险。在超过 85% 的病例中，疼痛是主要症状，并先于病理性骨折发生。已知下肢骨转移部位的机械性疼痛常提示病理性骨折即将发生。这种情况需要患者通过持双拐减轻负重，并且需要由包括经验丰富的骨科医生在内的多学科团队对病例进行讨论以评估骨折风险。基于病变部位、大小、疼痛程度和病灶类型四个参数的 Mirels 评分系统可用于评估长骨转移瘤病理性骨折的风险（表 4-3）。分数大于 8 分，骨折风险 > 30%，表示骨折风险高，需要行预防性固定；分数小于 8 分，骨折风险 < 15%，无须行预防性固定。但是，Mirels 评分缺乏特异性，其使用可能会导致对不会引起骨折的长骨骨转移灶进行预防性外科治疗。Vander Linden 等人在一项前瞻性研究中发现，只有溶骨性骨转移灶累及股骨轴长 30mm 以上和 / 或股骨周径 50% 以上的皮质时，才能发生病理性骨折。

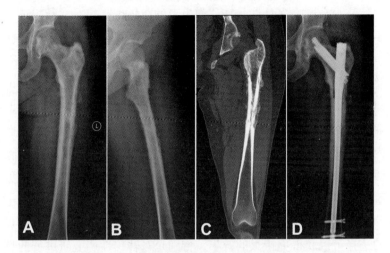

图 4-2 乳腺癌股骨干骨转移骨破坏 > 2/3 皮质骨 Mirels 评分 9 分，行髓内钉预防性内固定术

A、B. 术前 X 线正侧位片；C. 术前 CT 矢状位重建片；D. 术后 X 线片

表 4-3 Mirels 评分系统

参数	评分		
	1 分	2 分	3 分
部位	上肢	下肢	转子间
大小	< 1/3 皮质	> 1/3，< 2/3 皮质	> 2/3 皮质
疼痛	轻度	中度	重度或功能性
病灶类型	成骨性	混合性	溶骨性

注：总分 < 8 分，骨折风险 < 15%，无须预防性固定；总分 > 8 分，骨折风险 > 30%，推荐预防性固定；总分 =8 分，没有建议

（二）切除术与切除置换重建术

有研究报道，整块切除孤立性骨转移瘤是提高患者生存率和改善预后的积极因素。但是，另有研究报道提示骨转移瘤的整块切除术并不影响患者的生存率。与病变内手术相比，肿瘤的整块切除是否会影响多灶性骨转移瘤患者的总体生存率，文献报道并不一致。此外，关于整块切除术后的并发症和再次手术率也存在争议。另外一些报道认为，与边缘切除或病变内手术切除相比，整块切除后的并发症发生率似乎更低。转移性病变的整块切除可以防止疾病的局部进展，因此可以防止内固定机械性失败等并发症的发生及再次手术。据报道，髓内钉治疗长骨转移瘤的大多数内固定机械性失败并发症发生在术后 1 年。相比之下，肿瘤切除假体置换重建手术通常可以立即获得手术后稳定性，恢复患肢负重能力，具有较低的假体机械性失败并发症发生率。因此，对于预期生存期较长的长骨转移瘤患者，肿瘤切除假体重建手术方式的选择可以获得更持久的效果，特别是对转移性病变所进行的整块切除和假体重建术。肿瘤切除和关节假体重建手术适用于肾细胞癌和甲状腺癌的单发转移以及对非手术疗法预期反应较差的病理性骨折或有病理性骨折风险的病变。考虑到在肱骨近端和股骨近端的扭力和轴向负荷较高，选择假体重建最好。当前的模块化肿瘤假体系统允许行股骨转子间病理性骨折肿瘤切除假体重建术，并具有与髓内钉内固定骨水泥填充手术相同的适应证，且长期随访更为可靠。长骨干间假体也是一种有价值的选择，可进行长骨骨干骨转移病变整块切除后的重建。长骨干间假体植入物特别适用于肱骨，但也可用于股骨干承重段的置换。然而，与用骨水泥接骨术相比，假体植入物更高的成本和更复杂的手术技术限制了长骨干间假体的使用。

一般来讲，当患者预期寿命超过 12 个月时，进行假体重建被认为是合适的。肾细胞癌和甲状腺癌的骨转移瘤通常由新生的肿瘤血管滋养，术前应进行选择性肿瘤血管动脉栓塞。同样重要的是，术前通过捕获整个长骨的增强 MRI 图像，以排除病变远端的切除范围。假体植入物的远端应被骨水泥固定在髓腔内，因为这些部位通常是放射治疗的部位或可能接受放射治疗的部位。

（三）接骨术与骨水泥

单纯接骨术的指征：长骨干病理性骨折或即将发生的长骨干病理性骨折；预期生存较差的多发骨转移；对化疗或放疗等非手术治疗无反应的进展性骨转移病变。近年来，碳纤维增强聚醚醚酮（PEEK）钉被运用于转移病灶的骨干固定，不仅在机械强度方面有良好的效果，而且在联合术后辅助放疗方面也有益处。

当进行钢板固定时，可以对病变进行刮除，并用骨水泥填充缺损。当进行髓内钉固定时，髓内钉应尽可能长，可以通过插入带静态固定螺钉的髓内钉进行接骨。髓内钉用于下肢长骨（股骨和胫骨），在疾病进展时具有最佳的机械阻力和可靠性。在股骨，推荐使用带头颈螺钉的重建髓内钉来处理累及头颈段或转子间的病变。逆行股骨髓内钉在病理性骨折中通常是禁忌的，因为它们不仅不能够用带头颈螺钉加固股骨颈和股骨转子间区域，而且从膝关节插入髓内钉潜在发生膝关节腔被肿瘤污染的可能，后果是可能需要对整个膝关节进行额外的放射治疗。在肱骨，尽管有些外科医生更喜欢在肿瘤切除后行钢板固定和骨水泥填充，但如果进行开放性手术，切除骨转移病灶后同样可以采用髓内钉固定和骨水泥填充。前臂（桡骨和尺骨）的骨转移病变行长钢板固定，膝关节附近、肱骨远端、胫骨远端和肩胛骨的病变均可以考虑钢板固定。

需要注意的是，长骨转移瘤可能最终无法可靠地获得治愈，常规钢板或髓内钉植入物可能无法实现牢固的固定。如果预计不会发生愈合，则在进行内固定时采用骨水泥填充是更好的选择（图4-3）。用骨水泥填充空腔可提高植入装置的机械强度，并对肿瘤细胞起额外杀灭作用，以避免植入物发生应力性失败同时获得肿瘤的局部控制。此外，骨水泥可以装载抗生素、双膦酸盐或化疗药物，这些药物在局部会随着时间的推移而释放。然而，必须强调的是长骨转移瘤的病理性骨折骨水泥增强并非必需，即使是病理性骨折内固定和辅助放疗后仍然有愈合的可能。

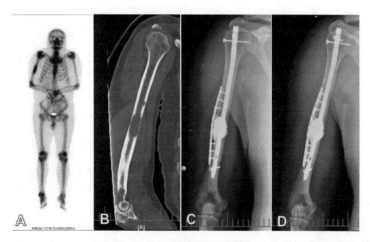

图 4-3　肾细胞癌多发骨转移，肱骨干骨转移骨破坏 > 2/3，皮质骨 Mirels 评分 10 分，行髓内钉预防性内固定术结合病灶刮除骨水泥填充钢板内固定

A. 术前全身骨扫描；B. 术前 CT 矢状位重建片；C、D. 术后 X 线正侧位片

五、微创治疗

经皮微创技术的目的是通过物理手段来控制肿瘤局部病变。这些方法最初是为治疗良性病变而开发的，逐渐被证明在控制骨转移瘤疼痛方面安全有效。这些技术还可以与全身疗法

（化学疗法、激素疗法和生物靶向疗法）、骨修饰剂（双膦酸盐、地舒单抗）、放射疗法和疼痛疗法联合使用，以控制疼痛性骨转移瘤。该镇痛作用可能是多种因素相互作用的结果，包括骨和骨膜神经末梢的破坏，肿瘤体积的缩小，分泌细胞因子细胞的凋亡和破骨细胞的抑制。患者一般健康状况和预后较差、不能耐受开放手术治疗的疼痛性骨转移瘤，是目前所有常用微创技术的主要适应证。其禁忌证是计划治疗的病变与神经 / 血管或内脏结构相邻＜ 1cm，以及成骨性骨转移病变（冷冻消融除外）。

（一）射频热消融术（RFTA）

射频热消融术是一种在 CT 引导下定位病变骨组织，微创手段直达病灶，通过射频消融病变组织以达到治疗目的一种技术。RFTA 在骨样骨瘤中的疗效已经得到验证，同时也是疼痛性骨转移瘤姑息性或辅助性治疗的一种选择。Ogura 等提出 RFTA 联合预防性内固定可以预防肿瘤播散，降低术中出血量。纳入的患者应满足下列所有条件：①长骨即将骨折；②需要髓内钉固定（没有达到病灶切除 + 假体置换的指征）；③骨转移瘤为富血管肿瘤（如肾细胞癌、甲状腺癌和肝癌骨转移瘤）；④放疗抵抗。RFTA的主要并发症包括局部感染、出血、皮肤烧伤和神经学并发症，发生率均较低。RFTA 在缓解长骨转移瘤患者疼痛和肿瘤局部控制方面前景很大，但目前还缺乏大宗的数据报道。Di Francesco等比较了长骨转移瘤患者手术联合 RFA（n=15）与手术联合放疗（n=15）的疗效，发现手术联合 RFA 治疗 12 周时局部疼痛缓解率更高（53% 和 20%，P=0.048）。

（二）经皮骨水泥成形术（PCP）

PCP 是一种微创手术（图 4-4），手术过程类似于经皮椎体成形术。与传统的开放性手术相比，PCP 手术创伤小、患者恢复快、疼痛缓解明显。PCP 在长骨转移瘤的治疗中以股骨转移瘤的报道最多，手术指征：①患者生命体征稳定，没有严重的心肺疾病或局部炎症和溃疡；②溶骨性病灶，病灶周围的皮质应完整（尤其病灶位于股骨矩时）；③没有发生病理性骨折。Feng 等对 21 例股骨近端转移瘤患者进行骨水泥成形术，手术后 2 天和 6 个月疼痛缓解率分别为 90% 和 84%，与术前相比，术后 6 个月患者日常活动巴氏指数（Barthel index）评分显著改善（$P=0.05$），发生骨水泥渗漏 2 例。PCP 在缓解患者疼痛和提高患者生活质量方面卓有成效。然而，PCP 的适应证狭窄，单独应用对患肢稳定性控制较差，临床运用受限。

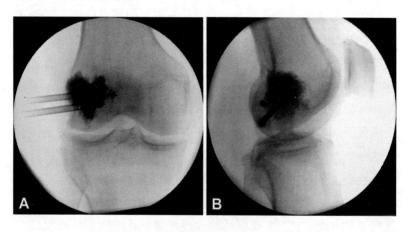

图 4-4 肺癌股骨远端骨转移溶骨性破坏，行经皮骨水泥成形术

A. 术中正位片；B. 术中侧位片

（三）其他

运用微波原位灭活联合人工关节假体置换治疗各类原发骨肿瘤和骨转移瘤已有报道。瘤段充分暴露后，启动 2450MHz 微波治疗机，采用圆形辐射器对瘤段骨及软组织前、内、外侧分野加

热进行微波灭活（骨外灭活）。瘤段被截下后，对骨髓腔内肿瘤组织再次进行骨内灭活。这种方法可以保持骨段的原有形状及连续性，术中充分利用灭活的瘤段骨，无须其他材料修复骨缺损，避免了长骨干间假体或肿瘤关节假体置换。微波可有效灭活肿瘤细胞，也可保留骨内某些生长因子，有利于骨修复和肢体的功能重建，同时缩短康复时间，具有一定的临床实用价值，但是不适用于骨干骨质破坏严重、力学稳定性已被彻底破坏的患者。冷冻消融利用低温对组织的影响，可以放置更多甚至更大体积的探头，以结合不同的冻结区域。冷冻消融对成骨性病变也有效，冰球在 CT 扫描中可见，因此可以实时准确地显示坏死区域的形态学，同时可以进行骨水泥成形术。其缺点是冷冻消融探头的直径比射频探头和微波探头所需的直径大，对比微波需要更高的成本。此外，酒精栓塞、电化学疗法和 MRI 引导超声聚焦手术等微创技术在长骨转移瘤中也有运用。

六、内科综合治疗

（一）放疗

放疗的目的是缓解疼痛、控制局部肿瘤、防止术后肿瘤复发。一般骨转移瘤手术后常规行局部放疗，以减慢转移瘤进展的速度。此外，尚无手术适应证或有手术禁忌证的骨转移瘤患者可以单独进行放疗。常规开放手术后应待切口基本愈合（2～3周）再进行放疗，以防止放疗导致切口不愈合；而微创手术后可立即进行放疗以防止肿瘤进展。目前临床运用最为广泛的是 ASTRO（美国肿瘤放疗协会）指南推荐的骨转移瘤姑息性放疗方案 30Gy/10f 或 8Gy/1f（图 4-5），而立体定向放疗可以在较短的时间内提供大剂量的分次放疗。目前尚无随机对照试验研究阐明放疗的最佳剂量方案。单次剂量放疗与分次剂量放疗的疗效在疼痛控制、功能结果及并发症等方面无统计学差异。针对脊柱转移瘤亚组进行的比较研究发现，单次放疗（8Gy/f）与多次放疗（30Gy/10f）相比，单次放疗产生的急性毒性更小，但单次放疗的再次治疗率却较高（15%和5%，P=0.01）。两组患者3个月治疗后的疼痛缓解率相近。原发肿瘤放疗、化疗及激素敏感特异性的相关信息见表4-4。与其他部位原发实体肿瘤（例如肺癌或肾癌）相比，乳腺癌和前列腺癌骨转移对放疗的反应更敏感且更持久。在放疗开始时骨转移瘤的疼痛可能会加重。由于放疗可以延缓骨愈合和骨长入假体的速度，因此建议病理性骨折植入物的重建后要足够坚强，以保证术后肢体功能的恢复不依赖骨生长和骨愈合。金属植入物的存在并不影响放疗，而且放疗需覆盖整个手术野，包括整个髓内钉（如适用）。虽然可以考虑在固定前对肿瘤进行开放性刮除减容，以加强放疗效果，控制术后肿瘤局部复发，同时使用骨水泥填充植入物固定强度和稳定性，允许术后早期功能恢复，但开放性骨水泥填充的缺点是手术时间长、失血量大、手术风险增加。

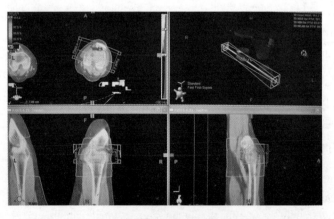

扫码看彩图

图4-5　肺癌股骨远端骨转移行传统外放射治疗

表 4-4 原发肿瘤内科治疗的特异性

原发肿瘤	放疗反应	化疗反应	激素敏感
乳腺癌	√	√	√
肾癌	√ 高剂量	√	×
肺癌	√	√	×
前列腺癌	√	√	√
甲状腺癌	√ ^{131}I	√	×
多发性骨髓瘤	√	√	×

注:"√"为反应;"×"为不反应

(二)放射性核素疗法(^{89}Sr 和 ^{131}I 等)

放射性核素疗法更适用于疼痛性、成骨性、解剖部位分布较广的多灶性骨转移瘤患者。肿瘤细胞破坏骨组织,导致成骨修复活跃,骨组织代谢增强,可浓聚大量的 ^{89}Sr。^{89}Sr 发射的 β 射线集中照射病变组织,抑制和杀灭肿瘤细胞,从而发挥缓解骨痛、抑制骨转移灶生长的作用。^{89}Sr 治疗后患者的部分病灶在 ^{99m}Tc-MDP 骨显像的放射性摄取降低。X 线检查显示病灶缩小,溶骨性病灶有再钙化征象。部分患者骨转移灶数目减少,有的患者甚至骨转移灶完全消失。部分前列腺癌骨转移患者 ^{89}Sr 治疗后骨痛缓解,伴前列腺特异抗原和碱性磷酸酶降低。但 ^{89}Sr 对于骨肿瘤转移灶的治疗作用及对肿瘤标志物的影响尚缺乏多中心前瞻性随机对照大样本研究的证据。

放射性 ^{131}I 治疗是甲状腺癌的主要治疗手段。Van Tol 等人报道无论是否联合选择性栓塞治疗,放射性 ^{131}I 消融术治疗脊柱转移瘤都能降低疼痛等级。放射性碘吸收是甲状腺癌脊柱转移的预后因素。Hindie 等人建议乳头状或滤泡性甲状腺癌的年轻患者,如果肿瘤分化良好,应接受放射性 ^{131}I 治疗。Petrich 等人发现与放射性 ^{131}I

摄取阴性的患者相比，摄取阳性的甲状腺癌患者生存率获显著提高。Orita 和 Hindie 的研究结果均表明，放射性 ^{131}I 可使甲状腺癌骨转移患者获得显著的生存优势。另外一项研究发现，放射性 ^{131}I 治疗对甲状腺癌疼痛性骨转移瘤症状的有效率为 63.9%，因此可作为甲状腺癌多发性骨转移患者的姑息性治疗方法。

（三）化学疗法、分子靶向治疗、激素疗法和其他辅助抗癌治疗

围手术期是否同时进行化学疗法、分子靶向治疗、激素疗法和其他辅助抗癌治疗取决于以下条件：①肿瘤的组织学、免疫组化和分子生物学特征；②从原发肿瘤的诊断到骨转移诊断的时间间隔；③先前已接受的治疗次数；④尚未使用的可能有效的治疗方法和数量；⑤患者的一般状况与合并症；⑥患者的意愿。目前可用于治疗恶性肿瘤骨转移全身性药物的数量正在迅速增加（表 4-5）。

表 4-5　恶性肿瘤系统抗癌药物分类

原发肿瘤	治疗选择	抗癌药物
前列腺癌		
	传统激素疗法	LH-RH 激动剂：曲普瑞林、戈舍瑞林、亮丙瑞林
		LH-RH 拮抗剂：地加瑞克
		抗雄激素：环丙孕酮乙酸酯、尼鲁他胺、比卡鲁胺
	最新激素疗法	阿比特龙 + 强的松
		恩杂鲁胺
	化疗	多西紫杉醇 + 泼尼松
		卡巴他赛 + 泼尼松
	免疫疗法	疫苗：sipuleucel-T（T 药）

续表

原发肿瘤	治疗选择	抗癌药物
乳腺癌		
	传统化疗药物	蒽环类：阿霉素、表阿霉素
		5- 氟尿嘧啶
		紫杉烷：多西紫杉醇、紫杉醇
		长春瑞滨
HER2 阳性乳腺癌	靶向药物	曲妥珠单抗、帕妥珠单抗
		拉帕替尼
		T–DM1 型：曲妥珠单抗 – 紫杉醇偶联物
激素依赖性乳腺癌	内分泌疗法	外周抗雌激素：他莫昔芬
		氟维司琼
		LH–RH 激动剂
	芳香化酶抑制剂	来曲唑、阿那曲唑、西美坦
	mTOR 抑制剂	依维莫司联合芳香酶抑制剂
	CD4/6 抑制剂	帕博西尼联合氟维司琼
三阴性乳腺癌		铂类化疗
非小细胞肺癌		
	传统化疗药物	铂类药物（顺铂或卡铂）
		紫杉烷（多西紫杉醇、紫杉醇）
		长春瑞滨、吉西他滨
	PD–1 抑制剂	纳武单抗
		培美曲塞
	抗血管生成药物	贝伐珠单抗
腺癌		
表皮生长因子受体突变型腺癌	EGFR 受体酪氨酸激酶抑制剂	埃罗替尼、吉非替尼、阿法替尼
ALK 基因阳性腺癌		克唑替尼、色瑞替尼
肾透明细胞癌		
	抗血管生成药物	舒尼替尼、索拉非尼、阿西替尼、帕佐帕尼
	mTOR 抑制剂	替西罗莫司、依维莫司
甲状腺癌		
	放射性碘	^{131}I 或放射性碘治疗
碘难治性分化型甲状腺癌		乐伐替尼

七、骨靶向药物

双膦酸盐中，FDA 批准了唑来膦酸和帕米膦酸治疗骨转移瘤。唑来膦酸具有广泛的抗肿瘤效应，包括抑制血管生成、癌细胞侵袭、迁移和转移及骨质溶解，刺激 T 细胞活化，诱导癌细胞凋亡等。临床上，唑来膦酸是最有效的双膦酸盐制剂。它能延迟骨转移瘤患者第一次骨相关事件发生时间、降低骨相关事件发生率及显著缓解疼痛。临床指南见表 4-6。Broom 等比较依维莫司是否联合唑来膦酸治疗肾细胞癌骨转移患者的疗效，发现依维莫司联合唑来膦酸组发生第一次骨相关事件的平均时间比依维莫司组显著延长（9.6 个月和 5.2 个月，P=0.03），骨流失相关标志物 uNTX 和 CTX 明显下降（$P < 0.001$）。依维莫司联合唑来膦酸能更好地控制肾细胞癌骨转移患者肿瘤进展。

2010 年 11 月，美国 FDA 批准了地舒单抗治疗实体瘤骨转移。地舒单抗是核因子 – κ B 受体激活因子（RANK）配体的全人源性单克隆抗体，能有效抑制破骨细胞生成及骨质溶解。一项大型安慰剂对照的随机试验比较了地舒单抗和唑来膦酸的有效性，结果表明地舒单抗在预防多种原发肿瘤骨转移骨相关事件方面优效于唑来膦酸。2020 年 11 月，国家药品监督管理局批准地舒单抗（120mg）用于预防实体瘤骨转移和多发性骨髓瘤引起的骨相关事件。临床研究（136 研究）提示，乳腺癌骨转移需接受双膦酸盐治疗者也可考虑地舒单抗，每 4 周给药 1 次，每次 120mg 皮下注射治疗。由于皮下注射方便，且治疗期间无须常规监测肾功能，地舒单抗为骨转移患者提供了一种新的治疗选择。

表 4-6　FDA 批准治疗骨转移瘤制剂临床指南

制剂	癌症类型	剂量	方法	频率	副作用
唑来膦酸	多发性骨髓瘤和实体肿瘤源性骨转移	4mg	静脉给药，至少超过15分钟	3～4周1次	肾毒性，下颌骨坏死，发热，恶心，便秘，贫血，呼吸困难，低钙血症
帕米膦酸	乳腺癌和多发性骨髓瘤溶骨性骨转移	90mg	静脉给药，至少超过2小时	4周1次	肾毒性，下颌骨骨坏死，低钙血症
地舒单抗	预防实体肿瘤源性骨转移	120mg	上臂、上臀或者腹部皮下注射	4周1次	低钙血症，泌尿道感染，上呼吸道感染，便秘，白内障，关节疼痛，下颌骨坏死
伊班膦酸	主要运用于乳腺癌骨转移	4mg	静脉给药，至少超过2小时	4周1次	上消化道副作用

注：低钙血症以地诺单抗治疗组更常见，急性时相反应和肾功能障碍以唑来膦酸治疗组更常见

八、总结

长骨转移瘤的治疗需要多学科团队合作。微创是医学发展的趋势，将来一定会有更多的微创技术进入临床，如某些微创技术（尤其是精准导航技术）能在治疗中发挥主导作用。放疗的次数和剂量目前仍没有定论，也缺少对长骨转移瘤亚组的放疗试验分析，多医疗中心联合进行前瞻性试验也许能有新的发现。继续进行骨转移瘤基础研究将有益于我们理解与开发新型靶向药物。在

未来几年中，希望学术界做出更大的努力来控制长骨转移瘤，为这种致残性疾病提供更标准化治疗的方法。此外，需要更多前瞻性的临床试验来确定最合适的手术技术、手术时机，以及测试更新的生物材料，以满足此类患者的临床需求。

第五章

骨盆与髋臼转移瘤的外科治疗

骨盆是骨转移的常见部位之一，约占骨转移的 18.8%。骨转移病灶可以出现在骨盆的任何部位，以髂骨转移最为常见，坐骨次之，而又以髋臼转移的致残率最高。骨盆转移瘤主要来源于乳腺癌、肺癌、多发性骨髓瘤和肾癌。骨转移溶骨性病灶进一步发展可造成骨骼结构性破坏引发病理性骨折，临床表现主要为局部疼痛和机械性不稳。同时，骨盆的骨转移病灶也可伴有巨大的软组织肿块，而软组织肿块引发的症状（如神经卡压、静脉回流受阻、局部正常组织结构受到牵拉或卡压）可以与骨骼病灶毫无关联，但同样需要治疗性干预。骨盆与髋臼病理性骨折和创伤性或脆性（骨质疏松性）骨盆及髋臼骨折截然不同。病理性骨折导致骨缺损的程度往往较为严重，甚至不断进展，也可以一点愈合迹象也没有，或者愈合速度极慢。与创伤性骨盆损伤不同的是，病理性骨盆骨折没有高能量创伤所致的急性软组织损伤。

骨盆转移性病变严重影响患者的生活质量，让不熟悉此部位治疗方案的肿瘤科医师和骨科医师深感棘手。骨转移通常已是肿瘤晚期，治疗的目的以提高患者生活质量为中心，主要为缓解疼痛、恢复或维持骨盆机械稳定性和阻止疾病进展。骨盆转移瘤的治疗需要多学科团队合作，尽管骨盆部位较深，结构复杂，外科手术的难度较大，但只要患者一般情况允许，预期生存期较长，仍可建议行开放或微创手术治疗。

一、术前诊断

骨盆转移性病变患者的实验室检查必须包括血钙离子的检测，因为5%～10%的骨转移患者会出现恶性高钙血症。这种情形最常见于原发诊断为骨髓瘤、肺鳞状细胞癌和乳腺癌的患者。超过30%的乳腺癌骨转移患者在病程中某个阶段会出现高钙血症。长期卧床或无法行走的患者出现高钙血症的风险明显升高。目前应用广泛的双膦酸盐类药物能明显减少这一并发症。此外，丧失行走能力的癌症患者常处于高凝状态，很容易诱发深静脉血栓。对于有手术适应证的患者，术前应做双下肢多普勒超声检查，并预防性或治疗性置入下腔静脉滤器。

骨盆和髋臼病灶的影像学评估必须包含X线片及MRI与CT的三维影像，必须拍摄骨盆前后位片和股骨全长正侧位片，以排除同侧股骨干存在转移性病灶。特殊体位摄片尤其是Judet系列位片，能更清楚地确定髋臼病灶，以及前柱和后柱的受累情况。全身骨扫描能确定是否存在其他部位的骨转移灶，以便定位所有需要进行的三维影像摄片范围。然而，某些癌肿在骨扫描中可出现"冷区"。比如，多发性骨髓瘤或侵袭性溶骨型病灶（如肺癌），这些病灶周围没有骨反应区，骨扫描时没有核素摄取。因此，骨扫描结果阴性的部位不能排除一定没有骨转移，应该根据患者的病史、症状和体格检查来指导全面系统的影像学检查。

对于骨盆和髋臼的转移性疾病，三维图像是手术计划制订前必不可少的影像学检查，MRI和CT检查应当选择性使用或同时使用，但不一定需要做MRI和CT的增强检查。MRI检查可以清晰地显示骨髓内情况，因此对于确定骨盆髓内侵犯的程度非常有用。然而，如果采用MRI结果来制订手术计划，需要对髓内病灶做出恰当的判断。因为，即使MRI上发现髓内信号异常也不能肯定为肿瘤病灶，这也可能是放疗或化疗引起的骨髓水肿表现，或者放疗后的一些骨髓变化。此外，MRI 可以准确反映肿瘤的软组织侵犯程度，当计划对骨盆孤立性转移灶做根治性切除时，MRI能反映肿瘤的侵犯程度，以便对所有受累的组织做广泛切除。CT扫描尤其能反映不规则骨（如髋臼、寰椎、枢椎）骨皮质和骨松质的三维受累情况，能更好地了解骨结构的力学受破坏程度。同时 CT 也能反映软组织受侵犯的情况，但敏感性较 MRI 差。因此，MRI 和 CT 是针对骨盆和髋臼转移性病灶最理想的影像学检查。

如果患者有癌症病史，出现孤立性骨病灶，而之前没有病理诊断过骨转移，手术方案制定前必须通过活检来判断骨病灶的来源。有时，原发性骨肉瘤也可以出现在已有骨转移灶的同一位患者身上。如 Paget 肉瘤、放射后肉瘤和软骨肉瘤都可以呈现出溶骨性或溶骨 – 成骨混合性病灶，或伴随病理性骨折。Paget 病（佩吉特病）患者可以同时隐藏骨髓瘤或骨转移灶，也只能依靠活检来证实。与骨盆 Paget 病相似，前列腺癌骨转移呈现溶骨性或溶骨 – 成骨混合性病灶。此外，代谢性骨病也可以出现在老龄人群中，如甲状旁腺功能亢进的棕色瘤或骨软化症。以上骨病都呈现出多发骨骼病灶，影像学与骨转移灶不易鉴别。因此，术前明确病理诊断能避免对那些可切除或可治愈的原发肿瘤做出错误的处理决策，或者对代谢性病灶过度治疗。

二、治疗原则

骨盆转移瘤的治疗需要多学科团队协作，局部处理必须与全身性治疗相结合。骨盆转移适宜的治疗取决于患者的生存期预后、骨盆转移具体部位（Enneking 分区）及髋臼周围区域骨质破坏程度。只要患者有手术适应证，一般情况允许，预期生存期较长，均可进行手术治疗。患者术后需接受肿瘤个体化序贯辅助治疗，如放疗和肿瘤内科治疗。如果患者产生放疗抵抗又不适宜进行手术治疗，那么可以选择微创技术治疗。

　　根据 Enneking 肿瘤外科分区，骨盆可以分为 4 个区域：Ⅰ区为髂骨区，Ⅱ区为髋臼及其周围区，Ⅲ区为耻坐骨，Ⅳ区为骶髂关节及骶骨区（图 5-1）。Ⅰ区和Ⅲ区为非承重骨，骨折风险低，不影响骨盆机械稳定性；Ⅱ区与股骨头组成关节，髋关节破坏易导致丧失承重能力，溶骨性病灶比成骨性和混合性病灶的骨折风险高。Müller 和 Capanna 在长骨转移瘤治疗原则的基础上提出了骨盆转移瘤治疗原则。他们根据原发肿瘤类型、病灶类型、部位和数量将骨盆转移瘤分为 4 级（表 5-1）。1 级包括孤立性病灶、预后好（高分化甲状腺癌、前列腺癌、对辅助治疗敏感的乳腺癌、直肠癌、透明细胞肾癌、淋巴瘤和多发性骨髓瘤）、发现原发肿瘤后已生存 3 年。2 级和 3 级分别指髋臼周围病理性骨折和髋臼上区溶骨性病灶（图 5-2）。4 级包括任何部位多发性成骨性病灶、髋骨翼和骨盆前部溶骨性或混合性病灶、髋臼周围的小型溶骨性病灶。1、2 和 3 级患者适宜接受手术治疗；4 级患者适宜接受放疗等非手术治疗。

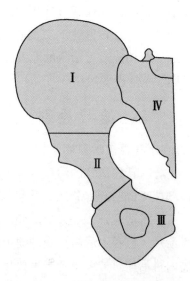

图 5-1　Enneking 肿瘤外科骨盆分区

表 5-1　Müller 和 Capanna 骨盆转移瘤分级

分级	骨盆转移瘤患者
1	孤立性病灶、预后好（高分化甲状腺癌、前列腺癌、辅助治疗敏感的乳腺癌、直肠癌、透明细胞肾癌、淋巴瘤和多发性骨髓瘤）、发现原发肿瘤后已生存 3 年
2	髋臼周围病理性骨折
3	髋臼上区溶骨性病灶
4	任何部位多发性成骨性病灶、髂骨翼和骨盆前部溶骨性或混合性病灶、髋臼周围的小型溶骨性病灶

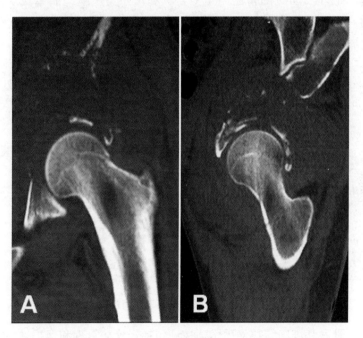

图 5-2　肺癌髋臼溶骨性骨转移伴病理性骨折（Enneking 肿瘤外科骨盆分区 II 区，Müller 和 Capanna 骨盆转移瘤分级 2 ～ 3 级）

A.CT 冠状位重建片；B.CT 矢状位重建片

三、手术适应证及术前评估

病理性骨盆骨折大部分会保持无移位状态，而且多数可接受放射治疗（图 5-3）。对于耻骨上／下支、髂骨翼、骶骨病理性骨折，以及髂前上棘、髂前下棘或坐骨结节撕脱性骨折，可进行麻醉镇痛药物支持下的疼痛管理、保护性负重，并配合恰当的肿瘤生物学抑制辅助治疗，如放疗和（或）化疗、靶向治疗、血管栓塞治疗等。保守治疗措施往往可以奏效，可使患者恢复较好的功能，但也有例外。例如，坐骨病理性骨折后出现持续性疼痛，是由于生理活动时的挤压力（坐姿）和牵张力（腘绳肌牵拉）所致。遇到这种情况，症状严重时，有必要进行肿瘤局部刮除、骨水泥充填和固定。

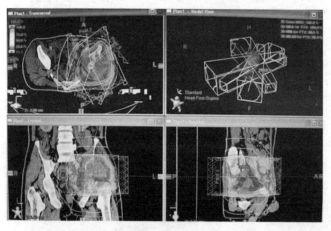

扫码看彩图

图 5-3 骨盆和髋臼转移瘤三维适形调强放疗

骨盆和髋臼转移瘤手术适应证包括经疼痛管理和保护性负重治疗后仍有持续强烈的疼痛症状、放疗后 1～3 个月内疼痛没有明显缓解且持续性功能损害没有改善、同侧股骨病理性骨折或即将发生病理性骨折、髋臼骨折。如有必要手术，患者的预期寿命至少要大于 1 个月，最好是 3 个月以上。

　　骨盆和髋臼转移瘤手术术前必须评估患者的一般状况和预后，包括术前体能状态、脏器转移情况及肿瘤类型。美国东部肿瘤协作组（ECOG）制定的术前体能状态评分（5 分法）是评估肿瘤患者一般状况的重要指标，可以帮助预判患者的愈后及判断患者对各种治疗的耐受程度，也是多种预后系统中的重要参数（表 5-2）。Marco 等报道了 2 组患者的中期生存情况，第 1 组患者 ECOG 评分为 0 分或 1 分，生存期为 15 个月；第 2 组患者 ECOG 评分大于 1 分，生存期为 7 个月。

表 5-2　美国东部肿瘤协作组（ECOG）制定的术前体能状态评分 *

分值	情况描述
0	充满活力，正常生活而不受疾病困扰
1	有症状表现，强体力活动受限，但能完全行走
2	部分时间能行走，清醒时需卧床时间少于 50%
3	清醒时需卧床时间大于 50%
4	几乎丧失活动功能，完全依赖卧床

　　* 引自 Oken MM.Creech RH.Tormey DC，et al.Toxicity and response criteria of the Eastern Cooperative Oncology Group.Am Clin Oncol，1982，5（6）：649-655.

　　Katagiri 等考虑了多个变量，提出一个包括是否对分子靶向和内分泌治疗敏感的骨转移瘤患者生存期预测评分系统（表 5-3），总分 10 分，评分越低生存率越高，被认为更加具有参考价值。有文献报道了一组采用 Katagiri 骨转移瘤预后评分患者 6 个月、12 个月和 24 个月的生存率（表 5-4）。

表 5-3 Katagiri 骨转移瘤预后因素与评分系统

预后因素		评分
原发部位	慢速生长性肿瘤	0
	中速生长性肿瘤	2
	快速生长性肿瘤	3
内脏转移	结节性内脏或脑转移	1
	播散性转移	2
实验室数据	异常	1
	致命性	2
ECOG 评分	3 或者 4	1
先前化疗		1
多发性骨转移瘤		1
总计		10

注：慢速生长性肿瘤包括激素依赖性乳腺癌和前列腺癌、甲状腺癌、多发性骨髓瘤和恶性淋巴瘤；中速生长性肿瘤包括分子靶向药物治疗敏感性肺癌、激素非依赖性乳腺癌和前列腺癌、肾癌、子宫内膜癌和卵巢癌、骨肉瘤和其他；快速生长性肿瘤包括非分子靶向药物治疗敏感性肺癌、结直肠癌、肝细胞癌、胆囊癌、颈部恶性肿瘤和原发肿瘤不明恶性肿瘤。异常：$CRP \geqslant 0.4mg/dL$，$LDH \geqslant 250IU/L$，或者血清白蛋白 $< 3.7g/dL$。致命性：血小板 $< 10 \times 10^9/L$，血钙 $\geqslant 10.3mg/dL$，或总胆红素 $\geqslant 1.4\mu mol/L$。ECOG：美国东部肿瘤协作组

表 5-4 Katagiri 骨转移瘤预后评分患者 6 个月、12 个月和 24 个月生存率

预后评分	生存率（%）		
	6 个月	12 个月	24 个月
0 ～ 3	98.1%	91.4%	77.8%
4 ～ 6	74.0%	49.3%	27.6%
7 ～ 10	26.9%	6.0%	2.1%

四、手术方案

Harrington 最早根据骨折部位、骨质破坏程度和技术要求对髋臼转移瘤病灶骨缺损进行了分型，并提出了 4 级分型体系来区分病灶程度并指导手术重建。Ⅰ型：髋臼下方及前后方缺损，髋臼外侧皮质、上方及内侧壁完好。适宜采用骨水泥固定结合普通全髋置换术。Ⅱ型：髋臼内侧壁缺损，周边骨质完好。如果采用骨水泥固定结合普通全髋置换术会导致假体以及骨水泥向内侧移位，适宜运用带翼髋臼网杯，把应力引至髋臼缘。Ⅲ型：髋臼内壁、顶部及边缘均存在缺损。需要在骨盆缺损处置入数枚斯氏针，把位于解剖位置的髋臼假体所承受的应力传导至脊柱。Ⅳ型：为了达到治愈目的需要进行整块髋臼切除。髋臼周围骨质破坏范围较大的病变广泛切除后，重建髋关节较为困难，适宜选择马鞍式假体或者能固定于残存髂骨和耻骨支的定制型髋臼假体。然而，这个分型体系没有囊括所有病灶与解剖结构关系的排列组合，也未根椐病情程度依次递进地表述，因此，缺乏指导意义，实际使用也不方便。

Müller 和 Capanna 对骨盆转移瘤分级中的 2～3 级患者手术方式的选择，提出了一个评分系统并给予重建方式的推荐（表5-5）。骨盆重建方式的选择取决于患者预后、骨骼缺损部位、程度，以及肿瘤对辅助治疗的反应。原发肿瘤部位不明、黑色素瘤、肺癌、胰腺癌、未分化甲状腺癌和胃癌的生存期预测为 1年；结肠癌、辅助治疗无反应的乳腺癌、肝癌和辅助治疗有反应的子宫癌的生存期预测为 1～2 年；已分化的甲状腺癌、多发性骨髓瘤、淋巴瘤、辅助治疗有反应的乳腺癌、直肠癌、前列腺癌和肾癌的生存期预测为大于 2 年。根据 Müller 和 Capanna 骨盆分级，1 级患者的手术治疗方式类似于骨盆原发肿瘤患者，适用于孤立性病灶、预后好（高分化甲状腺癌、前列腺癌、辅助治疗敏感的乳腺癌、直肠癌、透明细胞肾癌、淋巴瘤和多发性骨髓瘤）、发现原发肿瘤后已生存 3 年的患者。手术以重获力学稳定和肿瘤学的长期治愈为目的。Enneking Ⅰ区和Ⅲ区的肿瘤切除后不需要进行任何重建。Enneking Ⅱ区的肿瘤切除后需要进一步重建以预防力学不稳定和残疾。重建的方式主要为全髋关节置换联合个体化定制的模型假体、鞍形假体或大型异体移植物。鞍形假体的并发症发生率高，远期预后不理想。Tang 等对 14 例孤立性髋臼转移瘤患者进行病灶全切结合模型假体重建，术后患者肿瘤局部控制及功能良好，并发症发生率低。2 级和 3 级患者的病灶均位于髋臼周围区域，这类患者的手术治疗与骨盆原发肿瘤的治疗不同。骨盆转移瘤患者生存期一般短暂，因此 2、3 级患者髋臼周围转移瘤病灶切除后，宜采用简单、快速和稳定的方法进行骨盆重建，尽量避免需要骨质愈合的过程。关于骨盆和髋臼转移手术重建和器械的选择，Müller 和 Capanna 根据患者生存期，缺损部位、大小和对辅助治疗的反应制定了一个指导手术方案的评分系统。< 5 分：刮除或常规全髋关节置换；5 ～ 10 分：复杂全髋关节置换（骨盆加强环、Harrington 步骤）；10 ～ 13 分：巨型假体置换、鞍形假体置换和大型异体移植物重建。然而，这种仅根据原发肿瘤类型来预测患者生存期并赋予分值的方法并不妥当。且 2、3 级患者的病灶均位于髋臼周围区域，治疗方法并没有因分级而异。

表 5-5　Müller 和 Capanna 骨盆转移瘤 2 ～ 3 级评分系统与治疗推荐

生存期	缺损部位	缺损大小	辅助治疗反应
< 1 年 =1		髋臼顶或内侧壁的小病灶 =2	有反应 =0
1 ～ 2 年 =2	髋臼周围 =1	内侧和外侧壁 =4	无反应 =3
> 2 年 =3		髋臼内陷 =6	

美国骨科医师协会（AAOS）给出了髋臼骨缺损的分型体系，尤其针对全髋关节置换时有骨溶解的病灶。根据病灶的类型和部位分为 5 型。该分型将髋臼骨缺损是节段性还是空腔性，是中央型还是边缘型进行了排列整合。其中Ⅳ型骨缺损提示骨盆连续性中断。Berry 等根据病灶是空腔性还是节段性，并且将病灶与放射治疗相挂钩，将 AAOS 髋臼骨缺损分型体系进行了重新划分。虽然，此分型体系强调了病灶的解剖特性，但描述并非层层推进，而是将节段性缺损机械地放在空腔性缺损之前。同时，该分型没有进一步定义混合型缺损，也没有给出相应的亚分型，而混合型缺损对于手术重建方案有着非常重要的意义。AAOS 分型的另一项不足是分型中整合了与解剖结构无关的因素，比如"放射治疗之前"。因此，AAOS 的髋臼骨缺损的分型体系虽然繁复冗杂，但在转移性患者中使用并不方便，而且针对某种类型的病灶也没明确相应的手术重建方式。

由"纪念斯隆-凯特琳癌症中心（MSKCC）"提出的髋臼转移性病灶分型（MAC），综合了上述几种分型的优点，如Harrington 体系重心落在手术重建的方式上，而 AAOS 体系则强调病灶的解剖特性。MSKCC 的 MAC 分型将髋臼分为 4 个解剖区域，即臼顶、内壁、前柱和后柱，再根据病灶的解剖部位分别判断有无结构缺陷，最后将每种结构缺陷或多种结构缺陷与不同的重建技术和手术方案对应结合（表 5-6）。结构缺陷的定义是该部位存在骨折的节段型缺损或病灶的空腔样缺损，且丧失对髋臼的支撑能力。在制订手术计划之前，确认各区域骨骼的完整性。如果发现新区域出现结构受损，或者事先认为某个区域结构受损但术中发现结构还比较完整，那么重建方案应视具体情况做出相应改变。

表 5-6 MSKCC 髋臼转移性病灶分型（MAC）

类型	病灶解剖部位	处理方案
1	空腔样病灶（臼顶）	
A	软骨下骨完整	双极半髋关节置换术
B	软骨下骨受损	骨水泥加强型全髋关节置换 ± 带翼臼杯 / 髋臼重建环
2	内壁缺陷	
A	无臼顶缺陷	全髋关节置换，并用带翼臼杯 髋臼重建环 ± 骨水泥加强
B	伴有臼顶缺陷	骨水泥加强型全髋关节置换，并用带翼臼杯 / 髋臼重建环
3	单柱受损（前柱或后柱）	
A	无臼顶或内壁缺陷	骨水泥加强型全髋关节置换 ± 带翼臼杯 / 髋臼重建环
B	伴有臼顶和（或）内壁缺陷	骨水泥加强型全髋关节置换，并用带翼臼杯 / 髋臼重建环
4	双柱受损	
A	无臼顶和（或）内壁缺陷	骨水泥加强型全髋关节置换，并用带翼臼杯 / 髋臼重建环
B	伴有臼顶或内壁缺陷	骨水泥加强型全髋关节置换，并用带翼臼杯 / 髋臼重建环或整块切除后采用半骨盆假体或鞍式假体

某些情况下，病灶位于股骨近端需要手术处理时，如果发现髋臼有空腔样缺损，但其软骨下骨的力学稳定性没有受到破坏，此时可以采用双极头股骨长柄假体半髋关节置换，以避免出现假体周围病理性骨折。如果病灶位于髋臼周围而髋臼关节面连续性未破坏，尽管给予全程足量的放射治疗，疼痛症状仍未缓解者，可直接采用骨水泥充填病灶。骨水泥充填病灶可以通过开放式充填，也可以透视下经皮穿刺后注入。开放式充填是指切开后首先行病灶刮除，再用骨水泥进行充填。经皮穿刺注入骨水泥有一定风险，骨水泥渗漏有可能进入髋关节，导致关节面和软骨受损；骨水泥也可能渗漏至骨盆外，造成坐骨神经损害或其他软组织的卡压。髋臼周围骨水泥充填后，患者疼痛可能会完全缓解，原因是髋臼空腔样病灶处骨质得到强化支撑，抑或由于骨水泥释放的热效应作用于肿瘤而产生抑制疼痛的细胞因子。

依据 MSKCC 的 MAC 分型，如果病灶引起髋臼结构性缺损，但是同侧半骨盆还有充足的骨量支撑内固定，则可以通过采用斯氏针或螺钉与骨水泥复合固定的技术来固定骨水泥型髋臼假体，重建稳定的髋关节。如病灶累及髋臼内壁，则需要用带翼的防突入髋臼假体或髋臼重建环来做额外的支撑固定（图 5-4）。如病灶累及闭孔区域，无论是否扩展到髋臼的下半部分，都可能产生明显的疼痛和临床症状。此类疼痛是因股神经或闭孔神经经过该狭小部位穿出骨盆时，受到肿瘤组织卡压所致，因此，无法通过全髋关节置换术得到缓解。当肿瘤广泛累及髋臼及骨盆下半部分时，需要切除病变区域的骨盆，并采用鞍式假体重建髋关节。

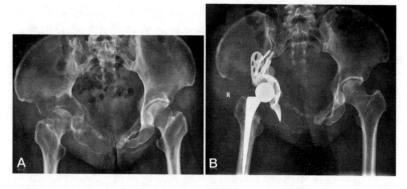

图 5-4　肺癌右髋臼骨转移（Harrington 分型 Ⅲ 型、MAC 分型 2b 型）骨水
泥加强型带翼臼杯骨水泥柄全髋关节置换术

A. 术前骨盆前后位 X 线片提示右侧髋臼顶和内壁发生骨转移广泛溶骨性病
变；B. 术后 X 线前后位片

引自 Kiatisevi P, Sukunthanak B, Pakpianpairoj C, et al.Functional
outcome and complications following reconstruction for Harrington
class Ⅱ and Ⅲ periacetabular metastasis［J］.World Journal
of Surgical Oncology, 2015，13（1）：4.

　　其他需要做节段性骨盆切除后行鞍式假体重建，或半骨盆
切除后行半骨盆假体和全髋关节置换相结合重建的手术指征包括
孤立性病灶需做根治性广泛切除者（如浆细胞瘤或迟发型肾癌转
移）、巨大病灶广泛累及半侧骨盆且骶髂关节受破坏。对于骨盆
存在广泛病灶，还可以采用髋关节切除成形术，尤其适用于有剧
烈静息痛，且生存期不超过 3 个月的卧床患者。骨盆主体切除术
的适应证较窄，主要针对孤立性或少数转移灶引起的骨盆与髋
臼骨折。考虑到手术的高风险，只有为了治愈肾癌或甲状腺癌
这些慢生长性肿瘤患者，实施骨盆广泛切除术才是值得的。这
种超凡手术的适应证也将随着新药和新治疗手段的发展而随之
变化。

　　无论采用何种手术方案，为防止术后肿瘤迅速复发，都要根

据术前病理诊断和临床实际情况进行术后辅助治疗。符合条件的患者术后放疗野应包括整个手术区域，以减少切除或内固定手术引起的肿瘤扩散，同时可以考虑介入性化疗。来自 MSKCC 的系列研究病例中，符合放疗指征的患者占 78%，术后接受放射治疗的平均剂量为 2900±620cGy，共计 98% 的患者接受了术前或术后的放疗和化疗。55 例患者中 18 例术前不能行走的患者术后重获部分行走能力。随访 6 个月时，60% 的患者仍然在世，其中 76% 的患者疼痛继续缓解，58% 的患者可在社区内行走和活动。随访 12 个月和 24 个月时，存活患者的疼痛缓解和活动能力维持接近百分之百。55 例患者中 14 例出现了局部进展，5 例出现晚期固定失败，其中 4 例患者需要后续手术干预治疗。该组病例总体平均生存期为 21 个月。

五、手术重建原则与技术

MSKCC 的 MAC 分型系统有助于确定髋臼转移性病变并指导手术重建。无论髋臼转移性病灶有多复杂，要做到力学稳定且耐用的关节重建，还是要依赖丰富的骨科操作经验和假体重建技术来完成。

髋臼重建的方法和目标是绕过病灶缺损区域，获得固定髋臼假体的稳定平台，预防股骨头向盆腔突入，同时重构跨越骨盆和再建髋关节的传导力线。正如任何骨折或骨不连的治疗，假体的近端和远端都需要进行固定。假体近端固定的基础是髂嵴或骶髂关节，假体远端固定依靠髋臼周围骨质或坐骨。斯氏针或螺钉要跨过髋臼缺损区域，固定在远端和近端完整的骨质上，从而协助骨水泥支撑髋臼假体，重建整体结构。

可使用光滑或 14 英寸（0.635cm）带螺纹斯氏针或 6.5mm 空心螺钉来加固骨水泥。与相同直径带螺纹斯氏针相比，光滑斯氏针的功能性直径更大，强度上更占优势。而带螺纹斯氏针则可以牢固抓持骨骼和骨水泥，避免其在骨水泥假体架构内的滑动。斯氏针或螺钉可以按 Harrington 的建议经缺损逆行置入，也可按MSKCC 通常的做法（图 5-5），由髂嵴朝向缺损顺行置入，抓持在残留骨盆的正常骨质上。对于顺行性固定，斯氏针或螺钉由前方髂嵴置入朝向坐骨重建后柱，或由后方髂嵴置入朝向耻骨联合重建前柱。斯氏针或螺钉应广泛分布在臼顶缺损内以重建髋臼附近缺损，主要位于髋臼假体上方和内侧。缺损内至少置入 2 枚斯氏针或螺钉，以防止整个假体围绕单一固定点发生旋转。Tilman等发现将此技术改进为 3 枚斯氏针后效果更好。理论上讲，螺钉应沿髋臼内壁置入以提供坚强的内侧支撑，同时又不造成臼杯过度外移，引起假体位置改变。与单一大臼杯相比，防突入带翼髋臼假体固定效果更好。翼片可放置在前、后、上、下任何方向残留完整的髋臼边缘上。另外，带翼假体可外移髋关节中心，建立更符合解剖生理的髋关节位置，并重获良好的外展肌张力，有利于稳定髋关节。

Clayer 建议实施一种更简洁的术式，仅使用一种双翼髋臼重建环并用螺钉将其牢固置于髂骨和坐骨上，而不是切除肿瘤后用骨水泥斯氏针重建支撑。然而，目前尚不清楚单纯使用髋臼重建环的理想适应证。该方法的缺点是脱位率高（29 例中出现 4 例），髋臼后柱常出现缺损。

当股骨已经完成手术重建，如果髋臼病灶无症状或力学上并无大碍，此时对于是否应旷置髋臼病灶需要再次做术中判断。如果软骨下骨板无明显破坏，术中"拇指试验"有助于确定髋臼功能是否完好。进行"拇指试验"时，术者用伸直的拇指使劲按压髋臼关节软骨最薄弱的部位，或影像学上疑似存在病灶的部位，用于临床识别需要重建的髋臼薄弱区。如果通过直视和触摸感觉判断髋臼可以承受此般压力，那么其力学上应该是可靠的，这类患者可以采用双极长柄半髋关节置换术治疗股骨转移性病灶。

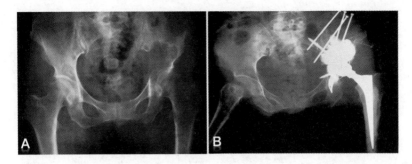

图 5-5　肝癌左髋臼骨转移（Harrington 分型 Ⅲ 型、MAC 分型 4b 型）行顺
顺行多枚长螺钉骨水泥加强骨水泥加强带翼臼杯全髋关节置换术

A. 术前骨盆前后位 X 线片提示左侧髋臼顶和内壁发生溶骨性骨转移病变；
B. 术后 X 线前后位片

引自 Kiatisevi P, Sukunthanak B, Pakpianpairoj C, et al.Functional outcome
and complications following reconstruction for Harrington class
Ⅱ and Ⅲ periacetabular metastasis［J］.World Journal
of Surgical Oncology, 2015, 13（1）:4.

六、微创技术

　　微创技术以组织创伤小、术中失血少、手术时间短，并且
术后可以立即进行放化疗为特点。手术风险高、不能耐受全身麻
醉、预期生存期短的患者可以选择微创技术。据统计，骨转移患
者放疗疼痛缓解率达 70%，而且 30% 的患者 1 个月内疼痛可以
得到完全缓解。然而，仍有部分患者产生放疗抵抗，放疗后疼痛
不能缓解。因此，对于放疗抵抗的骨盆转移瘤患者也可以选择微
创技术。也有研究者推荐放疗前进行微创手术以增强放疗效应，
弥补放疗需要反应时间和可能造成骨髓破坏的缺陷。目前运用于
骨盆转移瘤的微创技术主要包括术前介入栓塞术、骨水泥髋臼成
形术和消融术，也可以是几种微创技术的联合应用。

（一）栓塞术

术前栓塞术作为一种临床上常用的辅助性治疗，可以有效地降低骨转移瘤患者术中出血量，主要适用于富血供的溶骨性骨转移瘤患者，包括肾癌、甲状腺癌和多发性骨髓瘤，或伴有软组织肿块的病例。栓塞术也可以单纯运用于放疗抵抗性骨转移患者。Wirbel 等对 11 例骨盆转移瘤患者进行术前栓塞，对照组 10 例骨盆转移瘤患者不进行术前栓塞。发现术前栓塞组术中出血量明显比术前非栓塞组少（P=0.05），术前栓塞组的手术时间更短，但没有统计学意义。Pazionis 等对 118 例骨转移瘤患者进行病例对照研究（53 例患者进行栓塞，65 例患者不进行栓塞），患者原发肿瘤均来源于肾癌、甲状腺癌、多发性骨髓瘤和肝癌。研究发现，栓塞组的患者术中出血更少，手术时间更短，而阻断血管的程度、栓塞与手术之间的时间间隔与出血量无关；同时发现术前栓塞对患者肾功能没有影响。

（二）髋臼成形术

肿瘤内科系统治疗不能有效预防病理性骨折和改善髋关节的负重和活动能力。手术重建的并发症发生率相对较高，而且即使没有出现任何手术并发症，常规术后需要大约 3 周才能进行放疗和化疗，影响疾病的整体控制。各类经皮微创手术可以为生存期短且非手术治疗无效的患者提供一种有益的选择。传统上，经皮注射酒精至病灶部位可以缓解患者疼痛；而目前流行的经皮注射骨水泥至溶骨性病灶部位的髋臼成形术可以明显缓解疼痛，提高功能评分，且术后可以立即进行放疗、化疗（图 5-6）。Hartung 等运用经皮螺钉联合骨水泥强化技术治疗 12 例髋臼转移瘤患者，手术成功率 100%，11 例患者术后可以立即接受放疗或化疗，平均 MSTS 功能评分从术前的 20% 提高至术后的 44%，6 例术前不能行走患者中的 5 例术后重获行走功能。术后无感染等并发症发生。Kurup 等运用球囊骨水泥成形术联合冷冻消融技术治疗 7 例髋臼转移瘤患者，6 例 Harrington Ⅰ型、1 例 Harrington Ⅱ型。手术成功率 100%，术后平均随访 159 天，发生没有临床症状的骨水泥渗漏 2 例，骨折 1 例，局部进展 1 例。射频消融后球囊骨水泥髋臼成形术是预防髋臼病理性骨折的一种安全、有效的方法。髋臼成形术前射频消融理论上能够降低骨水泥渗漏的风险，增强骨水泥填充溶骨性缺损和固定骨折风险病灶的能力。

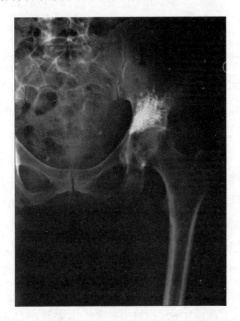

图 5-6　左髋臼臼顶溶骨性破坏行经皮髋臼成形术

（三）消融术

消融术是治疗骨盆转移瘤的一种安全和有效的方式，包括冷冻消融和射频消融。冷冻消融术是在 CT 的引导下定点冷冻消融肿瘤组织。Yamanaka 等对 13 例骨盆恶性肿瘤患者（12 例骨盆转移瘤）进行冷冻消融术，病灶完全反应者 3 例，病灶部分反应者 8 例，渗漏无反应者 2 例，术后疼痛缓解具有统计学意义（P=0.004）。Di Francesco 等比较长骨转移瘤患者接受手术联合射频消融（n=15）与手术联合放疗（n=15）的疗效，发现手术联合射频消融 12 周时疼痛缓解率更高（53% 和 20%，P=0.048）。射频消融的并发症发生率低，主要为热损伤、神经症状和水肿。患者术后需逐渐增加活动，运用环氧酶抑制剂可以预防水肿发生，迟发性神经症状可以用皮质类固醇治疗。

七、总结

恶性肿瘤患者出现骨盆部位的疼痛提示可能发生肿瘤骨盆转移。骨盆病灶可以不破坏髋关节，但影响负重轴，造成重力传导异常，髋臼上方病灶经常引起疼痛，也需要治疗。骨盆骨转移初期治疗包括应用麻醉镇痛药物进行的疼痛管理、保护性负重、放疗、抗肿瘤制剂及双膦酸盐类药物治疗。骨盆转移瘤的手术目的包括：明确诊断；切除肿瘤，重建骨盆，防止发生病理性骨折；缓解疼痛，提高患者生活质量。使用保髋或微创技术可能获得成功。多种辅助治疗例如病灶内刮除术结合冷冻消融术，可能扩展手术的无瘤切缘达软骨下骨面以控制疾病根治肿瘤。骨水泥能有效填充缺损并恢复力学强度以缓解疼痛。更小的病灶可以直接通过经皮冷冻消融术或 CT 引导射频消融术来处理。MSKCC 的 MAC 分型系统有助于确定髋臼转移性病变并指导手术重建，斯氏针或螺钉要跨过骨水泥填充的髋臼缺损区域并固定在远端和近端完整的骨质上，从而协助支撑髋臼假体，重建整体结构。

第六章

骶骨转移瘤的治疗

近年来癌症发病率逐年升高，恶性肿瘤常发生转移，骨骼是第三常见的转移部位，仅次于肺和肝脏。有 5% ～ 10% 的晚期肿瘤患者会出现骨转移，以肺癌、乳腺癌、前列腺癌、肾细胞癌较为常见。骶骨肿瘤占所有骨肿瘤的 1% ～ 4.3%。常见的骶骨肿瘤包括骶骨转移瘤、骨巨细胞瘤、脊索瘤等，其中以骶骨转移瘤最为常见。对于无骶骨肿瘤史和无原发肿瘤史的患者，诊断骶骨转移瘤是十分困难的，典型的影像学特征和明显的临床表现对于诊断非常有益。一旦骶骨转移瘤诊断明确，应当及时进行干预和治疗。骶骨转移瘤的治疗应当遵循多学科协作原则，包括放射治疗、外科手术和全身性肿瘤内科治疗如靶向治疗、内分泌治疗和化疗等。治疗目的以减轻症状，改善生活质量，延长生存期为主。

一、症状与体征

骶骨转移瘤早期症状并不明显，常常不容易引起患者本人的注意。这可能与宽大的骶管允许肿瘤早期无症状生长有关。骶骨周围结构复杂，重要的组织结构较多，血供丰富，临床症状与肿瘤的生长部位和大小有关。通常疼痛是最早出现的症状，可以为间歇性隐痛，也可为持续性疼痛，下腰部或臀部可有酸胀痛。疼痛可能与肿瘤生长牵拉骨膜、局部炎性刺激和机械性不稳定等有关，不同原因引起的疼痛在治疗上也不完全相同，疼痛可以通过视觉模拟评分量表进行量化。肿瘤病灶破坏骶骨骨质时，肿瘤组织可向骶骨前突入盆腔，或向后突向臀部。肿瘤较大时下腹部可扪及肿块，肛门指诊可感到直肠黏膜在肿瘤上滑动。臀部可扪及弹性肿块，有轻度压痛。如果肿瘤压迫或者直接浸润神经根还可出现腰部、会阴、下肢的放射痛，以及相应的神经功能障碍，如小便功能障碍等。转移瘤还可突入盆腔，直接压迫盆腔脏器，引起膀胱、肠道功能障碍。广泛的骨质溶解破坏可造成椎体、骶髂关节不稳，引起机械性疼痛和行走障碍。这些症状可以单独存在，也可以同时出现。

二、影像学检查

影像学检查是诊断骶骨转移瘤的重要依据，X 线平片、CT、MRI、核素骨扫描和 PET/CT 在骶骨转移瘤诊断上各有优势（图 6-1）。骶骨转移瘤按病变类型可以分为溶骨性、成骨性和混合性。溶骨性改变提示肿瘤侵袭性较强。乳腺癌、肺癌、肾癌、甲状腺癌、咽癌、黑色素瘤、肾上腺癌、子宫体癌，以及多发性骨髓瘤、白血病的骶骨转移或浸润病灶通常表现为溶骨性改变，乳腺癌和肺癌也可出现混合性改变。形态上通常表现为多灶性、小片状、巨块状、虫蚀样改变。

X 线平片价格低廉，能较好地显示骨的形态结构，通常是门诊首选，但其特异度和敏感度较低，X 线片仅能发现直径 1cm 以上的病灶和超过 50% 的骨盐丢失。高达 40% 的病变可能无法通过 X 线发现或呈现假阴性。研究发现骶骨转移瘤 X 线平片的准确率只有 17%，因此对于怀疑存在恶性肿瘤的患者应当进行进一步检查。CT 具有良好的空间分辨率，可以发现 2mm 左右的转移灶，通常较 X 线早 6 个月显示出病灶。对于骨转移瘤的敏感度约为 66%。CT 可以显示肿瘤内部的钙化情况，CT 三维重建可以

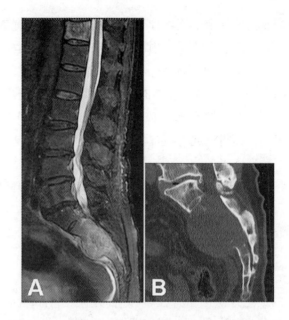

图 6-1 肺癌骶 2 椎体及骶骨转移瘤伴二便功能障碍

A.MRI T2WI 抑脂矢状位片显示骶 2 骶 3 椎体高信号肿物，向前突入盆腔，向后压迫椎管，腰椎管内马尾迂曲；B.CT 矢状位二维重建片显示骶 2 骶 3 椎体溶骨性病灶，破坏骶骨前后方骨质，形成膨胀性肿物

更直观地反映转移灶的部位、大小、累及情况，CT 还可以引导做病灶的穿刺活检。MRI 对于软组织有较高的分辨率，T1WI 和 T2WI 相结合可以帮助判断神经根、周围器官和软组织有无累及。Buhmann 等人发现在检测骨转移上 MRI 的诊断准确性（98.7%）明显优于 16/64 排螺旋 CT（88.8%），多层螺旋 CT 的敏感性（66.2%）低于 MRI（98.5%）（$P < 0.0001$），而特异性无明显差异（MDCT 99.3%，MRI 98.9%）。当临床强烈提示骨病变时，核素骨扫描可以作为一线检查予以考虑。示踪剂聚集在由病变引起的反应性新生骨形成处，聚集的量与血流量相关。尽管大部分转移灶表现为热结节，但部分侵袭性较强的转移瘤缺乏反应性新骨和低

血供则可表现为冷结节。核素骨显像扫描范围大，目前是诊断骨转移瘤的首选方法。单光子发射断层扫描（SPECT）是骨扫描中较先进的一种手段，它可以识别出部分 CT、MRI 无法发现的病灶，而且在肿瘤良恶性的判断上也具有重要价值。^{18}F 标记的脱氧葡萄糖正电子发射断层扫描（FDG-PET）可以监测到骨组织内癌细胞糖代谢的升高，使得它成为检查骨和骨髓转移的一个较为敏感的方法，敏感度高达 98%。一般来说，多发性骨病灶常提示转移瘤，骶骨单一病变常见于骶骨原发肿瘤，最终确诊依赖于病理诊断。

三、治疗

（一）常规放疗

传统的放射疗法用于脊柱转移瘤的治疗已有多年，虽然对于缓解疼痛有一定效果，但总体疗效并不理想（长期局部控制率为 30% ～ 50%）。常规放疗通常使用 30Gy×10 分次的放疗方案。这一剂量分割在保证一定疗效的前提下，患者能够良好耐受。也有使用单次 8Gy 放疗方案的。也有研究发现不同的放射组合在疼痛控制、神经恢复、患者生存率和耐受性方面没有大的差别。然而，接受单次 8Gy 放疗方案的患者 1 年后再治疗的风险却有所增加。因此，对于预期生存期较短的患者可以推荐单次 8Gy 的放疗方案，其他患者应该推荐总量 3Gy×10 分次的放疗方案。对于无严重神经功能障碍和机械性不稳定的放射敏感性肿瘤患者而言，放疗是骶骨转移瘤的首选治疗，可以有效地缓解疼痛，延缓和 / 或逆转神经功能障碍（图 6-2）。对放疗敏感的肿瘤包括前列腺癌、淋巴瘤、多发性骨髓瘤、白血病，70% 的乳腺癌对放疗也是敏感的。胃肠道肿瘤、肾细胞癌和黑色素瘤对放疗不敏感，而淋巴瘤、多发性骨髓瘤、白血病对化疗同样敏感（图 6-3）。近年来的研究证实，减压术（伴或不伴椎体重建术和固定术）后辅助放疗的疗效要明显优于单纯放疗。

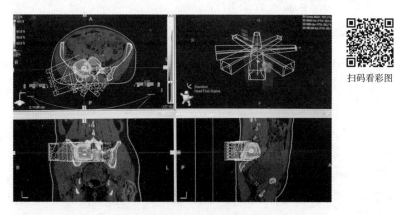

扫码看彩图

图 6-2　肺癌骶骨转移瘤行三维适形调强放疗

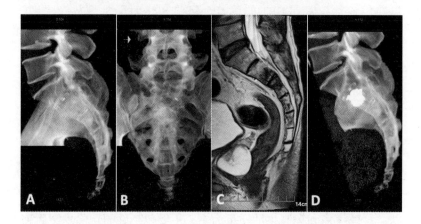

图 6-3　白血病腰 5 骶 1 椎白血病浸润伴腰 5 骶 1 节段椎管内占位右足瘫痪，化疗 1 周期后椎管内占位大部分消失右足瘫痪基本恢复

A. 腰骶骨 MRI T2WI 抑脂矢状位显示腰 5 骶 1 椎体高信号改变腰 5 骶 1 节段椎管内占位；B、C. 术前增强 MRI T2WI 横断位片提示椎管内右侧占位压迫马尾和神经根；D. 化疗后腰骶骨 MRI T2WI 矢状位显示腰骶骨信号不均匀，腰 5 骶 1 节段椎管内占位消退，马尾和神经根获得减压；E、F. 化疗后增强 MRI T2WI 横断位片提示腰 5 骶 1 节段椎管内占位消退，神经根获得减压

（二）立体定向放射治疗

近年来，迅速发展起来的立体定向放射治疗（stereotactic radiotherapy，SRT）是利用立体定向技术进行病变定位的，用小野集束单次大剂量照射靶区，实施手术式治疗的一种技术。可以为靶目标提供高强度的辐射能量，同时避免周围正常组织接受高剂量的辐射。在脊柱肿瘤中，可以在避免脊髓放射损伤的前提下，获得较高的肿瘤控制率。Hall 等进行的一项回顾性研究表明，对接受 SRT 治疗的 1388 例脊柱转移瘤患者（1775 节椎体）平均随访期 15 个月，79% 病灶疼痛明显缓解，90% 病灶获得局部控制，出现放射性脊髓病的患者小于 0.5%。治疗时间短，并发症少，可以在门诊治疗都是 SRT 的优点。目前 SRT 对于常规放疗失败、不适宜手术治疗、持续性疼痛的患者都具有很好的疗效。但是 SRT 不能缓解压缩性骨折引起的机械性疼痛，不能改善严重的神经功能障碍，不能解决广泛溶骨性病变导致的椎体不稳等问题。

（三）手术治疗

由于骶骨解剖结构较为复杂，骶骨转移瘤的外科手术也比较复杂，尤其周围丰富的血供和肿瘤异常增生的血管增加了手术的风险。目前骶骨转移瘤的外科治疗主要是姑息性的，以改善症状、缓解疼痛和提高生活质量为主，主要包括肿瘤切除术、后路减压术内固定、骶骨成形术。通常对于预期生存期较短（< 6 个月）的患者，不提倡激进的手术治疗。手术的选择应当综合考虑患者的全身状况，病灶的解剖特点、范围、数量，转移瘤的病理类型，患者的意愿和术者的经验及技术水平等。术前要对患者的全身状况进行充分评估，同时结合原发肿瘤的性质、转移灶的数量、骶骨病变的范围及内脏转移的情况进行综合评定。骶骨转移瘤外科手术的适应证包括以下几种：①肿瘤累及腰骶骨导致腰骶

或骶髂关节不稳定；②进行性神经功能障碍且对肿瘤内科系统治疗无效；③放疗无法缓解的持续性疼痛。

骶骨转移瘤手术入路包括单纯前方入路、单纯后方入路、前后方联合入路。前方入路适用于 S3 以上的高位骶骨病灶，且病灶突向骶骨前方；后方入路适用于低位局限性病灶或肿瘤突向骶后生长的病灶；前后方联合入路适用于累及骶骨前后方的病灶，该路径可以广泛剥离病灶。前入路可以实行腹主动脉断流，髂内动脉、骶中动脉结扎，有利于肿瘤的完全切除，但该手术创伤较大，并发症多，临床较少使用。以往使用后路手术的同时常规辅以前入路进行血管断流或髂内动脉结扎，现在该方法已被血管栓塞术取代。目前最为常用的是单纯后方入路。根据骶骨切除范围的不同可以分为骶骨部分切除、骶骨大部切除、骶骨次全切除及骶骨全切除。常见的手术并发症有大出血，感染，神经功能障碍，膀胱、肛门功能失调，脊柱、骨盆不稳，脑脊液漏，性功能障碍等。

骶骨转移瘤常伴有骶骨破坏，下腰椎、骶髂关节不稳等，可降低骨盆的稳定性。骶骨成形术（图6-4）是在透视下直接向骶骨内注入骨水泥，可以增强骶骨的稳定性，同时骨水泥反应释放的热量损毁了骶骨内痛觉神经纤维，联合止痛效果比较确切。后凸成形术适用于骶骨塌陷的转移瘤，在透视下经椎弓根置入球囊，球囊膨胀后纠正骶骨后凸畸形，球囊缓慢泄气拔出后，再逐渐注入骨水泥。这一技术同样可以增强骶骨机械稳定性，缓解疼痛。由于椎体后凸成形术创造出一个空腔，骨水泥可以在低阻力情况下注入，降低了骨水泥向骶孔和骶管渗漏的风险。Moussazadeh 等人进行的一项回顾性研究表明，骶骨成形术后 80%（20/25）的患者疼痛明显缓解，术前、术后 VAS 得分分别为 8.8 和 4.7（$P < 0.01$），13 例术前步行功能受损患者中的 9 例症状获得明显改善。

整体上，骶骨转移瘤的治疗是复杂的，应当针对每个患者制定个体化治疗方案。手术入路和手术方式的选择应当根据肿瘤的大小、性质、生长方向和累及部位进行选择。

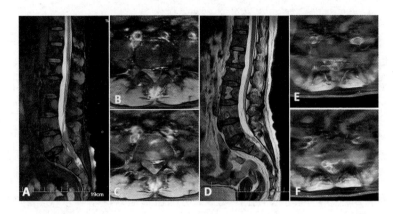

图 6-4　肺癌骶 2 椎体转移行骶骨成形术

A、B. 术前骶尾椎 CT 矢状位及冠状位二维重建片显示骶 2 椎体病变，骨密度不均匀，椎体前后壁皮质变薄；C. 术前骶尾椎 MRI T2WI 矢状位提示骶 2 椎体信号不均匀，椎体后壁皮质变薄；D. 术后骶尾椎 CT 矢状位片

四、总结

　　骶骨转移瘤早期症状不明显，难以引起患者重视。治疗上目前主要包括放射治疗、手术治疗和全身系统治疗，以缓解疼痛和延迟或改善神经功能为目的。对于高血运肿瘤，血管栓塞术可以单独使用，也可以术前辅助治疗用于减少术中出血；对于无神经功能障碍和脊柱不稳的放疗敏感性骶骨转移瘤，放射治疗可以有效地缓解疼痛；进行性神经功能障碍和脊柱或骶髂关节不稳的患者应当尽早选择外科治疗。外科手术以肿瘤切除术、后路减压内固定、骶骨成形术为主。越来越先进的内固定和骨盆重建术的出现，会给骶骨转移瘤手术治疗带来新的思路。但无论是哪一种治疗方法都不可能适用于所有患者，医生应当严格掌握各种治疗手段的适应证和禁忌证，帮助患者制定最优的治疗方案。

第七章

脊柱转移瘤的外科手术治疗

骨骼是转移瘤的第三大好发部位，仅次于肺和肝脏。最易发生骨转移的原发肿瘤有乳腺癌、前列腺癌、肺癌。这些肿瘤不但有明显的骨转移倾向，而且发病率高。骨转移中以脊柱转移最为常见，尸检中30%～70%的癌症患者存在脊柱转移。癌症患者生存期不断延长的同时，脊柱转移瘤的发生率也不断升高。脊柱转移瘤70%发生在胸段，20%发生在腰段，10%发生在颈段。椎体是脊柱转移瘤最常受累的部位（60%～70%），通常是紧靠脊髓的椎体后部最先受累，其次是椎弓根和椎板。

脊柱转移瘤患者有80%发生轴向和神经根疼痛，35%～65%出现脊髓或马尾受压的运动功能障碍。由于癌症转移往往预示着生存期较短，缓解疼痛和维持行走能力则是脊柱转移瘤患者主要的治疗目标。脊柱转移瘤患者最优治疗效果的取得离不开肿瘤内科、骨科、放疗科、肿瘤介入科等多学科的共同参与。外科手术治疗在脊柱转移瘤的综合治疗中有着不可替代的作用，近年来外科技术的进步为脊柱转移瘤的多模式治疗提供了更多有益的选择和组合。

一、手术治疗前评估

（一）症状和体征

疼痛是脊柱转移瘤患者最常见的症状，发生率达80%。这一症状可以分为3种类型：①疼痛固定、局限在受累水平，脊柱棘突触诊时疼痛加重。机制为局部炎症反应、骨膜牵拉、硬膜外静脉丛曲张。②神经根痛。机制为肿瘤组织侵入受累水平椎间孔压迫神经根。③机械性和劳累性疼痛。机制为脊柱不稳定。疼痛的性质和机制决定了对其治疗需采用不同方案。疼痛可以通过视觉模拟评分量表（VAS）进行量化。

脊髓功能障碍是第二大常见并发症，发生率为35%～65%。这一严重并发症必须尽早发现、及时治疗，才能获得较好的转归。患者运动和感觉功能障碍可以用美国脊柱损伤协会（ASIS）量表量化，而Frankel评分具有简单、可重复性的优点。主要预后因素是患者治疗前步行功能，如果患者治疗前已不能行走，治疗后神经功能康复的可能性较小。直肠和膀胱括约肌也常被侵犯，括约肌功能的丧失往往是不可逆的。神经功能损伤进展迅速时，应采取快速有效的治疗。术前患者的一般情况和合并症也必须被考虑，一般状况可以通过行为状态评分（卡氏、KPS、百分法）来进行评估，可以帮助鉴别哪些患者不适合采取较为激进的手术治疗。

（二）脊柱影像学表现

当怀疑存在脊柱转移瘤时，应当首先行脊柱X线平片检查。X线平片敏感性较低，只有超过40%的骨质破坏时病灶才容易被发现。尽管CT检查敏感性也只有66%，但其仍然是治疗前的必要检查。CT扫描可以发现2mm左右的脊柱转移灶，还可帮助监测椎体尤其是后壁骨质的完整性。CT矢状面和冠状面重建有利于术前评估病理性骨折的程度。MRI 可以在出现骨质破坏前显示肿瘤导致的骨髓病理学改变，其敏感性达 98%。MRI 在区分硬脊膜外间隙、脊髓、软脊膜上病变时优势更加明显。由于脊柱的多节段转移是一项重要的预后因素，因此 MRI 可有效用于全脊柱监测和患者预后的评估。

（三）术前评分与决策流程

目前，预测脊柱转移瘤生存期的现有评分系统包括原始/修订的 Tokuhashi 评分系统、Tomita 评分系统、Bauer 评分系统、Linden 评分系统、Bartels 评分系统、Rades 评分系统、Bollen 评分系统、Katagiri 评分系统、Mizumoto 评分系统、Dutch 评分系统、OSRI 和 RRRP 及 Lei 和 Liu 评分系统等。其中以 2005 年修订的 Tokuhashi 评分系统和 2001 年的 Tomita 评分系统使用最为广泛。1989 年，Tokuhashi 等首次运用预测模型评估脊柱转移瘤预后，提出脊柱转移瘤术后生存期评分系统，共纳入 6 个参数：一般状况（使用 KPS 评分来评价）、脊柱转移瘤数量、内脏器官的转移、脊柱外骨转移瘤数量、原发肿瘤部位和脊髓损伤的严重程度。每个参数 0～2 分，总分 12 分。9 分以上提示预后良好，< 5 分提示预后不佳。2005 年，Tokuhashi 将原发病灶部位的权重由原来的 0～2 分提高至 0～5 分，修订后的 Tokuhashi 评分总分 15 分。总分 0～8 分，预计生存期< 6 个月；总分 9～11 分，预计生存期≥ 6 个月；总分≥ 12 分，预计生存期≥ 12 个月。Tomita 等（2001 年）发明了一种较为简便的评分系统，包括 3 个参数：原发肿瘤位置、是否有内脏转移、骨转移数量。然而，与 Tokuhashi 评分系统相反，此系统分数越低，提示预后越好。

转移性硬膜外脊髓压迫（epidural spinal cord compression，ESCC）分级量表是 2010 年由 Bilsky 等人提出的一种采用核磁共振 T2 加权横断位像来评价脊髓硬膜外肿瘤压迫程度的评估方法，目前已得到美国脊柱肿瘤研究学组（Spine Oncology Studygroup，

SOSG）的验证并被广泛应用于临床研究。ESCC 量表由 6 个等级组成（图 7-1）。0 级：肿瘤仅局限于骨。1 级：肿瘤侵犯硬膜外腔但无脊髓变形，进一步分为 3 型。1a 型：侵犯硬脊膜，但硬膜囊无变形。1b 型：硬膜囊变形，但未触及脊髓。1c 型：硬膜囊变形且接触脊髓，但脊髓未受压。2 级：脊髓受压但脑脊液可见。3 级：脊髓受压且脑脊液不可见。对于实体性恶性肿瘤转移引起的脊髓压迫，早期进行减压内固定手术并配合术后放疗的治疗效果优于单纯放疗。减压内固定术后配合放疗是高级别（2 或 3 级）MESCC 的最佳治疗方案。除非存在严重脊柱结构不稳，对于没有严重脊髓病变或功能性神经根病变且 MESCC 级别低（1c 级或以下）的患者，手术并非必需。

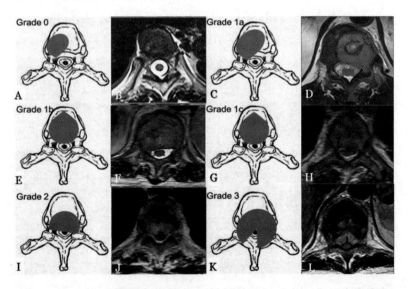

图 7-1　脊柱转移瘤硬膜外脊髓压迫评分系统（A、C、E、G、I、K 为示意图，B、D、F、H、J、L 为 MRI T2WI 横断面表现）

A、B.0 级，病变局限在椎体内；C、D. 1a 级，硬膜外受侵犯，但硬膜囊无变形；E、F.1b 级，硬膜囊变形，但与脊髓无接触；G、H.1c 级，硬膜囊变形同时与脊髓接触，但脊髓无明显受压；I、J.2 级，脊髓受压，但脊髓周围仍可见部分脑脊液；K、L.3 级，脊髓受压，同时脊髓周围的脑脊液完全消失。

2010 年，两个系统性研究和美国脊柱肿瘤研究协会的专家共识被整合在一起，确定了脊柱肿瘤不稳定评分（Spine Instability Neoplastic Score，SINS）（表 7-1）。这个分类评分系统是根据 5 个影像学特征和 1 个临床表现来评估脊柱转移瘤的脊柱不稳定性：包括肿瘤的位置、疼痛、骨破坏类型、脊柱力线、椎体塌陷程度、脊柱后外侧受累情况。6 项评估得分总和在 0～6 分表示稳定，7～12 分表示潜在性不稳定，13～18 分表示不稳定。此外，按外科转诊状态可分为两种类型：稳定（0～6 分），潜在不稳定或不稳定（7～18 分），SINS 评分大于或等于 7 分的患者建议行外科会诊，其中 7～12 分可能需要做骨水泥强化手术，13～18 分则可能需要做稳定脊柱的内固定手术。然而，SINS 评分并不能用于全脊柱转移瘤的评分，在多发脊柱转移性病变时，SINS 的评分不能相加，每一处病变应当单独评分。对 SINS 评分的可靠性和有效性分别进行检验性研究发现，SINS 系统是评估脊柱转移瘤不稳定性的可靠工具，SINS 评分对确定脊柱不稳或潜在不稳是可行的。该分类的观察者之间（interobserver）及同一观察者的可信度（intro observer reliability，不同时间）接近完美。

表 7-1　脊柱肿瘤不稳定评分（SINS）

分项	评分
位置	
交界区（枕骨～C2，C7～T2，T11～L1，L5～S1）	3
移动椎（C3～C6，L2～L4）	2
半固定（T3～T10）	1
固定（S2～S5）	0
疼痛（卧位疼痛减轻和/或疼痛随着活动/负荷加重）	
有	3
偶尔，但非机械性	1
无	0

分项	评分
骨破坏	
溶骨性	2
混合性	1
成骨性	0
脊柱影像学力线	
半脱位 / 存在移位	4
后凸、侧弯	2
正常	0
椎体塌陷	
≥ 50%	3
< 50%	2
椎体受累 50% 以上，但无塌陷	1
无	0
脊柱后外侧受累（小关节、椎弓根或肋椎关节骨折或肿瘤占位）	
双侧	3
单侧	1
无	0

引自 Fisher CG, DiPaola CP, Ryken TC, et al.A Novel Classification System for Spinal Instability in Neoplastic Disease: An Evidence-Based Approach and Expert Consensus From the Spine Oncology Study Group［J］. Spine （Phila Pa 1976）, 2010, 35（22）: E1217-E1229.

2013 年和 2011 年分别被提出的 NOMS 与 LMNOP 是脊柱转移瘤目前最常用的两个治疗决策流程（表 7-2）。NOMS 治疗决策流程包括对神经功能、肿瘤性质、力学稳定性和全身情况四个参数的评估。LMNOP 治疗决策流程则包括评估病变部位、力学稳定性、神经功能、肿瘤性质、患者健康状况五个参数。这两个流程框架图都整合了硬膜外脊髓压迫神经功能损害和脊柱不稳两个最重要因素，并可分别使用已得到验证的脊柱不稳肿瘤评分

（SINS）系统（表 7–1）和硬膜外脊髓压迫（ESCC）分级系统（图 7–1）来进行评估。

表 7–2　常用的脊柱转移瘤治疗决策流程框架

系统	组成部分	描述
NOMS 流程	神经功能	• 检查时如发现神经功能障碍需确定神经受累严重程度和压迫及神经损害时间的长短 • ESCC 分级 /MRI 或 CT 脊髓造影显示脊髓压迫 • ESCC 3 级需手术减压；如果肿瘤对放疗敏感或有条件使用 SBRT，ESCC 2 级可采用放疗
	肿瘤性质	• 原发肿瘤组织学类型和肿瘤对放疗、化疗和靶向治疗的敏感性 • 如果使用 SBRT 或其他立体定向放疗，则不需要考虑肿瘤的放疗敏感性
	力学稳定性	• 是否存在受累椎体潜在的力学不稳定 / 脊椎完整性丧失的证据 • 脊柱转移瘤累及单个节段还是多个连续节段 • SINS 评分可用于指导内固定和 / 或经皮骨水泥强化的选择 • 对于准备内固定手术治疗的患者，需要考虑骨质问题 • 手术减压（如有指征）是否会导致医源性不稳定
	全身情况	• 转移性肿瘤的扩散程度，是否为孤立性脊柱转移瘤 • 患者的一般健康状况如何，是否过于虚弱而无法耐受手术

续表

系统	组成部分		描述
LMNOP 系统	病变部位	转移程度	• 病变椎体受累的形态学结构,是否存在椎体前部和/或后部受累
		受累节段	• 孤立性或多发性椎体转移病灶
	力学稳定性		• 根据 SINS 评分,分为"稳定""潜在不稳定"或"不稳定"
	神经功能		• 是否存在转移性硬膜外脊髓压迫
	患者健康状况	肿瘤性质	• 原发肿瘤的放疗敏感性 • 分为"高度敏感""敏感"或"不敏感"
		健康状况	• 患者的健康状况是否可以耐受手术? • 重点评估患者的不良状况和并发症的严重程度
		预后	• 从外科接诊开始,预测患者的预期生存时间 • 整合目前的预后评分系统,如 NESMS 或 SORG 评分系统
		既往治疗	• 既往全身治疗失败(例如:化疗、免疫治疗) • 既往有脊髓或其他解剖学区域的放疗

注:ESCC 为硬膜外脊髓压迫;NESMS 为新英格兰脊柱转移肿瘤评分;SINS 为脊柱不稳肿瘤评分

二、手术治疗

(一)整块切除手术

广泛性或根治性的肿瘤组织整块切除手术理论上可以延长患者的生存期。从肿瘤学外科切除边界的角度讲,脊柱转移瘤的整块切除手术仍有其适应证。在一些孤立性脊柱转移瘤且原发肿瘤为惰性的病例中,患者的预后可通过肿瘤组织的整块切除获得明显改善。Tokuhashi 评分试图将评分高于 12 分的患者筛选为合适人选。然而,现实的情况是脊柱转移瘤的整块切除手术是公认的高难度、高风险手术，即使是脊柱外科和骨肿瘤科专科医生，开展此类手术的专业技能和手术经验通常也储备不足；脊柱转移瘤治疗也常常是从多学科协作模型中考虑并处置，目前流行的结合术后立体定向放疗的分离手术可以明显降低手术的风险和并发症，并且可取得同样高的局部控制率。因此，接受脊柱转移瘤整块切除手术的候选病例必须进行严格恰当的选择。理想的候选者应为预期生存期长的年轻患者，脊柱转移为孤立性且原发肿瘤已被控制得很好。研究证实，在严格手术适应证控制的情况下，接受整块手术切除的脊柱转移瘤患者生存率优于其他治疗方法。但最近一项研究指出，脊柱转移瘤切除手术的术后并发症发生率较高。

脊柱肿瘤的整块切除技术主要有 4 种：椎体整块切除术、矢状位整块切除术、后方附件整块切除术和全脊椎整块切除术。局限于椎体中央部分的肿瘤，可选择椎体部分或全部整块切除术。位于椎弓根、横突和偏椎体一侧的肿瘤，可通过经后方结构及椎体的矢状位截骨达到整块切除。位于后方附件的肿瘤，可通过切断双侧椎弓根达到后方附件的整块切除。全脊椎整块（enbloc）切除术手术入路的选择则取决于脊柱肿瘤的大小及侵犯节段的部位，分为单纯后方入路和前后方联合入路两种。全脊椎整块切除术在技术上要求更高，术后并发症高，但其局部复发率更低且生存率更高。术前选择性肿瘤动脉栓塞对于原发为肾癌的富血供脊柱转移瘤十分有帮助，可以明显减少术中出血，降低手术风险，否则在探及这些血供丰富肿瘤包膜时出血会非常严重。WBB 分期系统在确定整块切除手术的可行性及手术方式上十分有用。

（二）姑息性减压手术

事实上，脊柱转移瘤的手术绝大多数是姑息性手术。手术的主要指征是进行性神经功能损害、常规治疗无效的难治性疼痛及脊柱不稳定。单纯后路椎板切除术曾是硬膜外脊髓压迫症状患者的标准术式。这一术式的主要目的是缓解脊髓压迫以逆转神经功能损害。然而，70%脊柱转移瘤的压迫来自椎体的后方，因此除了极少数转移到后部椎弓的转移瘤外，不结合后外侧入路及稳定手术的单纯椎板切除减压术疗效并不理想，甚至会引起医源性不稳定。由于这种单纯的间接减压术与单独放疗相比并无明显益处，因此单纯使用该术式治疗脊柱转移瘤硬膜外脊髓压迫已不再流行。

目前，外科手术技术的进步及新型脊柱手术器械的出现已能为脊柱转移瘤患者提供更加有效的手术解决方案。脊柱转移瘤的减压和稳定手术可以通过前路、后路或前后联合入路进行，甚至单纯的经椎弓根后外侧入路手术即可达到广泛环形减压和重建的效果。椎体后方可以获得理想的暴露，并完成脊髓前方的减压，脊柱前柱可以采用骨水泥或钛网进行重建。前方入路是到达胸段或腰段椎体的最直接路径，而这两段也是脊柱转移瘤最常发生的部位。因而，理论上前方入路能够方便外科医生对脊髓前方进行更广泛的减压，并能通过安置内固定装置使病椎获得稳定。脊柱转移瘤前路的经胸腔手术入路虽也能取得良好的效果，但经胸腔手术入路会使患者暴露于高麻醉剂量风险之中，且术后有发生胸部并发症的风险。对一些主要椎体转移且已造成严重不稳定或椎体后凸畸形的病例，有学者提倡有必要进行前后联合入路手术。

目前，脊柱转移瘤患者常采用经椎弓根或肋骨横突切除的单纯后外侧入路行肿瘤切除椎管环形减压内固定术并配合术后放疗，以达到脊髓减压、脊柱稳定和肿瘤局部控制的目的。为了避免放疗引起的手术切口不愈合，放疗常常在术后2～4周进行，此期间患者病情可能进展恶化，从而可能延误术后放疗。后路减压手术结合术中 ^{131}I 或 ^{125}I 放射性粒子植入术属于放射治疗中的内放疗，研究证实减压内固定手术结合放射性粒子植入可以降低肿瘤负荷，同时控制肿瘤进展，既能直接通过手术解除脊髓压迫，又能避免减压术后再需一段时间外放疗的不足，适用于能耐受手术且术后急需接受肿瘤内科全身治疗的患者，临床上值得进一步试验推广。脊柱转移瘤理想的术式目前并没有统一。然而，不管运用何种手术入路，手术的目的是使患者的脊髓获得更好的减压及加强脊柱的稳定性。目前的手术技术已经极大地改善了脊柱转移瘤硬膜外脊髓压迫症患者术后的神经功能状态。一项对 238 例减压手术后结合放疗和 1137 例单纯放疗的 MESCC 患者 meta 分析研究发现，手术后结合放疗组治疗后患者行走能力的改善率明显优于单纯放疗组（RR 1.43；95% CI 1.14 ~ 1.78），恶化率明显低于单纯放疗组（RR 0.35；95% CI 0.19 ~ 0.63），6 个月和 12 个月的生存率显著高于单纯放疗组（RR 1.21；95% CI 1.09 ~ 1.33）（RR1.32；95% CI1.12 ~ 1.56）。因此认为，手术后结合放疗的脊柱转移瘤硬膜外脊髓压迫症患者恢复行走能力的概率更大，且生存时间也会更长（图 7-2）。

目前虽然许多研究者支持上述类似观点，但也有学者对脊柱转移瘤姑息性减压手术治疗的益处存在一定的质疑和争论。批评者不但强调手术治疗方式较为激进，并发症发生率较高，而且容易偏执地夸大肿瘤内科对脊柱转移瘤的治疗效果。笔者认为，即使对于放化疗敏感的脊柱转移瘤硬膜外脊髓压迫患者，一旦发生迅速进展的神经损害和 / 或合并脊柱不稳定，早期姑息性减压手术可以实现迅速直接减压和稳定，从而获得最佳的临床效果。脊柱转移瘤姑息性手术并发症的发生和种类一方面取决于患者的整体状况与术前合并症，另一方面取决于手术方式的选择及手术团队的职业素养和能力。因此，每一例脊柱转移瘤患者在接受手术前都必须进行仔细评估（包括对术者能力、麻醉和监护水平的评估），力争将手术风险降至最小，将患者受益升至最大。在脊柱转移瘤手术的所有并发症中，最常发生的是切口不愈合与感染，发生率高达 11%～20%。切口感染相关因素包括术前严重的神经功能减退、尿失禁、肥胖、术前放化疗、营养不良、皮质激素的使用，以及术中的脑脊液漏、术中操作和缝合技术不佳等因素。由于脊柱转移瘤姑息性减压手术通常要求在短期内甚至急诊进行，因此术前对于这些影响因素很难全面获得改善和控制。脊柱转移瘤患者切口感染等并发症会严重影响患者的生活质量，同时也会延迟术后辅助放疗和全身内科治疗开始的时间，甚至对患者的生存期产生负面影响，必须引起术者和麻醉团队的高度重视。

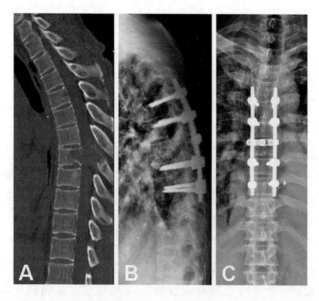

图 7-2　肺癌胸 8 椎体转移瘤伴硬膜外脊髓压迫症行后路肿瘤部分切除椎管环形减压内固定结合放射性粒子植入术

A. 术前 CT 矢状位重建片显示胸 8 椎体溶骨性破坏，椎体后壁不完整；B、C. 术后 X 线前后位和侧位片

（三）微创技术

1. 微创技术的优势

脊柱转移瘤患者的进行性神经功能损害、疼痛、椎体不稳定往往需要外科手术治疗。传统的脊柱后路手术被认为会造成椎旁肌肉和软组织的广泛损伤，引起医源性肌肉去神经支配、肌内压力升高、局部缺血、感染、术后疼痛。同时传统脊柱转移瘤手术的并发症较高，手术并发症的发生不但会延长患者卧床时间，影响患者生活质量，而且会延误辅助治疗，甚至缩短生存期。而微创技术在获得相同手术疗效的前提下不仅减少了出血和周围组织的损伤、降低了术后疼痛、缩短了康复和住院时间，而且能大大降低术后并发症的发生率。微创技术的另一优点是不延误辅助治疗，由于微创手术无死腔、组织坏死及切口感染、不愈合的风险，术后辅助放疗及肿瘤内科全身治疗可很快进行。微创技术可以在脊柱转移瘤的多模式治疗中联合或单独应用，且越来越得到医生（尤其是肿瘤内科医生）和患者的认可。

2. 脊柱内窥镜手术

开胸手术常伴有较多的并发症，如肺炎、肺不张、肺栓塞、气胸等。为了减少开胸手术路径引起的皮肤、肌肉、肋骨的损伤，内窥镜技术正逐渐被运用于胸椎转移瘤的外科治疗（图7-3）。患者取侧卧位，从第7肋间穿刺，使用对侧肺通气，同侧肺组织萎陷并下降至前内侧以暴露胸椎，通过胸壁外侧的小切口（3个或4个）置入器械和内窥镜。目前包括椎体肿瘤切除和椎体侧前方固定等所有操作均可以通过内窥镜技术完成。在过去的20年里，已经有许多研究报道了该技术在降低开胸并发症上的优势。然而，这一技术对手术者的操作技巧有着较高的要求，学习曲线较为陡峭（意味着短期内很难精通）。

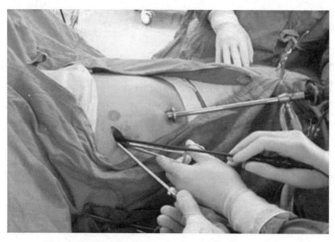

图 7-3　肺癌胸椎转移瘤经胸腔镜前路肿瘤切除术

3. 微创通道辅助后路减压术

脊柱转移瘤的姑息性减压手术通常选择后路（后外侧路径）减压内固定术。然而，许多患者并不适合开放手术。微创通道辅助后路减压最先被运用于腰椎退行性疾病，同样也被运用于脊柱转移瘤的治疗（图 7-4），并获得良好的疗效。术中在透视下缓慢置入一个扩张器，并在椎体前部放置一个 24mm 的工作通道，如果有疼痛和神经根综合征，神经根减压可以很好地缓解这些症状，如果有必要还可以进行脊髓减压。显微镜下钻孔可以进行经椎弓根切除，然而这一操作并不是为了切除全部的肿瘤组织，而是为了在脊髓周围形成一个数毫米的减压区，达到部分减瘤和彻底减压的目的，来促进神经功能的恢复。Zairi F 等对 10 例不适合标准减压术的脊柱转移瘤患者进行微创通道辅助减压，术后 8 例患者 Frankel 评分至少提高了一级，2 例术前不能行走的患者术后可以独立行走，无一例患者神经功能恶化，患者的神经根痛也得到了缓解。这一治疗有利于在术后第 10 天开始早期运用辅助治疗。由于脊髓周围安全间隙较小，患者应行术后放疗以防止肿瘤进展导致神经压迫症状的复发。

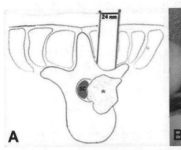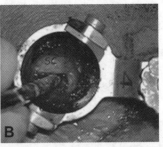

图 7-4　肺癌脊柱转移瘤微创通道辅助后路减压术

A. 手术示意图；B. 术中

4. 经皮椎弓根螺钉固定术

椎体的稳定性是脊柱支撑身体、保护脊髓的重要保证。椎体承担了相应节段 80% 以上的纵向负荷。骨转移最常累及椎体，导致脊柱承重结构的破坏，影响脊柱的稳定性。脊柱不稳定可以引起机械性疼痛，进而出现神经功能障碍、畸形，这些均会严重影响患者的生活质量。即使在无症状的脊柱转移瘤患者中也应考虑到脊柱潜在不稳定的存在。因此，脊柱不稳定应当及时发现和治疗，以防止出现严重并发症。脊柱肿瘤学会（SOSG）制定了脊柱肿瘤不稳定评分（SNIS）标准用以评估脊柱转移瘤引起的脊柱不稳定，多项研究证实了这一评分标准的有效性和可靠性。SNIS 从 0～18 分，得分高于 7 分提示潜在不稳定，得分高于 13 分提示不稳定。

脊柱不稳定的理想治疗模式是通过脊柱前路、后路或前后联合入路完成固定融合术。然而，如前所述，这些操作的主要缺点是与路径及开放手术相关的并发症。经皮椎弓根螺钉固定术是脊柱转移瘤患者一种很有价值的治疗选择，因为预期生存期较短的肿瘤患者不需要椎体融合。单纯的脊柱固定术即可稳定脊柱、缓解疼痛，提高患者的生活质量。经皮椎弓根螺钉固定技术（图 7-5）首先在脊柱创伤疾病上普及使用，目前其适应证已经扩展到脊柱转移瘤所致的脊柱不稳定。从生物力学的角度考虑，经皮长节段椎弓根螺钉内固定可以将应力分散到更多脊椎，因为更加安全可靠。随着计算机导航技术的发展，椎弓根螺钉的植入会更加安全准确。

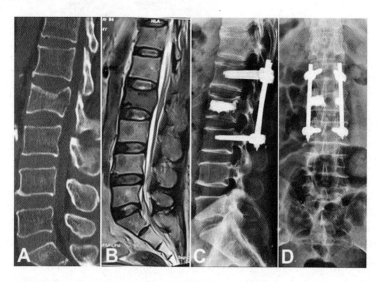

图 7-5　肺癌腰 2 椎体转移性病理性骨折 SINS 评分 9 分行经皮腰 2 椎体成形术结合短节段经皮椎弓根螺钉内固定术

A. 术前 CT 矢状位重建显示腰 2 椎体塌陷；B. 术前 MRI T2WI 抑脂矢状位片显示腰 2 椎体病理性骨折，相应节段硬膜囊无明显压迫；C、D. 术后 X 线侧位片和前后片

5. 经皮椎体成形 / 椎体后凸成形术

经皮椎体成形术和椎体后凸成形术都是向受累椎体内注射聚甲基丙烯酸甲酯骨水泥（PMMA），可以增强椎体稳定性，治疗和预防椎体病理性压缩骨折，统称为经皮椎体增强术。同时骨水泥反应释放的热量损毁了椎体内痛觉神经纤维，因此具有即刻的

稳定和止痛效果。椎体成形术是在透视下直接向椎体内注入骨水泥（图 7-6），而椎体后凸成形术需要首先在透视下经椎弓根置入球囊，球囊膨胀后纠正椎体塌陷和后凸畸形，球囊缓慢泄气拔出后，再逐渐注入骨水泥，因此更适用于椎体塌陷的压缩性骨折患者。两种技术都可以增强椎体的机械稳定性，即刻缓解疼痛。此外，由于椎体后凸成形术首先通过球囊创造了一个空腔，骨水泥可以在低阻力情况下注入，理论上降低了骨水泥渗漏的风险。椎体转移瘤溶骨性改变合并严重疼痛及椎体转移瘤病理性骨折是经皮椎体增强术的最佳适应证。椎体皮质不完整尤其是后壁皮质不完整是该术式的相对禁忌证，骨水泥渗漏可造成脊髓神经的机械性压迫。

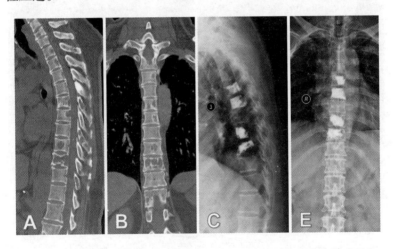

图 7-6　乳腺癌胸椎多发转移瘤行胸 6 胸 7 胸 9 胸 10 经皮椎体成形术

A、B. 术前 CT 矢状位及冠状位重建片显示胸椎多发性溶骨性骨破坏，胸 10 椎体病理性骨折；C、D. 术后 X 线正侧位片

　　针对脊柱转移瘤而言，目前文献似乎更支持采用球囊的后凸成形术，这是因为球囊后凸成形术并发症较低，并能更好地恢复椎体高度。事实上，两种手术方式的区别越来越与术者的技术及

骨水泥的质量相关。然而需要强调的是，椎体病理性骨折骨水泥增强治疗的首要目标是即刻稳定和止痛，并非恢复椎体高度。因此，能够简单迅速地将骨水泥注入椎体内溶骨性破坏病灶对于保证手术获得理想效果最为重要，同时使用高黏度的骨水泥能明显降低渗漏率。无论是哪种椎体增强技术，病理活检必须按要求进行。椎体增强技术可以与射频消融术（图7-7）相结合，椎体增强技术结合分子靶向治疗和/或放疗已被证明是一种脊柱转移瘤中低级别硬膜外脊髓压迫的有效治疗模式。

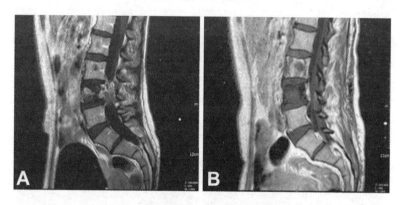

图 7-7 乳腺癌腰 4 椎体转移瘤行射频消融术

A. 术前 MRI T1WI 矢状位片显示腰 4 椎体病理性骨折椎体信号不均匀；
B. 术后 MRI T1WI 矢状位片显示腰 4 椎体信号均匀变黑

三、放疗

（一）常规放疗

许多研究已经明确证实了放疗在肿瘤局部控制及神经功能恢复方面的作用。放疗单独使用或是与手术结合使用可以达到长期控制脊柱转移瘤的目的。手术后需要 2～3 周软组织才能修复，如果使用微创技术，可降低常规手术对放疗延迟的影响。

　　目前，脊柱转移瘤理想的放疗方案尚没有统一标准。治疗过程中往往会运用较大的放射剂量以抵偿因患者移动而损失的剂量，不同的放疗中心使用的放疗剂量甚至会波动在 1～2 个量级。放疗过程中，包括脊髓在内的许多正常组织也会暴露在放射线之中。将治疗分次进行可使周围组织的获得剂量维持在耐受剂量之下。传统的放疗通常将 30Gy 的总剂量分 10 次完成。这一方案可以很好地控制肿瘤并且保证患者能够有良好的耐受。然而，许多研究发现不同的放疗剂量与次数的组合在疼痛控制、神经恢复及患者生存率和耐受性方面没有显著差异。然而，一次性接受 8Gy 放疗的患者一年后接受再治疗的风险却有所增加。因此，目前的观点是对于生存期较短的患者可推荐一次性 8Gy 的治疗剂量，而其他患者则应该推荐分 10 次给予总量 30Gy 的照射量。

（二）立体定向放疗

　　目前已发现高剂量的放疗可以更好地控制肿瘤及其复发。但其主要的矛盾在于脊髓对放射线的耐受性低，过高剂量的暴露可能会引起组织水肿并使患者的神经系统症状恶化。对于放射不敏感肿瘤，由于根除脊柱转移瘤的放射剂量超过了周围正常组织的耐受量，因而这些肿瘤常常无法用常规放疗方法根治，这会导致肿瘤复发。立体定向放疗采用多角度投射和聚焦束技术可以将高剂量的放射线精确定向作用于目标组织，从而避开了周围正常组织。

　　立体定向放疗既可以作为转移性硬膜外脊髓压迫的一种主要的独立治疗方式，又可作为一种术后的辅助治疗。目前，脊柱转移瘤立体定向放疗的主要适应证有以下几种：①脊柱转移瘤疼痛发生之前的独立治疗；②早先常规放疗失败、转移瘤进展或局部复发后的独立治疗或手术后的辅助治疗；③转移性硬膜外脊髓压迫症减压内固定手术后的治疗。

立体定向放疗有许多优势：①可快速、高效地控制肿瘤并缓解疼痛；②放疗时间短，放疗次数少；③避免了对脊髓和表层组织的过多照射；④不干扰化疗的进行；⑤可以运用于对常规放疗不敏感的转移瘤（如肉瘤、黑色素瘤、肾细胞癌、非小细胞肺癌和结肠癌等）；⑥可以运用于之前已接受过放疗的区域（图 7-8）。通常，立体定向放疗可以一次治疗 1 个或 2 个脊柱节段，而对大范围多节段病变，高能定位照射目前仍不适宜。

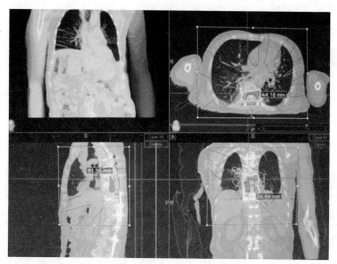

扫码看彩图

图 7-8　乳腺癌胸 6 椎体转移瘤立体定向放疗剂量分布图

四、总结

脊柱转移瘤的治疗必须遵循多学科协作的原则，每一位患者均需制定一个合适的个体化治疗方案。适合肿瘤手术切除的患者应该建议进行手术切除以提高生存率，同时告知患者可替代方案，如 Hybriid 治疗（与术后立体定向放疗相结合的分离手术）。姑息性减压手术目前仍是脊柱转移瘤患者最常用的治疗手段。对于预期生存期较短的脊柱转移瘤患者，治疗的主要目标在于通过防止和控制病理性骨折、维持和改善神经功能、缓解疼痛和控制肿瘤以提高患者的生活质量。必须强调，脊柱转移瘤患者如果接受外科治疗，术后效益必须大于围手术期风险。随着微创外科技术的不断发展，脊柱转移瘤患者将会有更多微创治疗方式和组合可以选择。

第八章

脊柱转移瘤硬膜外脊髓压迫症的姑息性减压手术治疗

作为脊柱转移瘤常见的并发症，转移性硬膜外脊髓压迫症（metastatic epidural spinalcord compression，MESCC）通常表现为机械性疼痛、感觉功能损害、运动功能和括约肌功能丧失。如不能及时治疗，进一步可发展为截瘫。

姑息性放疗曾是 MESCC 的标准治疗方案，但部分肿瘤对放疗不敏感，且放疗需要一定时间才能达到预期疗效，因此单纯放疗在控制肿瘤、改善神经功能方面的疗效常令人失望。脊柱转移瘤椎管减压手术可分为根治性手术和姑息性手术。根治性减压手术即整块切除术，技术操作复杂，风险较大，并发症高，适应证苛刻，临床并不常用。姑息性减压手术即肿瘤部分切除椎管减压术，可分为前路减压和后路减压。目前，前路减压手术多用于颈椎 MESCC，而后路环形减压内固定作为治疗胸腰椎 MESCC 首选的手术方式，既可以实现椎管环形减压，又能够维持脊柱稳定性，结合术后常规放疗或立体定向放疗可实现肿瘤的长期控制。同时，越来越多的微创技术已开始应用于MESCC 的治疗。

一、开放性后路减压手术

脊柱转移瘤有多种后路减压技术，包括联合或不联合内固定的后路椎板切除术、椎板关节突关节切除减压内固定术、经椎弓根入路和经肋横突切除入路的后外侧椎管环形减压内固定术。单纯椎板切除术通常仅在背侧硬膜外压迫和椎板转移性受累时考虑，但由于无法对腹侧硬膜外脊髓压迫进行减压，因此应用范围受到限制。椎板切除术联合内固定可以治疗由于小关节、椎弓根或椎体肿瘤受累引起的不稳定。椎板关节突关节切除减压适用于胸椎 / 上腰椎硬膜外脊髓压迫后外侧减压和下腰椎硬膜外脊髓压迫的环形减压。而经椎弓根入路和经肋横突切除入路的环形减压术可以对胸腰椎硬膜外脊髓压迫进行腹侧减压和重建，并建立肿瘤和脊髓之间的间隔，以便安全地进行术后放疗。

（一）单纯后路椎板切除术

椎板切除术包括切除受累椎体椎板、受累椎体（胸椎）下 1/2 椎板，以及硬膜外肿瘤相邻正常硬膜上方的部分椎板（图 8-1）。单纯后路椎板切除术简单快速，且并发症较低。Younsi 等对 2004 年至 2014 年接受椎板切除术减压的 101 例 MESCC 患者进行了回顾性研究，入院时 80% 的患者不能走动，术后 74% 的患者运动功能得到改善，51% 的患者在出院时恢复了行走能力，同时总体并发症发生率及翻修率和死亡率较低（6%、4% 和 1%）。Azad 等对椎板切除术、椎体切除术和二者联合治疗脊柱转移的并发症、医疗成本和手术收益进行了对比，两种手术方式的 30 天并发症发生率显著不同（$P < 0.0001$），椎体切除术的比例最高（45.6%），其次是联合手术（33.7%），椎板切除术的比例最低（29.0%）。

虽然，后路椎板切除减压是 MESCC 患者的传统手术方案，然而一些关于硬膜囊前方减压不充分和医源性脊柱不稳定的报告引发了学者对于该手术方式的评判性讨论，此外该技术可能导致脊柱不稳定、畸形和局部机械性疼痛的加重。目前，单纯椎板切除术已逐渐被边缘化。

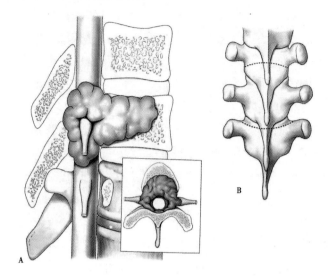

扫码看彩图

图 8-1　硬膜外脊髓压迫及椎板切除手术示意图

A. 由椎体向硬膜外间隙延伸的典型 MESCC 模型；B. 由于在中线的后纵韧带最厚，椎体瘤块以双小叶的形状侵入椎管，其中虚线表示椎板切除术的延伸范围

（二）后路椎板切除 + 关节突关节切除减压内固定术

后路椎板切除 + 关节突关节切除减压从棘突开始，应用高速磨钻或咬骨钳完成椎板减压术。该手术常需要去除关节突关节内侧部分，以便充分显露椎管，下关节突通常与相连的部分椎板一起切除。上关节突通常与黄韧带的垂直束一起切除，充分去除黄韧带的外侧部和关节突关节的内侧，尤其是上关节突后，可以充分显露相应椎弓根内侧部分。

后路减压内固定手术，既可以实现脊髓减压，又能够维持脊柱稳定性，结合局部放疗，可以达到长期局部肿瘤控制的目的（图 8-2）。Lei 和 Liu 等对接受后路减压和内固定治疗的 95

例 MESCC 患者进行对比分析，其中 19 例为颈椎转移瘤，胸椎转移瘤和腰椎转移瘤的病例数均为 38 例。研究结果显示，术后 37% 的颈椎转移瘤患者、18% 的胸椎转移瘤患者和 13% 的腰椎转移瘤患者出现运动功能恶化（P=0.02）。颈椎转移瘤患者的术后中位生存期为 11.5 个月，胸椎转移瘤为 10.9 个月，腰椎转移瘤为 10.7 个月（P=0.64）。18.9% 的患者发生了手术相关并发症，三组之间无显著差异（P=0.63）。术后每组患者的疼痛评分均有所改善（$P < 0.01$），三组之间无显著差异（$P < 0.05$）。与胸腰椎 MESCC 相比，颈椎 MESCC 患者术后改善或维持运动功能的效果较差。但在术后生存期、手术相关并发症和疼痛缓解方面，其临床结果与胸腰椎转移瘤相似。此外，Lei 和 Liu 等通过视觉模拟量表评分和日本骨科协会评分对 19 例颈椎转移瘤患者的术后临床结局和相关风险因素进行评估，同样证实了后路减压和内固定治疗在神经功能恢复和疼痛控制方面的有效性，并发症的发生率尚可接受。雷明星和刘耀升等通过对 2005 年 5 月至 2015 年 5 月解放军三〇七医院收治的 73 例肺癌 MESCC 后路减压内固定术患者进行回顾性分析，建立了减压内固定术后的生存期预测模型，该研究指出术前行走状态（P=0.019）、受累椎体数目（P=0.001）、内脏转移（$P < 0.001$）和术前运动缺失发生时间（P=0.012）对生存期有影响，并纳入预测模型。评分为 5 ～ 7 分的患者预期生存期和功能预后尚可，宜行减压内固定术。然而，近十年来，随着后外侧椎管环形减压手术入路的普及，胸腰椎 MESCC 的椎板切除减压内固定手术已被后侧经椎弓根 / 经肋横突入路的肿瘤部分切除椎管环形减压经椎弓根螺钉内固定术替代。

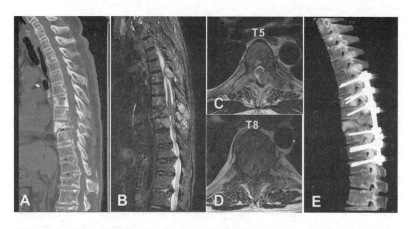

图 8-2　肺腺癌胸椎多发转移瘤硬膜外脊髓压迫 SINS 评分 13 分伴不全瘫

A. 术前 CT 矢状位像提示胸椎多发转移瘤伴病理性骨折；B、C、D. 术前核磁共振 T2 加权抑脂矢状位、横断位片提示胸椎多发转移瘤伴胸 5 硬膜外脊髓压迫 MSCC 评分 1C 级，胸 8 硬膜外脊髓压迫 MSCC 评分 3 级；E. 右侧胸 5 椎板转移瘤后路椎板切除椎管减压 + 胸 8 椎体转移瘤后路经椎弓根肿瘤部分切除椎管环形减压内固定术后 CT 三维重建侧位片

（三）经椎弓根入路椎体肿瘤部分切除椎管环形减压术

　　经椎弓根入路减压术是一种通过后方途径来显露胸腰椎椎管腹侧病灶的技术，是解除椎管内神经压迫的一种安全有效方法。通过此路径与病变对应解剖节段的椎弓根被切除，可以到达椎管前外方、下面椎间盘和椎体的后外侧缘。此方法比椎板切除术和关节突切除术更容易到达椎体前方病变，而且可显著降低经肋骨横突切除入路或经前方胸椎手术所带来的并发症。切除椎板后，采用咬骨钳或火柴头样磨钻进行关节突关节和椎弓根的切除，直至椎弓根基底部。横突的切除有助于触到椎弓根的外缘，切除横突和椎弓根的外侧壁，则可以使手术视野更加宽广。术中可用骨膜起子或反向刮匙将椎体后壁的肿瘤骨和硬膜囊前方的肿瘤推向腹侧，完整的后纵韧带切除有利于硬膜前方肿瘤的彻底切除。如

果需要大块椎体骨组织切除，则需要考虑转化为更广泛的暴露，从而进行前柱重建。当腰椎采用双侧椎弓根入路时可实现环形减压和钛笼植入（图 8-3）。由于椎板和关节突关节、椎弓根切除后脊柱可能出现不稳定，因此需同时行后路脊柱器械稳定。可在透视辅助或导航下置入椎弓根螺钉，通常需要固定病变椎体上下各三个节段；对于骨质条件较好的患者，也可以选择只固定上下各两个节段。

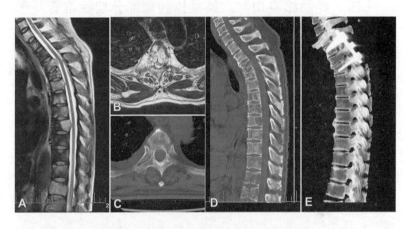

图 8-3　肺癌多发脊柱转移瘤伴胸 3 椎体病理性骨折伴硬膜外脊髓压迫症行经椎弓根入路胸 3 椎体肿瘤部分切除椎管环形减压内固定术

A、B. 术前核磁共振 T2 加权抑脂像矢状位、横断位片提示多发溶骨性胸椎转移瘤伴胸 3 椎体病理性骨折 MESCC 2 级；C、D. 术前 CT 横断位、矢状位片提示胸 3 椎体病理性骨折；E. 术后 CT 三维重建侧位片

　　Wong 等对 2011 年 12 月至 2013 年 1 月收治的 16 例胸腰椎转移瘤患者进行了回顾性研究，所有病例均行经椎弓根入路椎体切除术。术后所有患者疼痛明显缓解，90% 的患者神经功能得到改善，无患者出现神经功能恶化。Lu 等对经椎弓根入路椎体切除术和标准的前路椎体切除术进行对比分析，34 例患者接受经椎弓根椎体切除术，46 例患者接受前路手术，

其中 26 例患者接受额外的后路固定手术。研究结果显示，在术中失血量、手术时间和并发症发生率方面，经椎弓根入路椎体切除术似乎与单纯前路椎体切除术相当；而采取额外内固定患者的并发症发生率更高，术中失血量更多，手术时间更长；行经椎弓根入路切除术患者的神经功能恢复要优于前路切除术。

（四）经肋横突切除入路椎体肿瘤部分切除椎管环形减压术

经肋横突切除入路与经椎弓根入路都属于后外侧入路范畴（图 8-4），不同之处在于肋横突切除入路需要切除肋骨头和 / 或切断内侧一段肋骨，而经椎弓根入路完全通过椎弓根操作，不需要切断肋骨。患者取俯卧位，术者在皮肤中线切开，随后进行双侧骨膜下肌肉剥离。在透视定位下置入椎弓根螺钉，然后进行椎板切除术，同时切除横突和相邻肋骨的近端 2 ～ 5cm。仅切除横突和肋骨头的经肋横突切除入路被称为有限肋横突切除术。在不侵犯壁层胸膜的情况下，使用"花生米"将胸膜从椎体上钝性剥离。去除同侧椎弓根后，便可以使用磨钻和刮匙进行椎体切除。在暴露有限的情况下，使用成角度的镜子或内窥镜，可以扩大视野。适当情况下，可在对侧执行相同的操作以确保充分减压。一般情况下切除两根 2 ～ 5cm 长的肋骨可以暴露两个椎体水平。在需要更大范围切除或椎体整块切除的情况下，可能需要更多数量的肋骨或更大的切除长度。安全放置大的椎间融合，可能需要双侧肋骨横突切除术，往往需要切断神经根（图 8-5）。

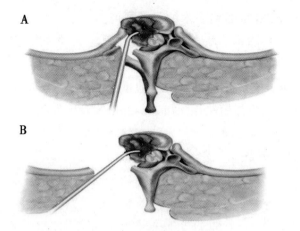

扫码看彩图

图 8-4 胸椎后外侧入路图示

A. 经椎弓根入路；B. 经肋横突切除入路

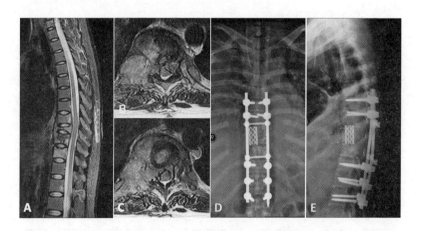

图 8-5 肺癌胸椎多发转移瘤胸 9 椎体病理性骨折伴硬膜外脊髓压迫症行经肋横突切除入路胸 9 椎体肿瘤部分切除椎管环形减压钛笼植骨融合重建内固定术

A. 术前核磁共振 T2 加权像矢状位片提示胸椎多发转移瘤胸 9 椎体病理性骨折硬膜外脊髓压迫 MSCC 2 级；B、C. 术前核磁共振 T2 加权像横断位片提示硬膜外脊髓压迫 MSCC 2 级；D、E. 术后 X 线片正侧位片

Molina 等对 MESCC 后路手术的相关研究进行了系统性评价，包括后路椎板切除术（联合或不联合内固定）、经椎弓根椎体切除术和经肋横突切除术。研究结果表明，不同入路手术的结果在神经功能改善和疼痛缓解方面似乎没有显著差异。但单纯后路椎板切除术应谨慎采用。Elsamadicy 等对后外侧减压联合前柱重建与单纯减压的术后并发症和神经功能进行对比分析，其中 11 例患者接受经肋横突切除入路联合前柱重建，另外 12 例患者接受单纯经椎弓根入路减压。术后经肋横突关节切除入路组有 5 例（45.5%）出现并发症，经椎弓根入路组有 7 例（58.3%）出现并发症（$P=0.68$）。经肋横突关节切除入路组中无患者出现神经功能恶化，而经椎弓根入路组中有 1 例出现神经功能恶化。

（五）分离手术

无论采取何种手术入路，实现充分减压是手术的关键。鉴于脊柱转移瘤通常起源于椎体，脊髓压迫也常涉及硬膜囊的腹侧结构，后路环形减压不仅可以解除椎管后方和侧方的压迫，同时可以对硬膜囊前方进行直接减压，术后辅以常规放疗或立体定向放疗即可实现对肿瘤长期控制的目标。与传统放疗相比，立体定向放疗实现了对肿瘤的精确高剂量照射，因而控制肿瘤的效果更佳。为了最大限度地发挥立体定向放疗对 MESCC 的治疗效能和实现最小的手术损伤控制，避免因椎体大部分切除减压而需要的复杂前路重建，外科医生可通过有限的肿瘤切除，在肿瘤和脊髓之间建立一定的间隔，仅使压迫脊髓的肿瘤与脊髓分离，以保证术后高剂量立体定向放疗射线的安全传递（图 8-6）。

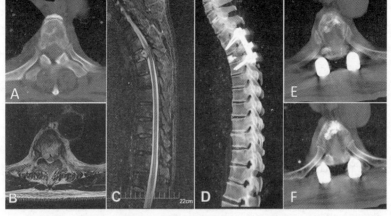

图 8-6　前列腺癌胸 4 椎体病理性骨折伴硬膜外脊髓压迫症行经椎弓根入路胸 4 椎体肿瘤部分切除椎管环形减压分离手术结合胸 4 椎体成形术

A. 术前胸 4 椎体 CT 横断位片提示转移瘤呈溶骨性改变；B、C. 术前核磁共振 T2 加权像横断位、矢状位片提示胸 4 椎体病理性骨折硬膜外脊髓压迫 MSCC 分级 2 级；D. 术后 CT 三维重建侧位片；E、F. 术后 CT 横断位提示胸 4 椎体肿瘤部分切除椎管环形减压

二、开放性前路减压手术

大多数研究表明脊柱转移瘤位于椎管前方，70%～ 80%的脊柱转移瘤发生在椎体。因此在脊柱转移瘤后路经椎弓根入路、经肋骨横突切除入路以及分离手术流行之前，前路手术被认为在减压方面优于后路手术。前路手术的主要优势是可以直接处理病变椎体，达到直接减压的目的。除颈椎转移瘤之外，目前该手术方式在临床的应用已较为少见，仅在特定脊柱节段有所涉及。Bateman 等报道了 1 例通过前路椎体切除和稳定联合球囊后凸成形术成功治疗颈椎 MESCC 的病例，术后患者神经功能有所改善，并恢复独立行走。Hubertus 等对 2005 ～ 2019 年接受减压手术治疗的 238 例颈胸交界转移瘤患者进行了回顾性评价，该研

究将患者分为四组，即仅后路减压、后路减压融合术、前路椎体切除融合术、前路椎体切除术和360°融合术，研究结果显示其手术并发症发生率分别为16%、20%、11%和18%。Cofano等对2010年1月至2019年6月收治的84例脊柱转移瘤患者进行了回顾性分析，该研究分为三组，即前路减压、后路或后外侧减压和环形减压，结果发现与后路减压组相比，接受前路减压或环形减压患者的神经功能改善机会更高，恶化的风险更低。整体而言，近年来随着后路经椎弓根入路、经肋骨横突切除入路环形减压手术的流行，胸腰椎转移瘤前路减压手术已很少应用。

三、微创减压手术

脊柱转移瘤的手术目标之一是在实现预期手术效果的情况下，尽早开展肿瘤的系统性序贯治疗。开放性手术虽然可以实现脊髓减压，缓解疼痛和改善或逆转神经功能损害，但术中出血量较多，术后并发症的发生率较高，尤其是术后感染及手术切口不愈合，势必影响术后放疗及系统性内科治疗开始的时间，直接导致患者生存期缩短。微创减压手术不但能够达到与开放性手术相同的临床效果，而且以更小的组织创伤、更少的输血需求和更低的并发症发生率受到临床医生和患者的青睐。脊柱转移瘤微创减压手术主要分为三类：后正中小切口入路减压、经管状牵开器通道辅助减压及激光间质热消融减压。减压和肿瘤切除的范围从椎板切除到椎体切除整块，可以根据手术目标进行调整。当MESCC患者伴有脊柱不稳定和/或手术减压引起的医源性不稳定时，可考虑同时应用经皮椎弓根螺钉内固定。

四、总结和展望

脊柱转移瘤治疗方案的制定需要脊柱外科、肿瘤内科和放射科专家的共同参与，高级别实体恶性肿瘤MESCC患者仍提倡早期手术减压。患者的具体情况、外科医生手术能力及肿瘤放疗技术是决定减压手术方式选择的三大要素。经椎弓根 / 经肋骨横突切除的后外侧入路可以同时进行前路的减压重建和后路的椎管减压稳定，对于胸腰椎 MESCC 非常有用。尽管分离手术和微创治疗是目前的研究热点，然而任何减压手术均不能以牺牲充分减压为代价。多学科协作仍然是未来脊柱转移瘤治疗的发展趋势，势必在 MESCC 的治疗中发挥越来越重要的作用。

第九章

脊柱转移瘤的经皮椎体强化治疗

30%～95%的恶性肿瘤患者存在骨转移，常见的恶性肿瘤有乳腺癌、前列腺癌、肺癌、肾癌及甲状腺癌。在骨组织中，椎体是最易发生骨转移的部位。尸体研究发现，癌症致死的患者中，约40%存在脊柱转移；而在所有癌症患者的自然病程中，5%～10%会出现脊柱转移瘤引起的症状。脊柱易受癌症累及的特点可能与脊索独特的生物学特性及其与肿瘤原发灶的关系有关。此外，人体的红骨髓主要储存在中轴骨，红骨髓的细胞内、外环境可能很适合转移瘤的定植和生长。

肿瘤病程的任何时期均可能发生脊柱转移，但主要集中在原发肿瘤进展期或肿瘤晚期。病椎疼痛和椎体压缩性骨折是脊柱转移瘤最常见的并发症。恶性肿瘤转移过程中发生的压缩性骨折，不仅仅是因为肿瘤直接的骨溶解，放射性治疗、激素治疗、类固醇使用及肿瘤患者较差的全身状况同样会造成椎体压缩骨折。尽管2/3的脊柱转移瘤是无症状的，但如果病理性骨折发生进展，则会明显增加致病率和死亡率，从而改变肿瘤患者的病程，严重影响患者的生活质量。椎体骨折会显著增加患者死亡风险的原因很复杂。首先肿瘤或骨折相关的疼痛是引起致病事件级联反应的主要症状。致病事件包括卧床制动增加了血栓形成风险，脊柱后凸进展降低了肺容量并增加心肺衰竭的风险，患者丧失独立生活和社交能力，抑郁、麻醉镇痛药物摄入增加，精神状态不佳等。

其次，椎体骨折会进一步加重脊柱不稳定，甚至引起和加重脊髓压迫。因此，及时采取适当治疗措施，打破这一恶性循环，对于延长转移瘤患者生存期及提高生活质量具有重大意义。

经皮椎体强化术在狭义上包括经皮椎体成形术和经皮椎体后凸成形术两种微创手术。经皮椎体成形术（percutaneous vertebroplasty，PVP）是一种脊柱转移瘤微创治疗方法，经皮将骨水泥注入靶椎体，高抗压性骨水泥能迅速稳定椎体，防止椎体高度进一步降低，同时明显减轻疼痛。Galibert 等人 1987 年首次报道应用此方法增强血管瘤破坏的 C2 椎体。由于该术式短期可迅速恢复椎体的稳定性，缓解疼痛，疗效明显，且围手术期并发症发生率低，因此手术适应证很快被推广到转移性脊柱病变的治疗。经皮椎体后凸成形术（percutaneous kyphoplasty，PKP）是在PVP 的基础上发展起来的另一种椎体增强技术。它通过一个可充气球囊恢复压缩椎体的正常形状，然后注入骨水泥。与 PVP 的不同之处在于，PVP 先形成一个空腔，使骨水泥能够以较低的压力注入椎体，从而降低骨水泥渗漏的风险，并矫正椎体后凸畸形。目前，这两种方法都已单独或与术中活检、射频消融、辅助性放疗等其他技术结合，广泛地用于脊柱转移瘤的治疗。

一、椎体增强技术的作用机制、手术适应证和禁忌证

1. 作用机制

椎体成形术主要包括 PVP、PKP 和经皮骨水泥注射系统（percutaneous cement delivery system，PCD）。该术式是一种安全、可靠的治疗手段，对于转移瘤引起的椎体压缩性骨折患者，在疼痛控制、神经功能改善及生活质量提高方面均优于非手术治疗患者。聚甲基丙烯酸甲酯骨水泥（polymethyl methacrylate，PMMA）呈粉末状，混以 X 线显影剂（如硫酸钡）和苯甲酰过氧

化物，具有稳定及生物惰性等特点。PMMA 可以通过细胞毒效应、热效应及骨水泥固化阻断肿瘤的血供，产生抗肿瘤作用；热效应及细胞毒反应的作用尚不完全清楚，热效应可以导致椎体内神经纤维变性坏死，对疼痛的敏感性降低或消失。同时，骨水泥还可以为脊柱病理性骨折椎体和潜在不稳定的椎体提供结构性支撑。有关热坏死及感觉神经热消融作用的研究发现，当温度持续高于45℃时，感觉神经末梢受损。然而，邻近神经的血管和脑脊液可以通过对流起到局部冷却作用，PMMA 聚合反应时椎体内温度并不会总维持在 45℃以上，热效应的止痛作用机制尚值得商榷。

2. 手术适应证

脊柱转移瘤椎体增强技术的手术适应证包括：①脊柱转移瘤椎体破坏导致疼痛，对常规治疗无效；②椎体转移引起病理性骨折或即将发生的病理性骨折；③有开放手术禁忌证或拒绝接受开放手术的椎体转移瘤伴脊髓压迫症患者；④作为椎体次全切除减压重建手术和开放或经皮椎弓根螺钉内固定手术的一部分。

3. 手术禁忌证

脊柱转移瘤椎体增强技术的手术禁忌证包括绝对禁忌证和相对禁忌证。

（1）绝对禁忌证：①局部炎症（图 9-1）；②严重的凝血功能障碍；③心脑肺功能严重障碍或多器官功能衰竭；④已知对骨水泥过敏；⑤术中不能遵医嘱安置和保持体位；⑥严重的全身感染。

（2）相对禁忌证：①硬膜囊受压，包括突出的骨折块和 / 或转移瘤向后进入椎管压迫硬膜囊（图 9-2）；②椎体严重塌陷（高度丢失超过 75%）（图 9-3）和 / 或椎体严重不稳定；③伴发其他脏器的感染；④没有症状或通过药物治疗可以缓解疼痛的椎体转移瘤；⑤根性症状较轴性疼痛更为严重；⑥体质极度虚弱，不能俯卧 30 ～ 90 分钟；⑦预期生存期＜ 3 个月；⑧椎体发生广泛溶骨性破坏，椎体周壁或者椎弓根周壁缺损，特别是椎体后壁发生缺损者；⑨成骨性脊柱转移瘤或经内科治疗后成骨化的脊柱转移瘤（图9-4）；⑩椎体纵裂形骨折，椎体后壁不稳定者（图9-5）。

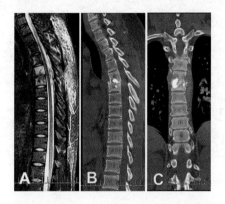

图9-1　非霍奇金淋巴瘤综合治疗21个月并发胸椎结核行胸6椎体成形术后，局部胸椎结核病变进展，手术失败

A. 术后1周核磁共振T2加权像中矢状位片提示胸5～胸7椎体代谢活性增高，相应节段椎管内后方条索状高信号影，胸5胸6水平竖脊肌高代谢灶；B、C. 术后1个月CT矢状位和冠状位片提示胸5胸6椎间隙变窄，骨水泥向椎间隙渗漏，椎旁软组织肿胀

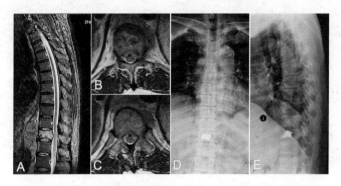

图9-2　胃癌胸11椎体转移瘤病理性骨折伴高级别硬膜外脊髓压迫症行椎体成形术，术后结合放疗

A. 术前核磁共振T2加权抑脂像中矢状位片提示胸11椎体转移瘤病理性骨折伴硬膜外脊髓压迫；B. 术前磁共振T2加权抑脂像中矢状位片提示硬膜外脊髓压迫分级2级；C、D. 术后前后位及侧位X线片提示胸11椎体成形术后，骨水泥在椎体内弥散均匀，分布位置佳

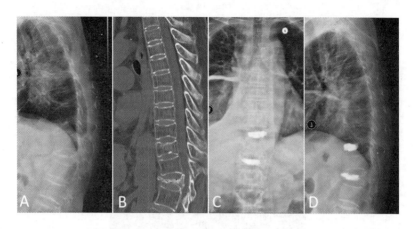

图 9-3　肺癌胸 10 胸 12 椎体骨质疏松性压缩性骨折行椎体成形术

A、B. 术前侧位 X 线片和矢状位 CT 重建片提示胸 10 胸 12 椎体压缩性骨折，胸 12 椎体压缩超过 75%；C、D. 术后前后位和侧位 X 线片提示骨水泥在椎体内弥散较均匀，胸 12 椎体后凸畸形获得改善

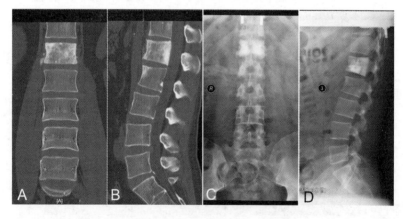

图 9-4　肺癌腰 1 椎体成骨性转移瘤行椎体成形术

A、B. 术前 CT 冠状位和矢状位片提示腰 1 椎体成骨病灶呈成骨性，密度不均匀；C、D. 术后前后位和侧位 X 线片提示骨水泥在椎体内弥散较均匀

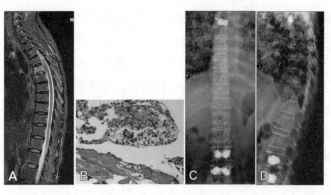

图 9-5　乳腺癌腰 3 椎体病理性纵裂形骨折行椎体后凸成形术

A. 术前 CT 中矢状位片提示腰 3 椎体转移瘤病理性骨折椎体溶骨性病变超过 80%；B. 术前核磁共振 T2 加权抑脂像中矢状位片提示腰 3 椎体转移瘤椎体纵裂形骨折；C、D. 术后前后位及侧位 X 线片提示病灶内骨水泥填充良好，无渗漏

　　相对禁忌证应根据患者的条件、顺应性及术者的手术能力灵活掌握。已有椎体增强技术用于具有相对禁忌证的患者并取得良好疗效的报道。椎体病理性骨折所致不稳定引起的根性疼痛适用于椎体成形术。对于无脊髓压迫症状的椎体后壁骨折或转移瘤向后进入椎管压迫硬膜囊，在严密影像学监视下仔细操作，不应视为绝对禁忌。此外，患有不可逆神经损害的脊柱转移瘤脊髓压迫症患者也可接受椎体增强手术姑息性治疗轴性疼痛。相反，对于成骨性脊柱转移瘤的椎体增强手术需要特别慎重，术前必须完善 CT 检查，充分进行椎体和椎弓根骨密度、手术风险、成本效益及可替代方案的评估。

二、术前评估和病例选择

　　同任何手术一样，恰当地选择病例是椎体增强手术治疗成功的关键。术前要对患者全身状态、心、肺、脑重要脏器功能和肿瘤情况进行评估，以帮助术者采取最优化的诊疗措施。由于肿瘤病程的任何时期均可能发生脊柱转移，因此，脊柱转移瘤患者椎体增强术的手术风险也不总是高于单纯骨质疏松性骨折的高龄患者。因此，椎体增强手术不但对于那些由于全身状况较差而不能接受开放手术的脊柱转移瘤患者是一种很好的选择，而且对于治疗椎体病理性骨折及不稳定 / 潜在不稳定导致的机械性疼痛也具有不可替代的优势。

适用椎体增强手术的患者常描述具有典型的脊柱力学不稳定性疼痛的特点，疼痛在翻身、站立或转身时加重，而平卧或直立后可以缓解，疼痛的部位应与椎体节段一致。肿瘤引起的生物性疼痛与骨折引起的机械性疼痛不同，生物性疼痛为不分昼夜的持续性钝痛或搏动性疼痛。疼痛性质可能与肿瘤释放的细胞因子、局部组织释放的内皮素和神经生长因子及骨膜牵拉有关。显而易见的是，患者可能同时存在其他节段椎体转移但并未发生病理性骨折。这些都是椎体增强治疗后，患者依然依赖镇痛药物和 / 或其他肿瘤专科治疗的重要原因。此外，肿瘤患者神经性疼痛还包括神经根受压或神根外膜受到肿瘤浸润而引起相应皮节区的抽痛，必要时需要手术减压。肿瘤引起的脊柱力学不稳定可以导致活动时神经根卡压，椎体增强手术可以稳定病椎并能有效防止此类神经性疼痛的发生。

询问神经症状病史并进行全面的体格检查是术前评估的重要环节。任何神经症状，包括不全瘫、感觉异常、肠道或膀胱功能障碍，或者步态异常，常提示硬膜囊或神经根受到骨折或肿瘤压迫，甚至已发生髓内转移。如果出现情感、认知、言语异常或脑神经异常，需提高警惕，可能存在颅内肿瘤或转移。这种情况应告知患者需要辅助额外治疗如放疗、靶向药物治疗、内分泌治疗，以改善椎管内硬膜外转移病灶的压迫及全身肿瘤负荷。

术前化验检查要确保出凝血功能正常［血小板水平、国际标准化比率（INR）、凝血酶原时间（PT）、部分凝血活酶时间

（APTT）]，积极改善营养状况，纠正贫血。抗血小板药物应暂时停用，必要时输注单采血小板，使围手术期血小板计数保持在 $50×10^9/L$ 以上，以降低围手术期风险。对于肿瘤晚期恶病质患者，多个椎体的骨水泥增强手术会加重贫血和低蛋白血症。肿瘤组织产生体液及旁分泌因子，包括甲状旁腺激素相关肽，造成溶骨环境并扰乱骨代谢。很多脊柱转移瘤及多发性骨髓瘤患者都存在高钙血症，常见于肺癌、乳腺癌、肾癌、骨髓瘤及淋巴瘤患者。早期症状包括疲乏、厌食和便秘，可以进展为肾功能不全及心衰竭。此外，还要发现和积极治疗活动性感染或隐匿性感染（尿常规和尿培养）。微创经皮椎体增强手术同样有加重患者肺炎、胸腔积液的风险，因此围手术期需重点排查和治疗肺炎，预防呼吸系统并发症。

　　术前全面的影像学检查对于治疗成功与否十分重要。对存在中枢神经系统转移的患者，因肿瘤的多发转移特性要常规行颅脑及全脊柱的 MRI 检查。脊柱的 MRI 检查不但能够确诊是否存在硬膜外脊髓压迫，而且可以排除椎旁转移。骨扫描显像可以观察骨折部位的代谢情况，并能及时发现肢体其他部位的病灶。计算机体层扫描（CT）可以观察椎体骨折的形态、骨折椎体的高度、椎弓根宽度、骨小梁破坏情况、椎体周壁完整性及椎体内成骨或溶骨的部位和范围。常规拍摄前后位及侧位 X 线片以获得脊柱序列的整体印象，并为目标椎体提供术前定位。近期进行胸部 CT 检查有利于肺炎、肺不张、胸腔积液、心包积液及肺部占位病变的评估。住院当天进行心电监护，便于发现肿瘤患者可能存在的异常心率、血压及血氧饱和度。

三、操作步骤及技术

　　椎体增强技术通常在局部麻醉和 / 或联合静脉麻醉下进行，只有在同时配合内固定手术时才有必要根据术前风险评估采取全身麻醉。单独行椎体增强技术的患者术前可不用预防性抗生素。

手术开始前首先对手术目标椎体进行定位，对压缩性骨折不明显的目标椎体的定位应当从已知的影像学标志开始，如骶骨、第1肋、第12肋、既往手术过的椎体等。对于重度骨质疏松患者，术中第12肋的定位往往是困难的，中上胸椎应该从第1肋骨开始定位，腰椎和中下胸椎应该从骶骨开始定位。

一旦准确定位，需要对手术床和透视机的角度进行适当的调整，以确保对目标椎体有一个清晰的侧位和前后透视。在侧位成像时，椎弓根应有重叠，椎体后壁应在一条线上。在前后位成像时，目标椎体双侧椎弓根是可见的，其到椎体侧壁的距离是一致的，且棘突应该位于前后椎弓根中心，这对于存在脊柱侧凸的患者尤其重要。G型臂双平面透视和有经验的放射技师会给手术提供极大便利和保障。

颈椎椎体病变可通过前外侧入路进入（图9-6）。颈动脉鞘被推向外侧和下方，与气管食道鞘分离。颈2椎体可以通过经口咽入路进入，但需要强调的是，该入路有很高的感染风险，需要对口咽黏膜进行彻底消毒。在上、中胸椎，由于椎弓根细小，可采用椎弓根外入路。患者取俯卧位，胸部及髂部垫枕以提高肺顺应性，降低腹内压并矫正胸椎后凸畸形。对于上胸椎节段病变，可将患者双手收拢于身体两侧，将有助于透视操作。椎弓根外入路的入钉穿刺点是在横突顶点，穿刺针穿透横突后，经肋横突和肋椎关节之间，再穿过肋骨头上方，在椎弓根底部的外侧进入椎体的后上角。这种方法通常可获得更靠内侧的工作轨迹，使得仅通过单侧入路进行手术成为可能（图9-7）。需要特别注意的是，与经椎弓根入路相比，椎弓根外入路有更高的气胸和椎旁血肿发生的风险。腰椎和下胸椎通常选择经椎弓根入路。

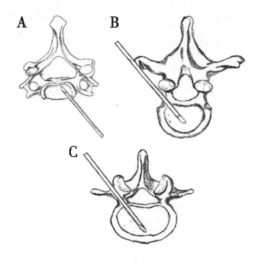

图 9-6　椎体成形术的不同穿刺入路

A. 颈椎前外侧入路；B. 上、中胸椎椎弓根外入路；C. 腰椎和下胸椎经椎弓根入路

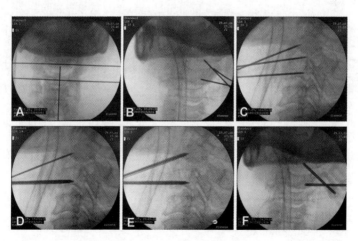

图 9-7　肺癌颈椎多发转移瘤行前外侧入路颈 2 颈 3 椎体成形术

A. 经皮透视定位；B、C. 单侧前外侧入路导针穿刺；D、E、F 透视下经导针穿入套管针

对于心肺功能极差，或伴有单侧肋骨病理性骨折或胸壁病变的腰椎和下胸椎椎体病变，可选用患者耐受性较好的侧卧位进行手术（图9-8）。操作时，先行局部穿刺路径和骨膜下浸润麻醉。透视下调整穿刺针的位置和角度，原则是宁外勿内、宁上勿下。一般选取胸椎椎弓根投影的外上象限或者腰椎椎弓根投影的外侧进针，穿刺针向尾侧并向内侧倾斜，以便将骨水泥注入椎体中部及对侧（图9-9）。当前后位透视 Jamshidi 穿刺针针尖位于椎弓根影的中线时，侧位透视穿刺针针尖应抵达椎弓根影前后径的1/2。当前后位透视穿刺针针尖位于椎弓根影的内侧时，侧位透视穿刺针应达椎弓根椎体交界处。当前后位单侧入路穿刺针尖抵达椎体中线时，侧位透视穿刺针针尖应抵达椎体前2/3。如果椎体病变的病因尚不明确，此时可取一部分组织行病理活检。也可以考虑经椎弓根外入路，以便于穿刺针越过中线。通过这些技巧就可以仅通过单侧穿刺注入骨水泥，而不进行对侧操作（图9-10）。近年来设计的侧开口推杆和弧形穿刺针也能起到上述作用（图9-11）。根据椎弓根与椎体中轴线的夹角或转移灶的位置，术中应在正侧位透视的控制下调整穿刺针的方向，使骨水泥尽可能均匀地分布在椎体内。不建议填充整个椎体溶骨性病变的空腔，因为有可能将肿瘤向后推移到椎管内，加重神经功能损害。对于上胸椎和骶骨病变中，CT 引导下的穿刺技术可以代替正侧位透视控制下的穿刺技术，精准地进行穿刺和注入骨水泥，以避免因透视质量不佳而导致的穿刺针位置不正确，降低骨水泥渗漏的风险。

行椎体后凸成形术时，需拔出管芯，置入球囊，在 X 线影像及压力监测下逐渐扩张球囊（图9-12）。必须牢记球囊向四周挤压皮质骨，不但可使上下终板分离，而且会向后方推挤皮质骨。球囊扩张满意的指标包括椎体高度恢复、球囊抵达椎体边缘皮质骨时球囊压力达到300psi（约2068.5kPa）或球囊达到最大容量。骨水泥需达到类似牙膏的黏稠度时才可向椎体内注射，以防渗漏。在将球囊移除时，可能会出现椎体骨折的再塌陷，这种情况可在球囊放置之前注入少量的骨水泥，然后再放置球囊。这样，在球囊膨胀过程中骨水泥围绕球囊形成一层蛋壳样结构硬化，接着移除球囊，注入剩余骨水泥。

扫码看彩图

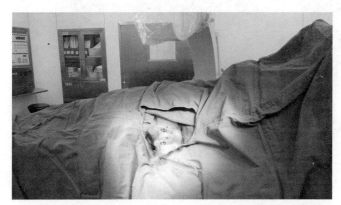

图 9-8　合并严重心肺疾病的腰椎或胸腰段椎体病理性
骨折可侧卧位行双侧 / 单侧椎体成形术

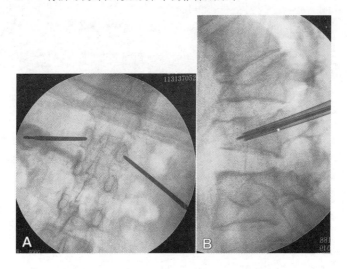

图 9-9　腰椎椎体增强术经椎弓根穿刺入路

A. 选取腰椎椎弓根投影的外侧进针；B. 穿刺针向尾侧并向内侧倾斜

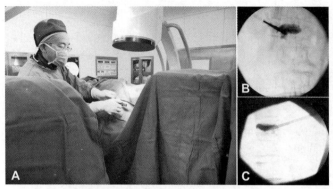

图 9-10　肺癌腰 2 椎体转移瘤病理性骨折行单侧经椎体根入路
　　　　　椎体成形术

A. 术中侧卧位行单侧穿刺；B、C. 术中前后位及侧位透视显示骨水泥均匀地分布在椎体内

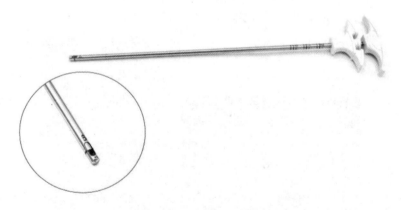

图 9-11　侧开口可控向的推杆式填充器

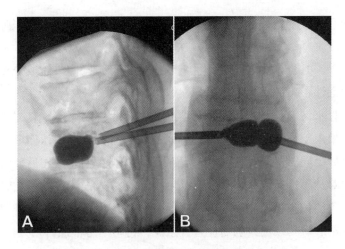

图 9-12　胸椎转移瘤椎体病理性骨折后凸成形术

A. 术中侧位透视提示球囊已扩张，球囊挤压皮质骨，使上下终板分离；
B. 术中前后位透视提示双侧球囊已扩张，且向椎体右侧溶骨性变化明显的
部位扩张明显

　　不同骨水泥的聚合时间是不同的，聚合反应时可达到的最
高温度也是不同的。混合过程中骨水泥粉末与液体（单体）的混
合比例、搅拌次数、环境温度及骨水泥种类都可能影响其凝固时
间。根据椎体内病变的骨破坏和骨质疏松程度，在骨水泥单体量
一定的条件下，混合时适当调整骨水泥粉末的用量及局部的环境
温度，可以控制术中骨水泥的黏度及其凝固时间。对于混合性和
成骨性椎体转移瘤应选择和配制低黏度、稀薄的骨水泥。透视下
持续缓慢注入骨水泥，保持适当的压力，直至骨水泥达到椎体后
1/3 水平。在注入骨水泥过程中，如果阻力突然消失，应立即停
止注射，并进行正侧位透视，以排除骨水泥渗漏的可能。此时若
继续注射，可能会引起骨水泥持续渗漏并产生严重的并发症。骨
水泥注入的总量并不重要，重要的是保证两侧注入的骨水泥量相
当，并获得较好的弥散。骨水泥的单体成分可能导致术中血压下

降和心肺衰竭，因此在推注骨水泥的时候，麻醉师和手术医师必须高度警觉。一般来说建议一次只进行不超过 3 个椎体的骨水泥增强手术，且术中骨水泥推注应该分次进行，以使单体成分对人体的毒性影响最小化。

骨水泥增强技术也可用于强化椎弓根螺钉的固定。首先在椎弓根植入工作套管，然后使用球形探针进行探查以确认四壁无破损。如果同时进行经皮椎体后凸成形术，则在上述操作后放置球囊并对球囊进行充气扩张。接着将骨水泥注入椎体，随后在骨水泥硬化前植入椎弓根螺钉。另外一些外科医生倾向于先放椎弓根螺钉然后将其取出，随后注入骨水泥，再将椎弓根螺钉植入。

四、椎体成形术与椎体后凸成形术治疗的效果与差异

椎体成形术是将骨水泥直接注入目标椎体，而球囊后凸成形术则是首先利用球囊在椎体内膨胀制造出一个空腔，同时在一定程度上恢复压缩骨折椎体的高度，再向空腔内注入骨水泥。椎体成形术的主要优势在于：骨水泥在椎体内的弥散性分布更符合生物力学，理论上稳定椎体和止痛的效果更确切；能降低局部应力集中，预防邻近椎体的再骨质；可以向椎体内发生的裂隙样骨折处定点注入骨水泥进行裂隙修复。球囊后凸成形术的主要优势在于椎体高度通常可恢复 2 ～ 4mm、骨水泥渗漏的可能性较小。有研究表明，球囊后凸成形术在中段胸椎和胸腰段脊柱压缩椎体的高度恢复上极为有效。胸腰椎骨折更容易引发脊柱矢状面失平衡和驼背畸形，从理论上讲，椎体压缩性骨折造成的驼背会引发"多米诺效应"，造成脊柱椎体前方更大的负重和更多椎体的压缩性骨折。病椎前柱高度的恢复，可改善脊柱的矢状面平衡，恢复脊柱的直立性，减少以伤椎为中心的屈曲运动，放松椎旁肌，减轻疼痛和避免由此继发的椎体骨折。与球囊后凸成形术相比，椎

体成形术在恢复椎体高度方面效果较差，同时有发生较高无症状或有症状骨水泥渗漏的可能。值得注意的是，压缩严重的椎体和陈旧性骨折椎体已不可能通过气囊在椎体内膨胀恢复高度，因此在这些情况下，两种技术在椎体高度恢复意义上差别并不大。此外，椎体的成骨性转移瘤和放疗后椎体硬化会阻碍气囊有效膨胀。椎体成形术的费用要低于球囊后凸成形术。

　　大量临床证据表明，两种椎体增强技术在恶性肿瘤脊柱转移瘤方面的治疗效果确切。首先，回顾性和无对照实验研究证实椎体增强术治疗脊柱转移瘤可获得较好疗效。利用椎体增强术治疗脊柱转移瘤或多发骨髓瘤引起的椎体压缩性骨折，1年随访时其镇痛及功能恢复效果均令人满意，其他肿瘤相关症状如焦虑、困倦、疲惫和抑郁，也有不同程度的改善，手术并发症发生率很低，尤其以使用PKP治疗多发性骨髓瘤和脊柱转移瘤的椎体病理性骨折效果确切。一项前瞻性临床研究报道了与非手术相比，PKP治疗的优越性显著。这组前瞻性、随机、非盲、多中心临床研究共包括134例患者，其中70例患者采用了PKP治疗，64例患者接受非手术方法。结果显示PKP组病例在病痛减轻、不稳定控制、患者生活质量提高及止痛药使用减少等方面均显著优于非手术组。术后1个月，PKP组卧床人数较少，使用助行器、腰背支具、口服止痛药物的人数也较少。本研究不仅仅证实了PKP相比保守治疗在脊柱转移瘤椎体压缩性骨折中更有优势，同时证明了1个月以后非手术治疗转为PKP治疗的患者，症状同样可获得改善，这说明早期使用PKP治疗椎体压缩性骨折是有益的。结果证实，1个月后，一半以上非手术患者转为行PKP后，与起初接受PKP患者的治疗效果相差不多，发生严重不良事件的概率也无明显增加。再发的椎体压缩性骨折在两组间并无明显差别，而之前的报道曾指出椎体增强术会导致额外的椎体骨折，可能的解释就是研究中的选择偏倚。最近有一项前瞻性研究的结果也肯定了PVP与PVK

在治疗椎体转移瘤方面的作用。评价标准包括疼痛控制和功能恢复情况、下床活动时间、畸形矫正情况及手术相关并发症，但到目前为止还没有高质量的随机对照研究来评估 PVP 在脊柱转移瘤治疗中相对于其他保守治疗的优势，也没有直接比较 PVP 和 PVK 在肿瘤病理性骨折治疗中作用的前瞻性研究报道，不过一些研究已经证明了 PVP 在缓解脊柱转移患者疼痛和稳定椎体方面的作用。Chew 等在一项包括 128 例脊柱恶性肿瘤（41 例骨髓瘤和 87 例脊柱转移瘤）的前瞻性研究中发现，视觉模拟量表（VAS）评分从基线时的 7.57 下降到 PVP 后的 4.77（$P < 0.001$），9 例（18%）无改善。RDQ 评分从基线时的 18.55 下降到 PVP 后的 13.5（$P=0.001$），24% 的患者没有降低。作者认为，PVP 作为多模式治疗的重要组成部分，可以减轻由多发性骨髓瘤或脊柱转移瘤引起的顽固性疼痛，从而改善癌症患者的生活质量。

Kaloostian 等发表的一篇 PVP 和 PKP 治疗转移性脊柱疾病的meta 分析发现，PVP 组术后活动度改善率为 62%（52% ～ 70%），疼痛改善率为 91%（73% ～ 100%），疼痛增加率为 1%（0% ～ 13%）；PKP 组术后活动度改善率为 69%（65% ～ 91%），疼痛改善率为 93%（80% ～ 100%），总疼痛增加率为零。结果发现 PVP 和 PKP 治疗脊柱转移瘤疗效相近。另一项对 2000 年至2014 年 111 例（4235 个椎体）癌症相关椎体压缩性骨折的 PVP 或 PKP 报告的系统回顾研究指出，PVP 或 PKP 后 48 小时内患者的平均 VAS 评分无论是在临床上还是在统计学上意义都有所降低，从基线状态下的高强度疼痛水平（VAS > 7）下降到轻度疼痛水平。另一篇 meta 分析认为，PVK 治疗骨转移瘤及多发性骨髓瘤的证据等级为 Ⅱ级；手术干预可以安全有效地缓解疼痛，改善生活质量，疗效可以持续 2 年；同时长期随访发现，术后即刻获得的矢状位后凸畸形的纠正并不能长时间维持。

尽管椎体增强技术已被广泛应用于治疗溶骨性脊柱转移瘤，

但一些研究表明，PVP 或 PKP 治疗成骨性脊柱转移瘤也能取得良好的临床效果。Tian 等的一项对连续 39 例 51 个椎体的成骨性脊柱转移患者的回顾性研究发现，术后平均 VAS 评分、Oswestry 残疾指数（ODI）和 Karnofsky 成绩量表（KPS）评分均有显著改善（$P < 0.001$）；15 例发生骨水泥渗漏，无严重并发症。另一项对 103 例疼痛性椎体转移瘤（其中成骨性 53 例，混合性 50 例）进行 PVP 治疗的研究发现，术后 1 个月镇痛有效率达 86%，6 个月镇痛有效率 92%（优 71%，良 21%），局部并发症和肺栓塞发生率分别为 8.5% 和 3.4%。Tian 和 Wu 等对连续 39 例成骨性脊柱转移瘤患者的 51 个病变椎体行 PVP，其中 14 个椎体合并发生了病理性骨折，所有患者均获得操作成功。杨惠林团队的系列研究表明，椎体后凸成形术是一种安全、有效的微创手术，能够显著缓解成骨性和溶骨性椎体转移瘤疼痛，改善功能，维持椎体高度及预防局部后凸畸形的进一步发展。上述研究报道了 PKP 治疗成骨相关脊柱转移瘤有即刻和持续的止痛作用，然而 PKP 不能完全防止渗漏。从技术上讲，PKP 手术治疗成骨相关脊柱转移瘤更具挑战性。第一，穿刺针很难穿透硬化椎体。当穿刺针向前推进困难时，可转动或缓慢敲击穿刺针，也可以用手动铰刀和手摇钻通过工作套筒首先在椎体内钻开一个通道。第二，需要一个较高的压力来使球囊膨胀。即使达到所需的压力，也可能不会很好地膨胀球囊。相反，较高的充气压力可能造成球囊损坏或终板断裂。高压也会迫使椎体中的脂肪颗粒进入椎旁静脉系统。因此，没有必要而且往往也不可能在硬化椎体内形成一个大的空洞。第三，在注射水泥时要小心。应避免强制注射，因为注射压力增加可能导致骨水泥渗漏。因此，强烈建议谨慎注射骨水泥以避免破坏性骨水泥渗漏的发生，同时应注射比溶骨性脊柱病变相对较少和稀薄的骨水泥。椎体增强手术特别是 PKP 治疗成骨相关脊柱转移瘤的适应证、临床效果和意义仍值得商榷。

事实上，两种椎体增强手术方式优良，手术效果的取得在很大程度上依赖适应证的选择、医师的技术与经验（图 9–13）。目前，非球囊后凸成形术可以使用特殊的器材，这种器材能够在椎体内创建渠道，将骨水泥注入所需的位置。同时，高黏度的骨水泥能明显降低渗漏率。

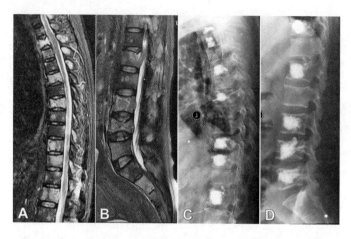

图 9–13　肺腺癌多发脊柱转移瘤伴病理性骨折行椎体成形术

A、B. 核磁共振 T2 加权像矢状位片提示胸腰椎多发溶骨性病变伴病理性骨折；C、D. 术后前后位和侧位 X 线片

五、椎体增强技术的优势与成本 – 效益分析

需要强调的是，恶性肿瘤的椎体压缩性骨折的自然病程与骨质疏松性压缩性骨折明显不同。骨质疏松性压缩性骨折转归多为良性，至少 1/3 患者常能自愈。而脊柱转移瘤椎体压缩性骨折由于转移瘤进展、肿瘤骨溶解、骨质疏松症、化疗和放疗、类固醇和芳香化酶抑制剂及抗雄激素的使用，带来的骨质流失、营养状况不良及整体医疗状况较差等使其有良性转归的可能性很低。恶性肿瘤椎体压缩性骨折患者身体条件较差，不易耐受保守治疗和

长时间的卧床制动。如果椎体压缩性骨折后不积极治疗，较差的身体状况也会影响其他抗肿瘤药物的疗效。同时，患者的年龄、合并症及骨质疏松等原因常会造成内固定失败或根本不能耐受全麻下内固定手术。因此，对于大多数脊柱转移瘤椎体压缩性骨折而言，内固定的使用并不是最佳选择。

相比之下，椎体成形术或椎体后凸成形术有较为显著的优势：微创手术门诊即可完成，活检可以同时进行，优良的疼痛缓解效果，疗效确切且立竿见影，阿片类药物的控制使用降低了药物的不良反应，骨水泥聚合产生热量及骨水泥单体的抗肿瘤效果，患者生活质量的显著提高，降低了使用内固定的并发症，避免了深静脉血栓和肺炎等长期卧床容易发生的并发症，患者在术后第一天即可接受化疗和／或局部放疗及抗凝治疗。此外，使用放疗治疗椎体病理性骨折是放射抵抗肿瘤的禁忌证，而椎体增强手术可以避免此类问题。

2016年加拿大安大略省的一份有关脊柱转移瘤健康经济学分析报告中指出，就与癌症相关的疼痛性椎体病理性骨折而言，药物治疗和卧床休息均不是很有效，而对于患有肿瘤晚期疾病且健康状况不佳的患者，开放手术通常不是最佳选择或已不能选择。PVP或PKP等椎体增强技术属于脊柱转移瘤的一种微创治疗，可以在无须全身麻醉的情况下于门诊或日间病房进行，从而使患者恢复活动能力和迅速回归社会。仅就预算影响而言，PVP或PKP的更广泛使用，可能与国家卫生保健费用的净增加相关。但如果同时考虑到PVP或PKP可以使脊柱转移瘤患者即刻止痛、迅速恢复活动能力并回归社会，在普遍接受的支付意愿阈值下，在癌症患者椎体压缩性骨折治疗中使用PVP或PKP可能是一种成本－效益较佳的治疗策略。另一项为医疗保险提供商审查文件数据库的分析研究发现，PKP手术与脊柱转移瘤患者生存率的关联性比PVP手术更显著，但PKP的成本较高，并且术后可能合并更高的压缩性骨折发生率。

六、椎体增强技术的生物力学研究

生物力学研究认为，当塌陷椎骨的刚度和强度恢复到骨折前的水平即可判定为治疗成功。从理论上讲，发生骨折的椎体强度必须被增强到足以支持正常负重的水平。这个标准成为指导骨水泥注入量的理论基础，椎体成形术通过增强受累椎骨的抗压强度使其骨折风险水平降低。Biggemanr等人提出的椎骨强度预测模型指出，当强度低于3kN时骨折风险为100%（高风险），当强度高于5kN时没有骨折风险（低风险），强度在3kN至5kN存在程度不等的骨折风险。由此可以推断，椎骨的正常强度（即低骨折风险）抗压强度至少应为5kN。椎体成形术的生物力学目标（不论是用于骨折修复还是预防骨折）是将椎体的最高抗压缩应力增加到骨折风险水平以上（> 3.6MPa）以上。

对于骨质疏松性压缩骨折，椎体修复和加固的目标还应该设定为预防继发性骨折的发生。对于骨质疏松脊柱压缩性骨折，将骨水泥注入椎体内虽然可以增加椎骨的整体强度，但是，由于注入材料产生较高的应力遮挡，经治椎体上较多的载荷被转移到刚度较高的骨水泥部位，载荷的不均匀分布造成周围骨小梁的吸收，经治椎骨内未被骨水泥填充的区域，尤其是骨水泥的上部和下部区域可能发生新的裂缝骨折。单侧经椎弓根注射骨水泥时，如果治疗侧的椎体强度显著高于未治疗侧，则在施加载荷时，椎体内未注射骨水泥的一侧容易出现塌陷破坏，椎体一侧高度下降，最终导致侧弯畸形。

生物力学研究发现，在弥漫型均匀分布的病例中，整个椎体内没有出现载荷被明显转移的情况，因此没有出现局部高轴向应力。除此以外，弥漫型充填使整个椎体内骨小梁在空间分布上所占据的范围均被加固，使椎体在整个横断面上都能够承受载荷，从而产生比紧密充填型更高的椎体刚度。因此，较少量的骨水泥在椎体内弥漫型均匀分布即可产生优良的生物力学效果，骨水泥渗漏所产生的并发症风险也较低，同时由于椎体内应力升高极小，也可以防止邻近未增强椎体将来发生骨折。

根据所进行的实验研究和数值研究的结果，可以确定将椎体从有骨折风险强化到低骨折风险最少需要注入骨水泥的量。骨折风险高的椎体，骨水泥注入量至少需达到20%的体积充填率才能达到预防性强化的目的；在骨折风险中等的椎体中，为达到预期的强化效果，可根据风险的高低将所需注入量设定为20%～30%和5%～15%。目前临床上椎体成形术一般达到的体积充填率为20%，若高于此量，则骨水泥渗漏和邻椎骨折的风险增高。

在入路方面，双侧经椎弓根入路可以达到更好的强化效果，在生物力学方面更有优势。椎体刚度和强度的增加，与注入骨水泥的体积成正比，经双侧椎弓根入路比经单侧椎弓根外入路可多注入20%骨水泥，因而可获得更高的刚度和强度。另有研究发现，当椎体的平均QCT（定量CT）密度小于0.1g/mL时，注入骨水泥后的强化效应较大，且随骨密度的降低其强化效应更加明显，而当骨密度大于0.1g/mL时，机械强化效应受骨密度的影响较小。但是对于被转移瘤累及的椎体，能够改善生物力学稳定性的最佳骨水泥分布模式尚未明确。

七、椎体增强技术的联合治疗

（一）术中结合组织活检

活检是椎体压缩性骨折处理中很重要的一部分，而且它不会增加手术并发症的发生率。几乎每一次椎体成形术都应行活检，这是因为癌症患者也会由于肿瘤之外的原因发生椎体压缩性骨折（图9-14）。活检能够建立椎体转移瘤的诊断，避免不必要的放疗。一项研究发现，发生椎体压缩性骨折的恶性肿瘤患者病椎活检后提示恶性的仅占 50%。活检对于同一患者多发恶性肿瘤、原发性质不明的肿瘤，或者对于原发灶已控制 5 年以上椎体压缩性骨折作为首发转移征象的情况（图 9-15），均具有非常重要的意义。

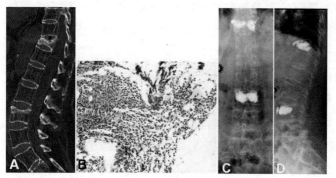

扫码看彩图

图 9-14　肾盂癌胸 12 腰 4 椎体骨质疏松性压缩性骨折行椎体
成形术结合病理活检术

A. 术前腰椎 CT 中矢状位片提示腰椎骨质疏松伴胸 12 腰 4 椎体压缩性骨折；B. 术中活检普通病理切片未找到异型细胞；C、D. 术后前后位及侧位 X 线片

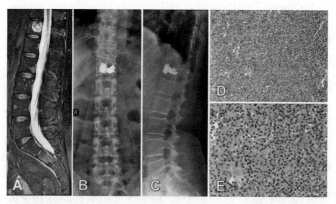

扫码看彩图

图 9-15　肺腺癌病史 11 年乳腺癌病史 7 年，胸 12 椎体发生
浆细胞瘤

A. 术前腰椎核磁共振 T2 加权像中矢状位片提示胸 12 椎体溶骨性改变；B、C. 胸 12 椎体成形术后前后位及侧位 X 线片；D、E. 术中活检普通病理切片提示浆细胞瘤

（二）术中结合射频消融

椎体增强术对脊柱转移瘤患者的疼痛缓解和脊柱稳定有效，但其抗肿瘤作用有限。脊柱肿瘤射频消融术可以与椎体增强术结合使用，将抗肿瘤作用与即刻稳定作用结合起来，从而提高手术效果，减少术中、术后并发症。脊柱肿瘤射频消融产生的热效应能够引起肿瘤收缩，特别适合于椎体转移瘤同时向椎旁侵犯的病例；同时可以在椎管内静脉丛形成血栓，减少骨水泥渗漏的风险。此外，通过破坏椎体内病变，射频消融可以使骨水泥更合理地分布于靶椎体，从而增强靶椎体的稳定性且增加椎体增强术获得稳定的时间，避免将来椎体的塌陷。然而，脊柱肿瘤射频消融术仅限于在距脊髓和神经根安全距离的椎体病灶中使用。

（三）术后联合放疗

放疗是脊柱转移瘤治疗中的关键步骤，可以使 60% ～ 70% 的病例减轻病痛并能控制肿瘤。然而放疗的作用不能立竿见影，且不能恢复椎体的初始稳定性，不能减轻由骨折引发的机械性疼痛。因此，单纯放疗对于已发生脊柱不稳定和潜在不稳定的脊柱转移瘤是不够的。由于椎体增强技术的抗肿瘤作用有限，建议对放射敏感性肿瘤进行辅助放疗，以防止术后肿瘤进展，避免发生转移瘤硬膜外脊髓压迫。

椎体增强术与放疗结合对脊柱转移瘤病理性骨折而言是最经典的治疗模式（图 9-16）。椎体增强术的优势在于组织活检、建立诊断，稳定脊柱、即刻止痛；而放疗则可以控制肿瘤，治疗低级别转移瘤硬膜外脊髓压迫。一般认为术前或术后辅助放疗都是可行的，然而由于脊柱转移瘤患者的预期寿命有限，因此必须制定更合理、更省时的治疗方案。一方面，一些严重椎体压缩性骨折患者由于疼痛剧烈而无法接受放疗。这种情况下，椎体成形术可以在不延迟放疗的情况下取得即刻止痛效果。另一方面，放疗的不良反应分急性、亚急性和迟发性三种。急性的不良反应出现在放疗照射的邻近组织，如皮肤或者消化道。亚急性的不良反应包括脊髓损伤（脊髓炎）、放射诱导的骨折及对骨髓的毒性作用。晚期迟发的不良反应包括继发性恶性肿瘤。考虑到恶性肿瘤患者对任何并发症的承受能力均较低，且放疗不良反应引发的大部分并发症都很难治疗，因此临床上，与椎体增强术联合的放疗通常被实施椎体增强术的手术医生安排在术后进行，尤其对于伴有转移瘤硬膜外脊髓压迫症患者。

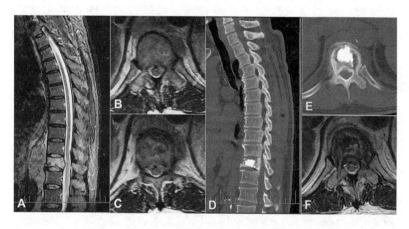

图 9-16　胆管癌胸 10 椎体转移瘤病理性骨折伴硬膜外脊髓压迫，行椎体成形术，术后结合放疗

A. 术前腰椎核磁共振 T2 加权像中矢状位片提示胸 10 椎体溶骨性转移瘤伴病理性骨折，相应节段椎管内硬膜外脊髓压迫；B、C. 核磁共振 T2 加权像横断位片提示胸 10 椎管内硬膜外脊髓压迫 ESCC 2 级；D、E. 术后 CT 中矢状位及横断位片提示骨水泥位置及填充良好；F. 椎体成形及放疗联合治疗后核磁共振 T2 加权像横断位片提示相应节段硬膜外脊髓压迫减轻为 ESCC 1c 级

（四）围手术期联合靶向和 / 或内分泌治疗

脊柱转移瘤治疗的目的在于稳定骨折、缓解和控制疼痛，局部控制肿瘤，维持和恢复脊髓神经功能。对于靶向治疗和 / 或内分泌治疗敏感的患者，椎体增强手术结合围手术期靶向治疗和 / 或内分泌治疗等系统性内科治疗可以很好地达到上述治疗目的，甚至可以避免局部放疗。椎体增强技术结合围手术期靶向治疗和 / 或内分泌治疗，可能成为今后流行的另一种治疗模式（图 9-17）。

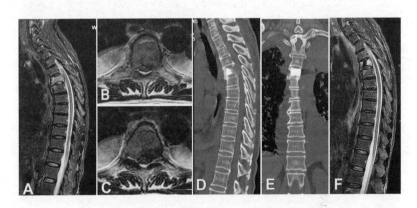

图 9-17　肺癌胸腰椎多发脊柱转移瘤伴胸 5 椎体病理性骨折伴硬膜外脊髓压迫，行椎体成形术，术后分子靶向治疗结合放疗

A. 术前胸椎核磁共振 T2 加权像矢状位片提示胸 5 椎体病理性骨折伴硬膜外脊髓压迫；B、C. 术前胸椎核磁共振 T2 加权像横断位片提示胸 5 椎管内硬膜外脊髓压迫 ESCC 1c ～ 2 级；D、E. 术后胸椎 CT 矢状位及冠状位片提示骨水泥分布良好；F. 椎体成形术联合靶向药及放疗治疗后 1 个月胸椎核磁共振 T2 加权矢状位片提示椎管内硬膜外脊髓压迫消失

（五）术中联合放疗

Frederic Bludau 等设计并开展了一项椎体后凸成形术联

合术中放疗治疗脊柱转移瘤的单中心前瞻性Ⅰ/Ⅱ期临床试验（NCT01280032）。在第一个初始的Ⅰ期试验，患者参加了经典的3+3方案，Kypho-IORT 使用针状 50kV X 射线源在三个辐射剂量水平下进行（深度为 8mm 时 8Gy，深度为 11mm 时 8Gy，深度为 13mm 时 8Gy）。9 例患者均未在三个水平上表现出剂量依赖性毒性。随后有 52 例患者进入Ⅱ期试验，Kypho-IORT 仍然在不同剂量水平下进行。中位疼痛评分从术前的 5 分下降到术后第一天的 2 分（$P < 0.001$）。干预前疼痛水平为 3 分或更高的 43 例患者中，有 30 例（69.8%）术后第一天疼痛减轻 ≥ 3 分。术后第一天疼痛减轻超过 3 分的患者中持续疼痛减轻为 34 例，占 79.1%。3 个月、6 个月和 12 个月的局部无进展生存期分别为 97.5%、93.8% 和 93.8%。3 个月、6 个月和 12 个月的总体生存期为 76.9%、64.0% 和 48.4%。作者由此认为椎体后凸成形术联合术中放疗治疗脊柱转移瘤是安全的，可为脊柱转移瘤患者提供即刻、持续的疼痛缓解，并可获得出色的局部控制率。

（六）联合减压重建内固定术

在脊柱转移瘤减压重建内固定开放性手术前、术中和术后（图 9-18），通过椎体增强手术在病理性骨折的椎体或溶骨性病变较为严重的椎体内注入骨水泥，以增强脊椎前柱的稳定性。

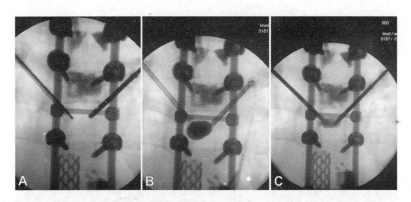

图 9-18　多发脊柱转移瘤伴胸 10 椎体病理性骨折硬膜外脊髓压迫，一期
　　分离手术后，二期行胸 8 椎体转移瘤经椎弓根外入路椎体后凸成形术

A. 二期术中胸 8 椎体行双侧经椎弓根外入路穿刺；B. 二期术中胸 8 椎体行
右侧经皮球囊后凸成形术；C. 二期术中胸 8 椎体双侧推注骨水泥

（七）联合经皮椎弓根螺钉内固定术

　　严重的脊柱转移瘤可明显降低脊柱的承重能力，脊柱不稳定可以引起机械性疼痛、神经功能障碍、畸形，这些均会严重影响生活质量。经皮椎弓根螺钉内固定术是一种很有价值的治疗选择，为那些没有椎管环形减压适应证，但有硬膜外脊髓压迫和脊柱不稳定的患者提供了一种手术治疗选择。其主要的优势是在不增加切口并发症风险的情况下，稳定脊柱后尽可能快地接续术后辅助放疗；同时预期生存期较短的患者也不必再担心椎体间的融合。从生物力学的角度考虑，经皮长节段椎弓根螺钉内固定可以将应力分散到更长的脊柱，因此更为安全。随着计算机导航技术的发展，术者会更方便地将椎弓根螺钉经皮置入。对于 SINS 评分较高的脊柱转移瘤患者，脊柱的稳定性可通过联合椎体骨水泥增强技术的经皮椎弓根螺钉内固定技术来

恢复（图 9-19）。

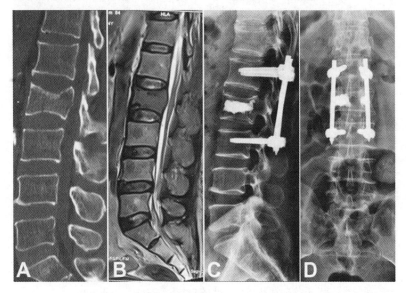

图 9-19 肝癌腰 2 椎体转移瘤行椎体后凸成形术结合经皮椎弓根螺钉
固定术

A. 术前 CT 矢状位重建片提示腰 2 椎体病理性骨折，脊柱肿瘤不稳定 SINS
评分 13 分；B. 术前核磁共振 T2 加权像矢状位片提示腰 2 椎体溶骨性转移
合并病理性骨折，硬膜外脊髓压迫 ESCC 分级 1b 级；C、D. 术后侧位及前
后位 X 线片

（八）术中结合神经根阻滞术

经椎间孔神经根阻滞术是一种治疗腰椎间盘突出引起下肢根
性放射痛的有效方法。椎体增强技术结合肋间神经 / 腰椎神经根
阻滞术适用于脊柱转移瘤合并肋间神经放射痛（图 9-20），以及
合并腰椎退行性疾病（图 9-21）和 / 或转移瘤硬膜外神经根压迫
有放射痛的患者。

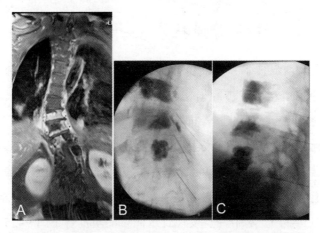

图 9-20　肺癌胸 9 胸 11 椎体转移瘤伴严重肋间神经放射痛行椎体成形术
结合肋间神经阻滞术

A. 术前核磁共振 T2 加权像冠状位片提示胸 9 椎体、双侧胸 10 椎体、左侧
胸 11 椎体右侧高信号；B、C. 术中前后位及侧位透视提示骨水泥在椎体内
位置佳，三枚注射器针尖分别位于左侧第 9 ～ 11 肋间神经椎间孔出口

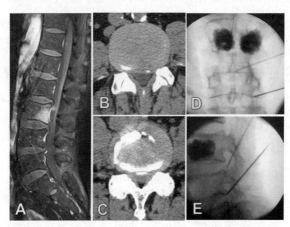

图 9-21　肺癌腰 3 椎体转移瘤伴腰 3 腰 4 节段椎间盘突出症行腰 3 椎体成
形术结合腰 4 神经根阻滞术

A. 术前核磁共振 T2 加权抑制像提示腰 3 椎体转移；B、C. 腰椎间盘 CT 平
扫提示腰 3 ～腰 4 节段椎间盘向右后突出，硬膜囊受压，双侧侧隐窝狭窄；
D、E. 透视下行右侧腰 4 神经根阻滞术

八、椎体增强技术的并发症及预防

椎体增强技术并发症包括骨水泥渗漏、脂肪栓塞、肺栓塞、肿瘤穿刺道转移、神经损伤、硬脊膜破裂、硬膜外血肿、肿瘤椎管内进展、邻近椎体骨折等。

骨水泥渗漏是最常发生的并发症，骨水泥可外溢至邻近软组织、椎间盘、静脉（图9-22）、椎间孔或椎管内（图9-23）。然而，绝大多数的骨水泥渗漏是无症状的，仅能通过影像学检查发现（图9-24）。术中一旦发现骨水泥渗漏至椎管（图9-25）、椎间孔或前方血管，则需立即终止骨水泥注射。骨水泥渗漏到椎间隙可导致终板损伤和/或椎间盘突出。有学者甚至认为，一旦骨水泥渗漏到椎间盘，相邻的椎体则需行椎体增强术，以防止继发性椎体压缩性骨折。如果骨水泥渗漏到椎间孔引起神经压迫出现神经根性疼痛，可以使用非甾体类抗炎药（NSAIDS）或激素治疗；如果出现按照神经根分布的感觉或肌力异常，必要时需要进行手术减压。如果骨水泥被怀疑渗漏到椎管中，则需行术中CT或透视以确定椎管内骨水泥渗漏的数量和位置。如果骨水泥的渗漏引起脊髓压迫或椎管狭窄的症状，则需行骨水泥移除术，甚至立即行急诊手术探查。骨水泥渗漏引起的心血管系统并发症严重程度差别很大，轻者仅有轻微的一过性低血压，重者可因渗漏至肺血管诱发肺栓塞。一种可能的机制是骨水泥渗漏至椎旁静脉，引起局部或远端血管的阻塞；另一种可能是骨水泥干扰细胞外钙离子运输并激活凝血级联反应。椎体增强术骨水泥渗漏常见的原因有以下几种：①病例选择不当。如成骨性脊柱转移瘤为椎体增强术的相对禁忌证，术前需完善 CT 检查，严格脊柱不稳定肿瘤评分及手术适应证。②手术方式选择不当。如对椎体周壁破裂、骨水泥渗漏风险较大的病例，应选择球囊后凸成形术。③术中疏于透视下的实时监测，骨水泥推注者手感差。术中应一边透视一边操作，强烈建议采用推杆推注骨水泥，当骨水泥到达椎体后 1/3 时停止注射。④术中骨水泥推注时间过早，骨水泥推注过多。术中需待骨水泥达到一定黏稠度时再进行注射，并将骨水泥有计划地推注到骨折部位。

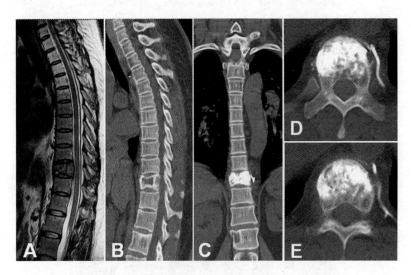

图 9-22　肺癌胸 10 椎体转移瘤伴病理性骨折椎体成形术中骨水泥向椎旁血管渗漏

A. 术前胸椎核磁共振 T2 加权像中矢状位片提示胸 10 椎体病理性骨折；B. 术前中矢状位 CT 重建片提示胸 10 椎体溶骨性改变伴病理性骨折；C、D、E. 术后冠状位 CT 重建片及横断位片提示骨水泥在椎体内弥漫性均匀分布，骨水泥渗漏至右侧椎旁血管

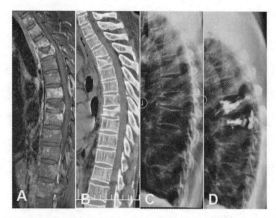

图 9-23　肺癌多发胸椎转移瘤胸 7 胸 8 椎体成形术中骨水泥向椎管内渗漏

A. 术前胸椎核磁共振 T2 加权像抑脂像中矢状位片提示胸椎多发胸椎转移瘤伴胸 4 胸 8 椎体病理性骨折；B. 术前 CT 中矢状位重建片提示胸 4 胸 8 椎体病理性骨折，胸 8 椎体后壁破裂；C. 术前侧位 X 线片提示胸 4 胸 8 椎体病理性骨折；D. 术后 X 线侧位片提示胸 7 胸 8 椎体成形术后，胸 8 椎体骨水泥向椎管内大量渗漏

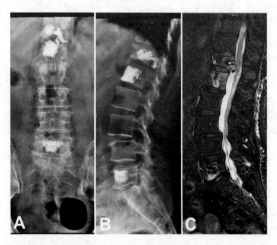

图 9-24　胸 12 腰 1 腰 5 椎体转移瘤行椎体成形术，骨水泥向椎管内渗漏

A、B. 术后前后位和侧位 X 线片提示胸 12 腰 1 腰 5 椎体成形术后，胸 12 椎体骨水泥向椎管内严重渗漏；C. 术后核磁共振 T2 加权抑脂像提示胸 12 椎体骨水泥向椎管内渗漏压迫脊髓

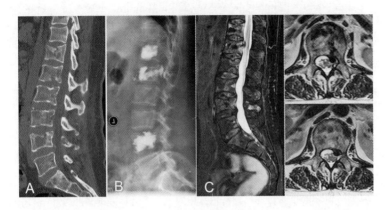

图 9-25　胸 12 腰 1 腰 4 椎体转移瘤行椎体成形术，腰 1 椎体骨水泥向椎
　　　　　管内渗漏

A. 术前 CT 矢状位片提示胸腰段椎体多发脊柱转移瘤胸 12 腰 1 椎体病理性
骨折；B. 术后侧位 X 线片提示胸 12 腰 1 腰 4 椎体成形术后，腰 1 脊椎骨水
泥向椎管内渗漏；C. 术后核磁共振 T2 加权抑脂像矢状位片提示腰 1 椎体骨
水泥向椎管内渗漏，压迫脊髓；D、E. 术后核磁共振 T2 加权抑脂像横断位
片提示腰 1 椎体骨水泥向椎管内左前方渗漏，压迫脊髓

　　神经损伤、硬脊膜损伤、硬膜外血肿（图 9-26）是椎体增
强手术不常见的并发症，术中或术后患者出现明显的神经功能
障碍。此类并发症与所强化的目标椎体及椎弓根过硬、术者穿
刺技术欠佳、术中透视效果差、患者依从性和配合度差相关。
成骨性脊柱转移瘤、部分接受过双膦酸盐、地舒单抗及分子靶
向药物治疗后的脊柱转移瘤的患者成骨明显，为椎体强化手术
的相对禁忌证。穿刺过程中如果出现神经损害等临床表现，应
立刻调整穿刺方向，原则是宁外勿内、宁上勿下。对于术中已
经发生硬脊膜破裂脑脊液漏的患者，术后需保持大便通畅，避
免药物抗凝，术后需密切观察患者的神经功能状态，必要时急
诊行核磁共振检查，并延长术后卧床时间（图 9-27）。一旦确
诊，首先积极行止血、脱水、激素等治疗，必要时行血肿清除、
手术减压。

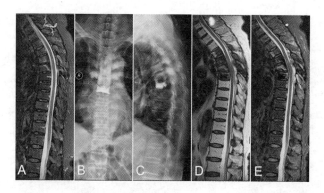

图 9-26 肺癌胸 7 椎体转移瘤行椎体成形术，术后并发硬膜外血肿伴不全瘫

A. 术前核磁共振 T2 加权像矢状位片提示胸 7 椎体溶骨性病变；B、C. 术后前后位和侧位 X 线片提示骨水泥在胸 7 椎体内均匀弥散；D、E. 术后第二天核磁共振 T2 加权像及 T2 加权抑脂像矢状位片提示胸 5～胸 8 水平椎管后方硬膜外条索状高信号影

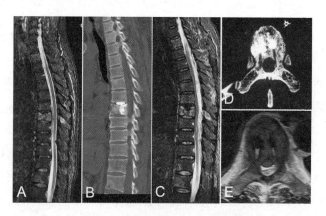

图 9-27 肺癌胸 8 椎体转移瘤伴病理性骨折行椎体成形术，术中损伤硬膜囊，术后并发严重硬膜外血肿及不全瘫

A. 术前核磁共振 T2 加权抑脂像矢状位片提示胸 8 椎体转移瘤伴病理性骨折；B. 术后 CT 矢状位片提示胸 8 椎体成形术骨水泥向胸 7～胸 8 椎间隙渗漏；C. 术后第二天核磁共振 T2 加权抑脂像矢状位片提示胸 2～胸 10 水平椎管后方硬膜外条索状高信号影；D. 术后 CT 横断位片提示右侧椎弓根穿刺道位置明显偏内；E. 术后第二天核磁共振 T2 加权横断位片提示胸 8 脊椎椎管内硬膜囊后方存在高信号影，硬膜囊被推挤至椎管的前方

椎体增强术后肿瘤可以向椎管内、椎旁扩散和进展。与术前合并椎体后壁缺损、椎弓根溶骨性破坏（图 9-28）、成骨性转移瘤局部反复穿刺（图 9-29）、术后未进行局部放疗（图 9-30）或全身系统内科治疗相关。穿刺道转移（图 9-31，图 9-32）是椎体增强术的另一项特有并发症，肿瘤可以沿椎弓根穿刺道发生筋膜下和皮下的扩散和转移。原因为术中穿刺部位出血较多、术后局部血肿、术后早期未进行局部放疗或全身系统内科治疗。因此，脊柱转移瘤椎体强化术前必须纠正患者的出凝血功能；术中提高穿刺效率，避免反复穿刺；穿刺针拔除后局部要及时压迫止血或缝合止血；术后早期行局部放疗及靶向药物或内分泌等全身治疗。对于术中椎弓根穿刺部位出血较多的病例，可采用椎弓根内骨水泥拉丝的方法及时闭塞穿刺道。

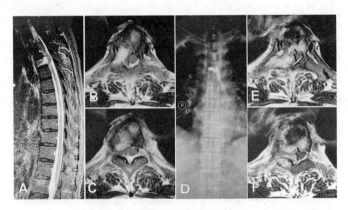

图 9-28　肺癌胸 5 腰 1 椎体转移瘤伴左侧椎弓根转移，椎体成形术后局部
扩散和进展，并发不全瘫

A. 术前核磁共振 T2 加权像矢状位片提示胸 5 椎体转移瘤伴硬膜外脊髓压迫；
B、C. 术前核磁共振 T2 加权冠状位片提示胸 5 椎体左侧椎弓根片破坏呈高信号，硬膜外脊髓压迫分级为 ESCC 1c；D. 术前前后位 X 线片提示骨水泥在椎体两侧对称分布；E、F. 术后核磁共振 T2 加权像冠状位片提示胸 5 椎体转移瘤自左侧椎弓根向椎管内生长，硬膜外脊髓压迫分级 ESCC 进展为 3 级

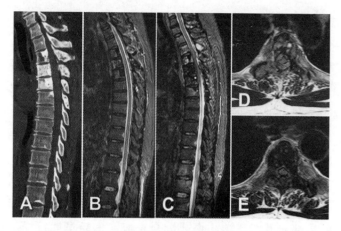

图9-29　肺腺癌胸4胸6成骨性转移瘤行椎体成形术案刺失败，5个月后肿瘤局部进展，并发不全瘫

A. 术前CT矢状位重建片提示胸4胸6脊柱转移瘤呈成骨性；B. 术前核磁共振T2加权矢状位提示胸4胸6脊柱转移瘤，椎管内无异常发现；C、D、E. 穿刺失败后5个月核磁共振T2加权像横断位提示转移瘤局部进展伴椎管内脊髓压迫，硬膜外脊髓压迫分级为ESCC 3级

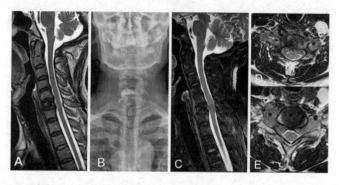

图9-30　肺癌颈6椎体转移瘤行前外侧入路颈6椎体成形术，17个月后肿瘤局部进展

A. 术后核磁共振T2加权像矢状位片提示颈6椎体内低信号影，颈椎椎管内无异常发现；B. 术后前后位片提示骨水泥在颈6椎体中偏右侧分布；C. 术后17个月核磁共振T2加权抑脂像矢状位片提示颈6椎体肿瘤向椎管内侵犯，相应节段硬膜囊受压；D、E. 术后核磁共振T2加权像横断位片提示颈6椎体转移瘤向椎管内及椎体周围扩散侵犯，硬膜外脊髓压迫分级为ESCC 1c级

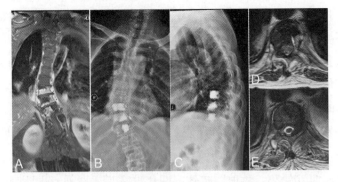

图 9-31 肺癌胸 9 胸 11 椎体转移瘤行胸 9 胸 11 椎体成形术，术中出血较多，2 个月后穿刺路径肿瘤扩散转移

A. 术前核磁共振 T2 加权像冠状位片提示胸 9 胸 11 椎体转移；B、C. 术后前后位及侧位 X 线片；D. 术后 3 周核磁共振 T2 加权像横断位片提示胸 10 椎体右侧为椎弓根内穿刺、左侧为椎弓根外穿刺；E. 术后 2 个月核磁共振 T2 加权横断位片提示胸 10 椎体左侧穿刺路径肌层内出现团块状低信号

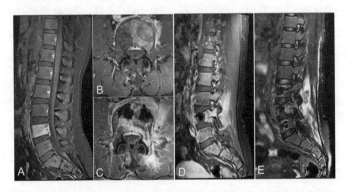

图 9-32 肺癌腰 4 椎体转移瘤椎体成形术，术中出血较多，2 个月后穿刺路径肿瘤扩散转移

A、B. 术前核磁共振 T2 加权抑脂像矢状位片横断位片提示腰 4 椎体转移，且向右侧椎旁浸润；C、D. 术后 2 个月核磁共振 T2 加权抑脂像矢状位片提示腰 4 椎体内低信号骨水泥影，右侧椎旁、右侧椎弓根及筋膜下肌层内可见高信号影；D. 术后 3 个月腰 3 腰 5 转移瘤再次行椎体成形术后核磁共振 T2 加权抑脂像矢状位片提示腰 3 腰 5 椎体内低信号影，筋膜下肌层内可见团块状低信号影

骨水泥增强后邻近未治疗节段的骨折风险增高仍然是目前临床医生密切关注的议题。对至少有一处椎体压缩性骨折的骨质疏松患者所进行的临床研究表明，这类患者再出现椎体骨折的风险比其他患者高 5 倍，大多数再发骨折位于相邻椎体，有的发生于较远的椎体节段。经过椎体增强术治疗后的患者中约有 20% 可能会再发生骨折，且大部分新发骨折（约 67%）发生于治疗后 30 天内，约 67% 的新发骨折邻近治疗过的椎体。体外生物力学及有限元研究显示，载荷的转移（即在被骨水泥增强后椎体刚度的增加，产生应力集中效应）造成相邻椎体上承受应力的分布发生变化，从而导致相邻椎体骨折风险升高。经过骨水泥增强后，负载后椎间盘内形变的模式发生变化，导致终板向邻近椎体发生很大的偏转（12%～20%）。终板偏转的加大可能与随后发生的邻近椎体骨折相关。据报道，7%～20% 的脊柱转移瘤患者术后可以出现其他脊柱节段的新发骨折。约 40% 的脊柱转移瘤患者的新发再骨折发生在椎体增强术后邻近节段，且常为病理性。椎体增强术后可以在短时间内即出现椎体的新发再骨折（中位数是 55 天），而术后远处椎体再骨折的发生较晚（中位数是 127 天）。

然而，脊柱转移瘤椎体增强术后相邻节段椎体再骨折的风险远低于骨质疏松性椎体压缩性骨折患者。原因是脊柱转移瘤患病人群的发病年龄、性别、骨质疏松状况、骨折后接受的内科治疗及双膦酸盐靶向治疗，骨水泥填充后的生物力学效应，均与骨质疏松脊柱压缩性骨折患病人群不同。

九、总结和展望

有足够的证据显示，椎体增强术是一种可以为有症状的椎体压缩性骨折患者提供减少病痛的有效方式，并且，椎体增强术的使用已从稳定骨折椎体扩大到对潜在不稳定未骨折椎体的预防性增强。目前这种预防性治疗主要用于有症状的溶骨性椎体转移瘤可能导致椎体病理性骨折风险增大的患者。

　　减少病痛和改善患者生活质量并不仅仅是一个健康相关问题，而且是降低并发症、减少医疗开支的问题。手术方式的选择虽然有争议，然而就脊柱转移瘤患者而言，目前文献似乎更支持采用球囊后凸成形术，这是因为该手术并发症较低，并能更好地恢复椎体高度。这与目前椎体增强术治疗脊柱转移瘤相关的高质量文献报道尚不充分有关。术者必须牢记无论是椎体成形术还是球囊后凸成形术，术中最大的风险都是穿刺过深，故病理活检必须按要求进行。椎体增强技术结合放疗或者靶向治疗等系统内科治疗已成为目前最流行的多学科协作治疗模式。

　　将充填材料合理地注入骨折风险高的部位可起到椎体增强作用和／或注入椎体骨折部位可起到椎体修复作用，因此在满足生物力学需要的情况下要实现充填材料的量最优化，如此可以将充填材料渗漏的风险降到最低。充填材料用于增强椎体时，若与其他药物相结合，可能会起到逆转局部骨丢失的作用。因此，今后的研究重点将继续集中于充填材料的选择和充填量的优化上。随着临床应用经验的不断丰富，椎体增强技术将能更加可靠地缓解疼痛和增强椎体的生物力学性能，并且将并发症的风险降到最低。

第十章

脊柱转移瘤的放射治疗

脊柱转移瘤是癌症较常见的并发症,其预后不仅取决于早期诊断,更取决于合理有效的治疗。外科手术和放射治疗的各自进步重新定义了它们在脊柱转移瘤治疗中的地位。近期已有三种体外放疗技术可以在提升肿瘤放射剂量的同时减少正常组织的受量。①高能强子放疗,如粒子束放疗(particle beamtreatment)质子束放疗(proton beam treatment);②近距离放疗(brachy therapy),如 ^{125}I 放射粒子植入;③高剂量适形光子放疗(high-dose conformal photon therapy),如影像引导调强放疗治疗(Imageguided intensity-modulated radiation therapy,IMRT)或立体定向体部放疗(stereotactic body radiotherapy,SBRT)。

采用高能强子(主要包括质子或带电粒子、碳离子、氦、氖)的放疗在给予靶区体积高剂量照射的同时可有效减少正常组织的损伤。与光子或质子相比,碳离子这样的重离子放疗因为在肿瘤区域的相对生物学效应更高并且降低了氧增效比,所以在生物学甚至是物理学上有着明显的优势。脊柱立体定向放疗可以精确地将高剂量射线投射到目标组织,适用于单处脊柱转移(寡转移)独立或术后联合治疗、传统外放射治疗后肿瘤复发、术后复发的独立治疗或再手术后的辅助治疗。随着更先进的加速器和影像定位计算系统的开发和运用,立体定向放疗在脊柱转移瘤的治疗中将越来越重要。

肿瘤靶区（gross volumn，GTV）定义为 MRI 和 CT 图像上可见的恶性肿瘤生长范围。临床靶区（clinical target volume，CTV）定义为 GTV 及潜在的术后显微镜下播散区域，包含整个椎体。计划靶区（planning target volume，PTV）包括 CTV 外扩 2～3mm 边界，目的是将器官自主运动和不自主运动造成的肿瘤位移范围以及摆位造成的误差考虑在内。

一、传统体外放射治疗

传统体外放射治疗（conventional external beam radiation，cEBRT）主要包括二维或三维放疗（图 10-1），采用单次或多次分割照射。由于缺乏对靶区的高度适形性和准确性，治疗剂量受到脊髓耐受量的限制，因而无法获得满意效果。目前脊柱转移瘤尚无统一标准的 cEBRT 方案，不同的放疗中心使用的放射剂量甚至波动在 1～2 个量级之间。cEBRT 往往会运用较大的放射剂量以抵偿因患者移动而损失的剂量。放疗过程中，包括脊髓在内的许多正常的组织也会暴露在放射线之中。cEBRT 通常将 30Gy 的总剂量分 10 次完成，分次进行放疗可使周围组织获得的剂量控制在耐受剂量之下。这一方案可以很好地控制放疗敏感性肿瘤，并且保证周围组织有良好的耐受性。

研究表明，无论是单次大剂量放疗还是多次分割放疗都能有效缓解疼痛。通常认为大剂量单次放疗对于缓解疼痛的效果要优于低剂量单次放疗。Dennis 等人发现在缓解疼痛方面，单次放疗剂量 8Gy 要明显优于 4Gy。然而，也许多研究发现不同的分割方案在疼痛控制、神经恢复、患者生存率和耐受性方面没有显著差别。一项关于放疗的 meta 分析表明，单次放疗（8Gy）和多次分割放疗在局部疼痛缓解率（23% 和 24%）和整体疼痛缓解率（60% 和 61%）方面没有统计学差异，但单次放疗后复发后需再处理的可能性比多次分割放疗高出 2.5 倍。在一项大样本研究中，

Rades 等人回顾性研究了 1304 例转移性硬膜外脊髓压迫患者的治疗效果，患者根据放疗方案的不同分为五组：8Gy×1（第 I 组，共 261 人）；4Gy×5（第 II 组，共 279 人）；3Gy×10（第 III 组，共 274 人）；2.5Gy×15（第 IV 组，共 233 人）；2Gy×20（第 V组，共 257 人）。结果发现各组治疗后行走率和运动功能改善率均相似，无统计学差异，分别为 63%～74% 和 26%～31%；同时发现放疗时间持续长的方案照射野内肿瘤复发率最低，第 I、II、III、IV、V 组照射野内 2 年肿瘤复发率分别为 24%、26%、14%、9%、7%（P < 0.001）。作者建议生存期较短的患者可接受单次 8Gy 放疗，而其他患者则推荐接受总量 30Gy 分 10 次的治疗方案。

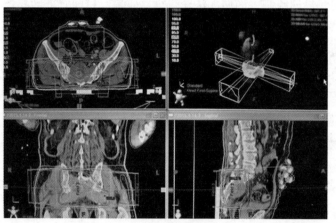

扫码看彩图

图 10-1　骶骨转移瘤传统体外放射治疗剂量分布图

cEBRT 虽然已用于治疗脊柱转移瘤很多年，然而远期肿瘤局部控制率仅为 30%～50%，主要的限制是射线剂量。由于转移瘤通常靠近脊髓，且脊髓位于脊椎中央，因此射线很难避开脊髓。传统认为，应用 cEBRT 放疗技术脊髓 TD5/5 耐受剂量（5 年发生并发症概率为 5% 时的耐受剂量）为 50Gy 及 1.2～2.0Gy 的分次剂量，超出此剂量出现放射性脊髓病的风险将显著增加。因此，文献中 cEBRT 多次分割方案照射总剂量通常被限制在 54Gy 以下，脊髓的放射损伤还与脊髓的放疗长度有关。

考虑到手术联合放疗是脊柱转移瘤的主流治疗方案，临床医生需要判断术前放疗和术后放疗之间的疗效差异，并明确手术与放疗之间是否存在最佳的时间间隔。一方面，间隔时间过短会增加术后切口不愈合、伤口感染等并发症的发生风险；另一方面，间隔时间过长可能会发生肿瘤的局部进展。多数研究认为，术前放疗是术后切口不愈合、伤口感染等并发症发生的危险因素。Ghogawala 等研究发现，术前放疗发生伤口相关并发症的风险比术后放疗高出近 3 倍（32% 和 12%）。放疗后 7 天内行手术治疗的患者伤口并发症的发生率为 46%，而当两者间隔时间大于 7 天时，伤口并发症的发生率降至 20%。Sundaresan 等研究发现，接受术前放疗的 40 例患者中有 10 例发生伤口感染，而接受术后，放疗的 40 例患者中仅有 1 例发生此并发症。在 Keam 等的研究中，所有术前放疗的患者有 15% 出现了伤口并发症。Demura 等研究发现，脊柱转移瘤手术部位感染的总体发生率为 7.1%，其中 31.8% 发生在接受术前放疗的患者中，远高于未接受术前放疗的患者。Pascal-Moussellard 等研究同样证实，术前放疗导致伤口并发症的发生率明显高于术后放疗或不放疗（12% 和 1.1%）。Patchell 等对放疗失败的患者行紧急手术干预，术后伤口并发症的发生率同样高达 30%。Maire 等针对 4 种常见骨转移肿瘤（肺癌、前列腺癌、乳腺癌和肾癌）手术患者进行分析研究，未接受术前放疗组的术后并发症发生率分别为 5%、12%、10% 和 8%，而术前放疗组的术后并发症发生率分别为 15%、15%、15% 和 35%。然而，与术前放疗发生伤口相关并发症风险高这一观点相反的是，一些研究认为术前放疗与术后伤口感染之间不存在相关性。Wang 等认为术前放疗和术后伤口感染之间没有统计学关联，在放疗后 6 周内进行手术不会增加术后伤口感染的发生率，这一研究发现与 Holman 等和 Street 等的研究结果相似。Nemel 等对 86 例脊柱转移瘤患者的回顾性研究同样发现，术前放疗对术后伤口感染率没有影响。

总体而言，目前诸多文献报道的结论是，与术前放疗相比，术后放疗切口相关并发症更少。Berriochoa 等对在手术后 3 个月内接受放疗的 63 例脊柱转移瘤患者进行的回顾性研究表明，术后放疗对脊柱转移瘤患者是安全的，伤口并发症的发生率相对较低。Laohacharoensombat 等报道了术后 14 天接受放疗的 30 例患者，仅 1 例出现浅表伤口感染。Young 等发现术后 1 周接受放疗的 16 例患者中均未出现伤口相关并发症。Azad 等将 540 例术后放疗患者分为两组，早期放疗组（术后 4 周内接受放疗）和晚期放疗组（术后 4 ～ 8 周接受放疗），结果发现两组患者伤口并发症的发病率分别为 2.9% 和 3.4%。此研究虽然没有明确术后 4 周内是否存在最佳放疗时机，但对术后放疗时间的选择仍具有一定的临床参考价值。

二、调强放疗

在传统的体外放疗中，为了减少潜在的治疗误差，照射野需要包括靶区的周围正常组织，通常外放范围可达 1 ～ 2cm。如此大的外放范围可对周围正常组织产生较大的毒副作用，同时限制了所能给予的安全剂量。多叶准直器的引入是放疗的一项重要进展，可以自动设置放疗野，控制剂量分布，速度更快，几何精确度更高，它的应用使调强放疗成为可能。调强放疗（intensity modulated radiation therapy，IMRT）即调强适形放射治疗，是三维适形放疗的一种，要求辐射野内剂量强度按一定要求进行调节，以达到肿瘤内部剂量均匀性，简称调强放疗。它是在各处照射野与靶区外形一致的条件下，针对靶区三维形状和要害器官与靶区的具体解剖关系对射线束强度进行调节，5 ～ 7 个围绕等中心的照射野是最典型的射野方式。单个射野内剂量分布是不均匀的，但是整个靶区体积内剂量分布比三维适形放疗更均匀。调强放疗多采用逆向放疗计划，准确计算每束射线的强度，通过陡峭的剂量梯度，使靶区可以接受最大放射剂量，而保证脊髓受到的剂量在安全范围之内，通过多次调整照射野的数量、角度以及射野的能量以达到最佳的解决方案，既兼顾靶区剂量又兼顾敏感组织的耐受剂量。对于颈胸椎病变，每个照射野的强度需要进行一定程度的调整，以使得所有射野的总剂量与靶区体积的三维高度适形，并且在脊髓及食管附近形成陡峭的剂量梯度。对于腰椎病变，双肾及肠管则是常规需要躲避的器官（图 10-2）。高度适形的放射治疗也可降低软组织损伤以及随之发生的伤口并发症。

　　影像学技术引导的调强放疗（IG-IMRT）是在治疗机上安装兆伏级或千伏级的 X 线射野影像监视器（EPID），可在治疗中实时监测和验证射野几何位置乃至野内剂量分布，从而控制摆位误差，对器官的移动进行监控。现代 IG-IMRT 可以将设置误差缩小到 2mm 以内。在肿瘤局部控制方面（特别是对于放疗不敏感的肿瘤，如肾细胞癌、结肠癌、黑色素瘤）影像引导的调强放疗明显优于传统体外放疗。Chang 等人最早开展的Ⅰ / Ⅱ期临床研究中分别采用 30Gy/5f、37Gy/3f 的调强放疗，1 年局部控制率达 84%，随访期间没有脊髓、神经病变等放射性损伤的发生。另一项关于 IG-IMRT 剂量提升的研究表明，当中位放疗剂量提高至 58Gy 时，能够达到更好的疗效，2 年局部控制率为 88%。目前，影像引导技术如锥形束 CT 扫描被整合至调强放疗过程中，可提供三维立体图像及空间数据，并能近似实时地确认射线照射至靶区的位置。

　　容积调强放疗（volumetric intensity-modulated arc treatment，VMAT）与常规调强放疗相比最大的优点是在保证相同的适形和覆盖率前提下治疗时间明显缩短。Lee 等人在一项对比研究中表明，容积调强放疗平均照射时间为 3.5 分钟，而常规调强放疗平均照射时间为 10.5 分钟。Rehman 等人的研究表明，容积调强放疗的肿瘤复发率低于相同剂量的常规调强放疗和 cEBRT。容积调强放疗、常规调强放疗、三维适形放疗的危险器官（OARs）接受超过 4Gy 的剂量肿瘤复发率分别为 0%、27.06% 和 32.35%。

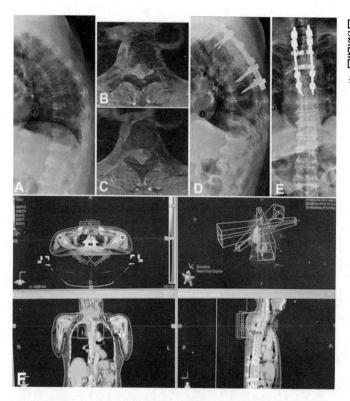

扫码看彩图

图 10-2　肺癌胸 4 胸 5 椎体硬膜外脊髓压迫症行后路
肿瘤部分切除椎管环形减压内固定术结合术后放疗

A. 术前胸椎侧位 X 线片；B、C. 术前 MRI T2WI 横断位片提示硬膜外脊髓压迫分级 ESCC 3 级；D、E. 术后前后位及侧位 X 线片；F. 胸 2 椎体转移瘤调强放疗剂量分布示意图

三、质子束放疗

质子束放疗与影像引导的调强放射治疗有许多重要的相似之处，但也有明显区别。质子束放疗和调强放疗对周围组织的生物学影响相对较小。质子束的特点是肿瘤靶区内剂量分布非常高，而在靶区外几乎不存在剂量。质子束放疗的比电离曲线即布拉格峰（Bragg peak）现象使得靶区外剂量下降得十分陡峭，可用毫米级来测量。（图10-3）质子束放疗相对光子放疗的转换因子一般认为是1.1，即1Gy质子束放疗的生物学剂量等于1.1Gy钴源或1.1钴灰色当量（CGE）。因此，质子束放疗并不能明显增强杀死细胞的效应，它的优势在于布拉格峰以后没有多余的剂量。如果布拉格峰正好发生在脊髓之前，则脊髓仅接受非常小的剂量。调强放疗时，脊髓如果靠近肿瘤通常仍会接受较高剂量照射，因为光子照射没有布拉格峰效应，一些射线会穿过肿瘤组织到达脊髓。调强放疗能够给予肿瘤的照射剂量取决于脊髓的耐受剂量。而质子束照射可以在保证脊髓接受最小剂量的同时，肿瘤靶区获得高剂量照射。大多数情况下，由于要限制脊髓最大耐受剂量在50～54Gy，椎体肿瘤质子束照射最多给予74Gy。虽然调强放疗时椎体肿瘤可以给予相似的剂量，但质子束放疗时脊髓受量相对较低。

然而，质子束放疗对脊柱内固定植入的患者来说有一个明显的缺点，高密度的金属植入物会对质子的分布造成影响，最多可达到10mm，在高剂量区，剂量可能增加10%。当脊髓与目标高剂量区仅有几毫米的距离时，这种金属内植物对质子的分布和剂量带来的不确定性是令人无法接受的。在有金属植入物时，需要通过蒙特卡洛（Monte Carlo）模拟技术来获得更精确的放疗剂量。相比之下，光子放疗和调强放疗受金属内植物的影响较小。

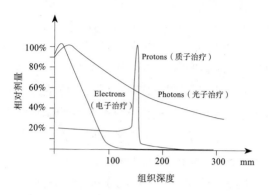

扫码看彩图

图 10-3　200 MeV 质子束的布拉格峰效应

（注意：在深度超过布拉格峰的位置是没有剂量的。）

四、近距离放疗

（一）放射性粒子

近距离放疗的理论基础是平方反比定律，在脊柱部位应用近距离放疗可以增加肿瘤的总放射剂量，而不明显增加邻近脊髓或其他对射线敏感组织的放射剂量。由于放射性粒子植入病灶内（图 10-4，图 10-5），因此不存在因为患者移动而造成的治疗误差。放射性粒子通常被用于治疗肿瘤切除后显微镜下阳性或者微小残留肿瘤，也有报道指出其治疗椎旁和硬膜囊病变可取得较好疗效。微创技术与近距离放疗联合运用，在影像引导的调强放疗和立体定向放疗占据主导的今天仍然占有一席之地。

[125]I 是脊柱近距离放疗中应用最多的同位素。Rogers 等较早报道了行术中 [125]I 粒子椎旁植入近距离放射治疗转移性脊髓压迫，25 例患者中 22 例（88%）为 cEBRT 后失败的病例。手术方式包括全椎体切除、椎体部分切除术和椎板切除术。中位随访时间 19.2 个

月，术后 3 年实际肿瘤控制率为 72.9%，没有 1 例发生放疗毒性反应。Yang 等研究发现椎体成形术联合 ^{125}I 粒子植入治疗脊柱转移瘤临床疗效明显优于 cEBRT。Yao 等报道了 CT 引导下 ^{125}I 粒子植入近距离放射治疗 cEBRT 后进展的 26 例（24 例患者）脊柱转移灶，6 个月和 12 个月的肿瘤局部控制率分别为 52% 和 40%，术后 1～3 周，疼痛缓解率为 91.7%（22/24），无放射线诱发的椎体压缩性骨折或放射性脊髓病的发生。此外，Shi 等对 122 例接受手术减压和椎弓根内固定的 MESCC 患者进行回顾性分析，分为术后 ^{125}I 粒子近距离放疗组和术后 cEBRT 组。结果显示，近距离放疗组术后 1个月、3 个月、6 个月 VAS 评分显著低于 cEBRT 组，术后近距离放疗组的术后行走率高于 cEBRT 组（90.0% 和 83.9%），术后近距离放疗组的放射相关并发症发生率低于术后放疗组（8.3% 和 38.7%）。然而，曾有用放射性粒子 ^{131}I 治疗甲状腺癌脊柱转移瘤发生放射性脊髓炎的报道。高剂量后装近距离放疗可以用细小的导管对脊柱肿瘤患者进行术中照射。与其他近距离治疗方式相同，后装放疗可以作为 cEBRT 剂量提升的辅助手段。

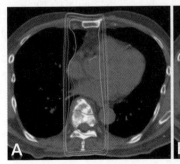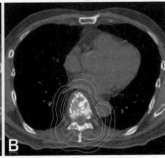

扫码看彩图

图 10-4　胸椎转移瘤传统放疗与调强放疗的放射剂量分布图比较

A. 前后对穿野传统放疗的放射剂量分布图；B. 辐射剂量集中在椎骨的立体定向放疗的放射剂量分布图

（注：每一条彩色线表示一条等剂量曲线）

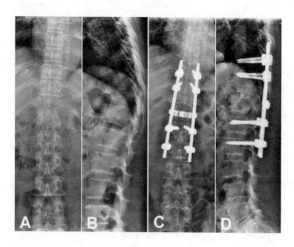

图 10-5 肺癌胸 12 椎体转移瘤脊髓压迫症行胸椎 12 椎体后路环形减压内固定 ^{125}I 放射性粒子植入术

A、B. 术前正侧位 X 片提示胸 12 椎体病理性骨折；C、D. 术后 X 线片提示放射性粒子在胸 12 椎体内均匀分布

（引自 Yao L, Cao Q, Wang J, et al.CT-Guided ^{125}I Seed Interstitial Brachytherapy as a Salvage Treatment for Recurrent Spinal Metastases after External Beam Radiotherapy.Biomed Res Int, 2016;2016:8265907.）

（二）术中贴敷器片

术中贴敷器片近距离放疗可对硬膜表面肿瘤实施高剂量放疗，同时脊髓接受的放疗剂量没有显著增加。Delaney 等改进了 ^{129}Ir 和 ^{90}Y 硬脊膜高剂量放疗敷贴器片。^{90}Y 发射单纯 β 射线，可以非常理想地给予硬脊膜高剂量放疗（7.5 ～ 15Gy），同时在脊髓处无毒性反应。^{90}Y 百分深度剂量在 2mm 处为 29%，4mm 处为 9%。在肿瘤切除且不存在脑脊液漏的情况下，硬脊膜通过脑脊液可以给脊髓提供足够的安全边界。对于放疗抵抗的硬膜囊病变，联合影像引导的调强放疗或质子束放疗，^{90}Y 可以作为极佳的辅助治疗手段。影像引导的调强放疗通过剂量修饰来减少脊髓边界的剂量，让出脊髓耐受剂量。^{90}Y 可以改进硬膜囊病变的剂量分布，从而使治疗计划更容易实施。^{90}Y 的局限性在于贴敷器需要个体化定制，而且半衰期非常短。如果术中硬膜囊表现的肿瘤切除比术前从 MRI 计算的范围更广泛或者手术延期几天，则事先准备好的硬膜囊贴敷器就会浪费。

美国纪念斯隆·凯特琳癌症中心是最早一批应用类似的硬膜囊贴敷器片对转移性或原发性脊柱肿瘤进行术中近距离放疗的医院。使用薄片状的硅胶被覆放射性磷（^{32}P）涂层贴敷器。^{32}P 的半衰期为 2 周，且百分深度剂量较 ^{90}Y 更浅。手术过程中，贴敷器片被短暂地直接贴敷在硬膜囊表面肿瘤切除位置，在手术结束前即可移去。与 Delaney 等应用的 ^{129}Ir 和 ^{90}Y 类似，^{32}P 的施源器片可以在给予硬膜囊表面 25Gy 放疗剂量的同时，使脊髓的周围剂量降低到 2Gy 以下。^{32}P 已经在其他肿瘤的局部治疗中取得了很多成功经验，但其在脊柱恶性肿瘤治疗中的安全性和有效性的研究仍在继续。

五、立体定向放疗

（一）概述

高剂量的放疗可以更好地控制肿瘤及其复发。但其主要矛盾在于脊髓等其他邻近危险器官（OARs）对放射线的耐受性低，过高剂量的暴露会发生神经功能恶化等放射损伤并发症。由于根治脊柱转移瘤的放射剂量超过了周围正常组织的耐受量，因而这些肿瘤常常无法用 cEBRT 放疗方法根治，这会导致肿瘤局部复发。目前已发现剂量大分割放疗是放射治疗的一种重要策略，可以进一步提高放疗抵抗性原发或转移脊柱肿瘤的有效性。在过去的 10 余年里，立体定向体部治疗（stereotactic body radiotherapy，SBRT）简称立体定向放疗，又称立体定向消融放射治疗（stereotactic radiofrequency blation，SRB）、立体定向放射外科（stereotactic radiosurgery，SR）如射波刀（cyber knife），已经发展为一种用于不同部位肿瘤的局部高剂量靶向治疗，对于脊柱原发瘤和转移瘤的局部控制均显示出了预期的疗效。

从放射生物学角度讲，组织学分型属于低 α/β 比值的肿瘤，对剂量大分割的放疗更为敏感。基础研究证实，常规方法照射细胞死亡的主要形式是凋亡，单次放疗剂量 8～10Gy 可导致基于酸性鞘磷脂酶途径的肿瘤细胞凋亡，高剂量放疗对微血管的损伤也有助于细胞死亡。SBRT 的疗效取决于将高的放射性消融剂量传递到脊柱的能力，肿瘤暴露在至少 8Gy 的剂量下，可通过有丝分裂突变和凋亡以外的机制激活放射生物学途径。立体定向放疗增加细胞死亡的机制还包括放射诱导肿瘤抗原特异性免疫反应、内皮/血管损伤或高剂量放疗后肿瘤细胞死亡的增加等。因此，那些对 cEBRT 常规分割剂量抵抗的肿瘤可从立体定向放疗上显著获益。

生物等效剂量（biological effective dose，BED）这一概念可以对不同剂量分割方式的放疗效力进行比较，现已被广泛接受。虽然生物等效剂量计算的假设是基于线性二次方程，对 SBRT 单次大剂量照射的计算并不精确，但对不同剂量分割方式进行对比证实，放疗抵抗的肿瘤（α/β=2）较放疗相对敏感的肿瘤（α/β=10）更能从提高单次照射剂量中获益（表 10-1）。因此，提高单次分割剂量是放射生物学效能提升的一种重要方式。

表 10-1　生物等效剂量列表

	24Gy/12	24Gy/8	24Gy/6	24Gy/4	24Gy/2	24Gy/1
α/β=2	48Gy	72Gy	96Gy	120Gy	168Gy	312Gy
α/β=10	29Gy	31Gy	34Gy	38Gy	53Gy	81.6Gy

注：此表表明提高单次放疗剂量对于放疗抵抗的肿瘤（α/β=2）较放疗相对敏感的肿瘤（α/β=10）有更为显著的优势

（引自 Hall EJ,Giaccia AJ.Radiobiology for the Radiologist, 6th ed.Philadelphia: Lippincott Williams Wilkins, 2006.）

与 cEBRT 传统的前后对穿野放疗相比，SBRT 能从更多的方向使用更多的光束，同时采用多角度投射和聚焦束技术避开周围正常组织，将高剂量射线定向高速投射到目标组织，典型的是聚焦等中心的 5 ～ 7 个照射野。影像引导适形技术及调强技术与 SBRT 相结合，为 SBRT 提供了更为有效的途径（图 10-6，图 10-7）。为了保证高生物剂量的放疗安全有效，放疗需要以严格适形的方式实施，并保证高度的精确性，这样才能防止对射线敏感的正常组织暴露在高剂量区域（图 10-8）。与调强放疗类似，每个照射野的强度均通过移动窗技术由多叶光栅进行调节。所有靶区均根据国际辐射单位与测量委员会（ICRU）50 号报告和国际立体定向放疗外科联盟制定的指南进行勾画。为了使并发症的风险降至最低，所有相关的邻近危险器官都应该勾画出来，包括脊髓、马尾、神经丛、神经根和食管等，并对其剂量做出严格限定。对于邻近的神经性结构，如脊髓和马尾，要求通过 MRI 检查以完成精准勾画。定位 CT 图像与脊柱 MRI（T1、T2 序列）图像的融合会简化勾画过程（图 10-9）。在勾画神经结构前，应对图像融合的质量进行严格核准。如果患者不能进行 MRI 检查或者术后因金属植入物的伪影而使脊髓显示不清时，CT 脊髓造影可以用来勾画脊髓。图像中窗宽、窗位必须精确，因为不精准的窗宽、窗位会导致脊髓勾画不准确，进而导致脊髓受量不准确。

在肿瘤容易被切除的情况下，SBRT 能发挥更大的放射生物学优势，达到更持久的疼痛控制和更少的局部复发的效果。实际上，更短的总治疗时间和较短的疗程对患者来说也更为方便，特别是对那些活动受限或那些可能要长途旅行接受治疗的患者而言更是如此。然而，接受 SBRT 的患者确实需要每次忍受比传统放疗更长的时间，传统治疗通常可以在 10 分钟内完成，而用射波刀的平均治疗时间为 30 ～ 40 分钟。因此，在考虑 SBRT 时，治疗决策仍需要多因素和个性化。

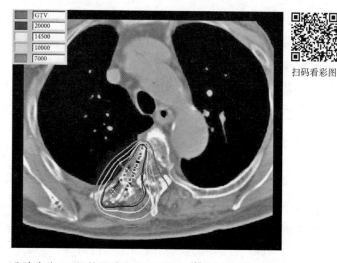

扫码看彩图

图 10-6　乳腺癌胸 10 椎体转移瘤 CT 引导下 ^{125}I 植入近距离放射治疗剂量
分布曲线图（D90158.3Gy）

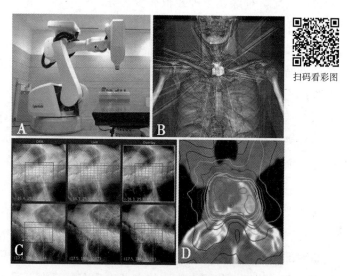

扫码看彩图

图 10-7　胸椎转移瘤射波刀治疗示意图

A. 射波刀装置；B. 三维渲染的 CT 图像，蓝线表示射波光束方向；C. 射波
刀系统中使用的可自动跟踪骨骼结构图像引导系统 X-sight；D. 辐射剂量集
中在椎体的放射剂量分布图

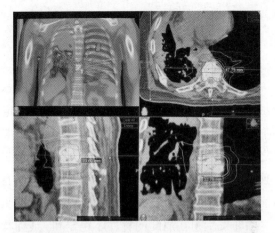

扫码看彩图

图 10-8　肺癌胸 12 椎体转移瘤立体定向放疗剂量分布曲线图

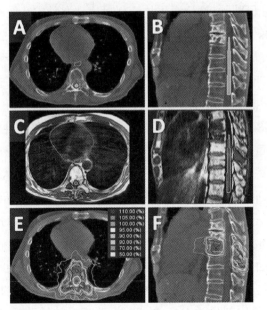

扫码看彩图

图 10-9　肺癌胸 9 椎体转移瘤行立体定向放疗

A、B.CT 横断位和中矢状位片用于立体定向放疗计划靶区的勾画；C、D.MRIT1 加权横断位和中矢状位片用于立体定向放疗计划靶区的勾画；E、F. 显示立体定向放疗剂量分布的 CT 横断位和中矢状位片

（二）适应证及禁忌证

SBRT 既可以作为脊柱转移瘤的一种主要的独立治疗方式，又可作为一种重要的辅助治疗。通常，SBRT 可以一次治疗 1 个或 2 个脊柱节段。而对于大范围多节段病变，高能定向照射的 SBRT 目前仍不适宜。目前，SBRT 的主要适应证包括脊柱转移瘤疼痛发生之前的独立治疗、早先传统放疗失败转移瘤进展或局部复发后的独立治疗、整块切除手术后的辅助治疗、转移瘤硬膜外脊髓压迫症减压分离手术后的辅助治疗、肿瘤晚期患者的姑息治疗。此外，除非发生迫在眉睫的脊柱不稳定和 / 或症状性脊髓压迫，SBRT 可以在手术之前进行或代替手术进行。SBRT 的绝对禁忌证为既往同一部位脊柱放疗剂量达到脊髓或其他邻近危险器官（OARs）耐受剂量者，相对禁忌证为原发肿瘤为放疗抵抗的高级别脊髓压迫、脊柱不稳定、拟照射部位有放射性粒子植入治疗史、预期寿命不足 3 个月、有结缔组织病。

2017 年的一项脊柱转移瘤术后 SBRT 的国际合作研究共识中指出，术后 SBRT 的适应证为原发肿瘤可以是放疗抵抗性的和 / 或先前接受过重叠放射治疗的局限于 1 ～ 2 个椎体水平的手术后脊柱转移瘤，禁忌证包括累及 3 个以上相邻椎体、脊髓损伤 ASIA 分级 A 级状态（即完全性脊髓完全损伤，运动或感觉功能均未保留）、术后残留脊髓压迫 ESCC 分级 3 级（脊髓受压迫且脊髓周围无脑脊液）。

美国放射治疗及肿瘤协会（ASTRO）放射治疗肿瘤学组的一项由 65 家机构参与的前瞻性随机对照研究（RTOG）0631 的 Ⅱ 期临床试验已于 2011 年完成。在严格质量控制条件下，Ⅱ 期研究结果证实了单次剂量为 16Gy 的 SBRT 治疗脊柱转移瘤的可行性和安全性。Ⅲ 期项目是一项目前正在进行的开放性前瞻性随机对照研究，将继续比较单次 16 ～ 18Gy 与单次 8Gy SBRT 对脊柱转移瘤疼痛控制和生活质量改善之间的差异。该 Ⅱ 期 / Ⅲ 期脊柱转移瘤 SBRT 临床试验研究的纳入标准：从 C1 ～ L5 的局限性脊柱转移（孤立性脊柱转移瘤、两个节段单独的脊柱转移瘤或最多 3 个单独部位的脊柱转移瘤，每个单独部位最多可能有 2 个相邻节段，如 C5、T5 ～ T6 和 T12）；患者可合并其他内脏转移；原发肿瘤可以是软组织肉瘤、黑色素瘤和肾细胞癌等放射不敏感肿瘤。当存在转移瘤硬膜外脊髓压迫时，脊髓与硬膜外肿瘤边缘之间的间隙应 ≥ 3mm，存在椎旁肿块时应 ≤ 5cm。其他椎体可能有多个小转移病灶，脊柱的小转移病灶应小于椎体的 20%，而不是弥漫性椎体受累。除非疼痛评分 ≥ 5 分，这些小转移病灶不包括在靶区内。Zubrod 整体状态评分 0 ～ 2 分。患者至少有一个脊柱放射外科计划部位的数字疼痛评分 ≥ 5 分。患者可以伴发轻度到中度的神经损害症状，包括神经根病、皮肤感觉异常和受累肢体肌力下降至 4/5 级。排除标准：组织学为骨髓瘤或淋巴瘤；肌力下降已不能行走；压缩性骨折导致脊柱不稳；椎体高度损失 > 50%；存在转移瘤硬膜外脊髓压迫时，脊髓与硬膜外肿瘤边缘之间的间隙 < 3mm；神经功能迅速恶化；骨块向椎管内后凸引起的神经损害；之前已进行过目标区域的放射治疗；不能使用脊柱 MRI 检查；对磁共振成像或 CT 扫描中使用的造影剂过敏或不能预先使用造影剂的患者。

（三）剂量学

SBRT 的安全性取决于肿瘤邻近器官的耐受性，其中最重要的是脊髓的耐受性。在 2017 年的一项脊柱转移瘤术后 SBRT 的国际合作研究共识中，脊髓计划风险靶区（PRV）被定义为脊髓体积外扩 0 ～ 2mm。脊柱 SBRT 常用的肿瘤靶区处方剂量及分割方案包括 18 ～ 24Gy/f、24Gy/2f、24 ～ 30Gy/3f、30Gy/4f、30 ～ 40Gy/5f。对放射敏感肿瘤患者的处方剂量为 16 ～ 22Gy/f；对放射抵抗肿瘤患者的处方剂量从 18 ～ 25Gy/f 到 50Gy/5f 不等；对先前接受过重叠放疗患者的处方剂量从 16 ～ 18Gy/f 到 35Gy/5f 不等。

（四）放疗时机

分离手术联合术后 SBRT 的治疗方案是当前的研究热点，而有关手术和 SBRT 间隔时间的研究仍较为缺乏。但相对于传统放疗，SBRT 通过调整多个射线束，不会对手术区域的脊髓、皮肤和软组织进行照射，可以精确控制皮肤和皮下结构的剂量沉积。SBRT 的安全系数相对较高，并不会显著增加术后并发症的发生率，尤其是伤口不愈合等并发症。随着临床经验的不断成熟和技术的改进，SBRT 与手术的间隔时间理论上可以进一步缩短。

Keam 等研究发现接受术前 cEBRT 和 SBRT 患者的伤口并发症发生率分别为 17% 和 6%。虽然两种放疗方式之间没有显著差异，然而作者认为术后 SBRT 代替 cEBRT 可能会降低伤口并发症的发生率。对于放疗和手术间隔时间 ≤ 30 天和 > 30 天的患者，其伤口并发症的发生风险也没有显著差异。Molding 等开展的回顾性队列研究发现，接受术后大剂量单次 SBRT 治疗的患者术后未出现伤口并发症。Redmond 等开展的一项多机构 II 期临床研究发现，手术与立体定向放疗的间隔时间 < 16 周，所有病例均未出现伤口相关问题。Versteeg 等对 2015 年至 2017 年间招募的 13 例脊柱转移瘤患者进行了前瞻性分析，所有患者均在立体定向放疗后 24 小时内行手术治疗，同样未出现伤口相关并发症。

约翰霍普金斯大学团队的研究发现，手术和 SBRT 之间的间隔时间 ≤ 1 周不会导致伤口并发症。Itshayek 等系统性分析了 SBRT 与手术的间隔时间，基于有限的文献数据和专家意见，建议两者的间隔时间应不少于 1 周。Lee 等统计分析了脊柱外科和放射肿瘤科专家意见，认为无论是术前放疗还是术后放疗，SBRT 与手术的间隔时间都不应少于 2 周。在明尼苏达大学，手术和术后 SBRT 之间的最佳时间间隔是 3 周。犹他大学则偏向于手术和术后 SBRT 之间间隔 2 ~ 4 周。Truong 等认为，在考虑了患者的耐受性表现、伤口状态和全身状况等所有相关因素后，建议放射肿瘤科医生和内科肿瘤科医生在手术后 3 ~ 4 周开始辅助治疗。

此外，目前大多数研究都集中在手术和放疗之间的最小间隔时间上，而对手术和放疗之间的最大间隔时间研究不足。理论上延迟术后放疗可能会增加残留肿瘤复发的风险。Blakaj 等对接受手术联合术后 SBRT 治疗的 63 例脊柱转移瘤患者进行回顾性分析，手术方式包括椎体切除术和椎板切除术，该研究中手术和术后 SBRT 间隔时间 ≤ 40 天患者的局部肿瘤控制率优于二者间隔时间大于 40 天的患者（94% 和 75%）。Gong 等回顾性分析了 89 例接受手术联合术后放疗的脊柱转移瘤患者，手术类型包括分离手术、减压手术和椎体切除术。其中 64 例患者接受了术后 SBRT，其他患者接受了 IMRT 治疗。根据 MRI 数据，将患者分为放疗前局部进展组和放疗前无进展组。放疗前 1 个月、3 个月和 6 个月 MRI 局部进展的风险分别为 1.2%、24.1% 和 45.1%。放疗前局部进展组的 1 年局部控制率低于放疗前无进展组（53.3% 和 76.3%）。该研究指出，术后放疗应不超过术后 1 个月，局部肿瘤进展的风险会随手术与术后放疗间隔时间的延长而增加。

（五）疗效

一些回顾性和前瞻性队列研究表明，SBRT 对于缓解脊柱转移瘤的疼痛缓解率为 85% ~ 92%，肿瘤局部控制率为 77% ~ 94%。一项对应用 SBRT 治疗的 1388 例脊柱转移瘤患者 1775 处病灶的回顾性研究发现，平均随访期 15 个月，79% 的病灶疼痛明显缓解，90% 的病灶获得局部控制，小于 0.5% 的患者出现放射性脊髓病。

Ilya Laufer 等回顾性分析了 2002 年至 2011 年在纪念斯隆 - 凯特琳癌症中心所有接受减压分离手术的转移性硬膜外脊髓压迫症患者。其主要手术指征为放射抵抗的高级别脊柱转移瘤脊髓压迫症或对单纯经皮骨水泥增强术无效的严重脊柱不稳。186 例患者减压分离手术后的 2～4 周内进行 SBRT，分为 24Gy/f 放疗组、低剂量大分割 24～30Gy/3f 放疗组和高剂量大分割 18～36Gy/5～6f 放疗组，后两组适用于再放射或大体积肿瘤。结果发现，1 年后总体局部进展率为 16%、高剂量大分割放疗组为 4%、单次放疗组为 9%，低剂量大分割放疗组为 22%。结果提示，无论原发肿瘤组织学的放射敏感性如何，高级别转移瘤脊髓压迫患者可通过减压分离手术和术后单次或多次大分割 SBRT 获益，术后高剂量大分割 SBRT 方案可提供长期的肿瘤局部控制。纪念斯隆 – 凯特琳癌症中心的一项前瞻性研究发现，接受减压分离手术后单次 SBRT 患者的 1 年后总体局部进展率为 9.5%、单次高剂量（24Gy）放疗组进展率为 6.3%、单次低剂量（18～21Gy）放疗组进展率为 20%。

近期，一项来自日本的回顾性研究发现，与其他类型的癌症相比，原发为结直肠癌的脊柱转移瘤 SBRT 后 1 年局部和疼痛控制率显著降低。在多变量分析中，结直肠癌脊柱转移和放疗史被确定为较低局部和疼痛控制率的独立预测因素。

（六）并发症

1. 放射性脊髓病

无论患者既往是否接受过放疗，脊柱 SBRT 后都可能导致放射性脊髓病（radiation myelopathy，RM）的发生。多伦多大学 Sahgal 等对多个机构的 9 例放射性脊髓病患者和 66 例对照病例的剂量体积直方图（DVH）数据进行了对比。所有患者接受过单次剂量 ≥ 5Gy、共 1～5 次分割的 SBRT。虽然其中 1 例放射性脊髓病患者是在接受 cEBRT 6 周后又进行了 SBRT，但是累计生物等效剂量（BED）可以被计算出来。在这项研究中采用硬膜囊或 MRI/CT 脊髓造影的脊髓勾画并外扩 1～2mm 边界进行剂量限制。所有剂量都被转化成单次 2Gy 的等效 BED，称为标准化的 2Gy 等效 BED（nBED），脊髓的 α/β 值取 2（因此，剂量单位是 $Gy_{2/2}$），这也称为 2Gy 分次的等效剂量（EQD2）。最终，基于直线回归分析得到一个放射性脊髓病可能发生率分别为 1%、2%、3%、4%、5% 的模型（表 10-2）。在再放疗方面，Sahgal 等报道了一组病例对照分析，包含 5 例放射性脊髓病和 16 例对照患者。对每例患者均计算累计 nBED，它被定义为第一次 cEBRT 的 nBED 和再次 SBRT 时 P_{max} 的 nBED 总和（脊髓 α/B 值取 2）。基于这项研究，作者建议硬膜囊 P_{max} 的累计 nBED 不应该超过 $70Gy_{2/2}$，这对于那些常规接受 30 ～ $50Gy_{2/2}$ 放疗的病例是最适用的。应用 SBRT 进行再次放疗时，硬膜囊（替代脊髓）P_{max} 的 nBED 不应超过 $25Gy_{2/2}$。另外，还建议 SBRT 时的硬膜囊 P_{max} 的 nBED 与 P_{max} 的累计 nBED 的比值不应超过 0.5，并且两个疗程间的时间间隔至少为 5 个月。基于这组研究数据，Sahgal 等提出了脊柱肿瘤接受 SBRT 再放疗时硬膜囊的绝对剂量限值（表 10-3）。他们在多伦多大学的同仁严格按照以上建议，5 年中治疗 500 多个脊柱转移瘤没有出现 1 例放射性脊髓病。目前，Sahgal 等的研究结果代表了临床可用的最佳数据。

表 10-2　P_{max} 剂量预测值（单位：Gy）

	1 分次	2 分次	3 分次	4 分次	5 分次
1% 可能性	9.2	12.5	14.8	16.7	18.2
2% 可能性	10.7	14.6	17.4	19.6	21.5
3% 可能性	11.5	15.7	18.8	21.2	23.1
4% 可能性	12.0	16.4	19.6	22.2	24.4
5% 可能性	12.4	17.0	20.3	23.0	25.3

注：上表为在 1 ～ 5 次分隔剂量的立体定向放疗时，放射性脊髓炎发生可能性为 1% ～ 5% 的 P_{max} 剂量预测值；P_{max} 为最大点剂量

（引自 E Sahgal A, Weinberg V, Ma L, et al. Probabilities of radiation myelopathy specific to stereotactic body radiation therapy toguide safe practice. Int J Radiat Oncol Biol Phys, 2013；85: 341-347.）

表 10-3 传统放疗后，以立体定向放疗行再次放疗时
硬膜囊 P_{max} 的合理剂量（单位：Gy）

传统放疗（nBED）	1 次	2 次	3 次	4 次	5 次
0	10	14.5	17.5	20	22
20Gy/5f（30Gy$_{2/2}$）	9	12.2	14.5	16.2	18
30Gy/10f（37.5Gy$_{2/2}$）	9	12.2	14.5	16.2	18
37.5Gy/15f（42Gy$_{2/2}$）	9	12.2	14.5	16.2	18
40Gy/20f（40Gy$_{2/2}$）	N/A	12.2	14.5	16.2	18
45Gy/25f（43Gy$_{2/2}$）	N/A	12.2	14.5	16.2	18
50Gy/25f（43Gy$_{2/2}$）	N/A	11	12.5	14	15.5

注：P_{max}，最大点剂量

（引自 Sahgal A, Ma L, Weinberg V, et al.Reirradiation human spinal cord tolerance for stereotactic boradiotherapy.Int J Radiat Oncol Biol Phys, 2012；82:107-116.）

2. 椎体压缩性骨折

脊柱转移时正常骨组织被肿瘤组织代替，椎体易发生病理性骨折，溶骨性病变更增加了骨相关事件发生的风险。放疗本身也会增加骨折发生的风险，尽管常规的姑息治疗剂量被认为风险很低，然而基于高剂量的靶向消融照射，整个椎体都包括在临床靶区中。脊柱立体定向放疗后椎体压缩性骨折（vertebral compression fracture，VCF）风险率为 11%～39%，远高于脊柱常规放疗所致压缩性骨折的风险率（＜5%）。多伦多大学一项临床病理学研究发现，放疗后局部骨组织坏死似乎是发生放疗后骨折的原因，同时它也使骨的放射生物学敏感性增加。

在斯隆－凯特琳癌症中心（MSKCC）、得克萨斯大学安德森癌症中心（MDACC）和多伦多大学的多项相关研究中，立体定向放疗单次治疗剂量≥ 20Gy、椎体溶骨破坏、局部后凸与侧凸畸形的百分比、原发性肿瘤为肺癌或肝细胞癌等被认为是脊柱转移瘤立体定向放疗后发生椎体压缩性骨折的危险因素。然而，斯

隆-凯特琳癌症中心、得克萨斯大学安德森癌症中心和多伦多大学的研究结果中关于椎体压缩性骨折发生的时间存在矛盾，斯隆-凯特琳癌症中心组椎体压缩性骨折发生的中位时间是25个月，与得克萨斯大学安德森癌症中心和多伦多大学的 2～3 个月相距甚远。这一结果或许提示随着随访时间的延长，椎体压缩性骨折发生的风险可能会持续增加。

如上所述，脊柱转移瘤立体定向放疗后导致的多个危险因素已被确认。应该避免单次剂量超过20Gy。对有上述危险因素的患者更应注意。对于已存在脊柱病理性骨折或者有上述危险因素的患者，在立体定向放疗前行预防性椎体增强术，可以降低椎体骨折发生和/或骨折加重的风险，并且可以减轻机械性疼痛，从而使患者能够更好地耐受后续的立体定向放疗治疗。

3. 爆发痛

爆发痛（pain flare）被定义为放疗过程中或治疗结束后发生的短暂的疼痛加重，是脊柱SBRT中常见的急性并发症。爆发痛包括：①在没有改变口服吗啡等效剂量的情况下，简明疼痛评估量表（BPI）评分增加2分。②在不降低疼痛评分的情况下，口服吗啡等效剂量增加25%。③任意类固醇药物治疗介入。多伦多大学的学者通过进一步研究发现，解救性的类固醇治疗是有效的，口服地塞米松的剂量为每日4mg，维持至SBRT剩余疗程结束或者在SBRT后持续口服 5～10 天。而预防性使用类固醇效果最好，短疗程预防性使用地塞米松或甲基强的松龙可以阻止爆发痛的发生。

4. 放射性食管炎

食管位于下颈椎和胸椎的前方而且距离很近，容易受到该部位脊柱放疗的损伤。SBRT放射性食管炎的相关文献较少。纪念斯隆-凯特琳癌症中心进行了一项包括185例患者、204个与食管邻近的转移性椎体的临床研究，SBRT剂量为单次24Gy，根据美国国家癌症研究所通用的毒副作用评分标准 4.0 版对放射性食管炎进行评分。中位随访 12 个月时，发生急性和慢性放射性食管炎者分别为 31 例（15%）和 24 例（10%），其中，发生 3 级或以上者 14 例（68%）。在出现 4 级及以上损伤的 7 例患者，不仅有多柔比星、吉西他滨化疗后的放疗回忆反应因素，还有一些医源性食管操作的因素，如活检、扩张和支架置入等。在斯坦福大学的一项研究中，对距离食管小于 1cm 的 31 例肺癌和脊柱肿瘤患者行 SBRT 治疗，剂量分割方式包括 16 ～ 25Gy/f、8 ～ 12Gy/2f、8Gy/3f、6 ～ 12.5Gy/4f、5 ～ 10Gy/5f。3 例发生放射性食管炎，其中 2 例死于气管食管瘘或食管穿孔（5 级）。

研究同时发现食管耐受剂量是体积依赖性的，多次放疗方案可以降低 SBRT 食管损伤的风险。SBRT 处方单次最大剂量应 ≤ 22Gy，如果多柔比星或者吉西他滨为基础的化疗必须作为整体治疗方案中的一部分，建议在 SBRT 前使用。

5. 放射性神经丛 / 神经根损伤

靠近脊髓神经和神经丛的椎体接受 SBRT 时，神经根和 / 或神经丛容易受到放疗的损伤。尽管罕见，但放射性神经根和 / 或神经丛的损伤仍有所报道。这些结构在 MRI 上更容易辨识，因此 MRI 可以和定位 CT 图像进行融合，以便进行认真、精准勾画。

在纪念斯隆 - 凯特琳癌症中心一项单次大剂量 SBRT 治疗既往无放疗史的脊柱转移瘤的研究中，61 例患者接受了 16 ～ 24Gy 的单次大剂量放疗。10 例发生了肢体的轻度麻木和刺痛，1 例腰 5 椎体发生了较重的 3 级神经根损伤。另一项研究发现，在 59 例脊柱转移瘤复发应用 SBRT 进行再放疗的患者中，2 例发生了 3 级腰段神经丛的损伤。印第安纳大学的一项研究揭示了 SBRT 中臂丛神经的耐受剂量，对 36 例患者的 37 个肺尖部原发性肺癌病灶给予 30 ～ 72Gy/3 ～ 4f 放疗，7 例出现 2 ～ 4 级臂丛神经损伤。当最大剂量 > 26Gy 和 ≤ 26Gy 时，2 年内臂丛神经损伤的发生率分别为 46% 和 8%，这与美国放射治疗及肿瘤协会（ASTRO）放射治疗肿瘤学组临床研究中的 24Gy/3f 方案相一致。这项研究将臂丛神经的限制剂量确定为 26Gy/3 ～ 4f，结果同时证实锁骨下或腋下血管可以替代完整的臂丛神经来进行臂丛神经勾画。

上述研究证实，在 SBRT 时神经丛和神经根接受消融剂量的放疗时容易发生损伤。为了保护这些结构，应该尽最大努力去限制这些神经结构的照射剂量，尤其是那些会影响肢体运动功能的神经根和神经丛。

六、总结

脊柱转移瘤采用放射治疗的主要目的是缓解疼痛，延缓或逆转神经功能，提高肿瘤局部控制率，改善患者生活质量。传统认为，整块切除手术由于能够达到阴性的病理学边界，因此可以取得更好的肿瘤局部控制率。对于那些不能行边缘切除或广泛切除的患者来说，术后辅助放疗提高了肿瘤的局部控制率。外科手术的分离减压术，是在关键结构（例如脊髓）周围创建足够的空间，而不是完全切除肿瘤，以允许术后放射治疗剂量的升级。放射治疗可以单独使用也可以和手术或内科系统治疗联合使用，对于不适宜进行手术治疗的脊柱转移瘤患者，放射治疗是首选疗法。

随着现代放疗技术的发展，高剂量适形光子放疗、调强放射治疗、质子束放疗等都在肿瘤局部控制中发挥重要作用。SBRT 的优势是在限制正常组织剂量的同时，完成高剂量光子放射外科治疗。SBRT 结合调强放疗技术和图像引导技术已成为脊柱转移瘤放疗的一种新选择。质子束放疗的成功依赖于剂量测定的参数，主要是那些与靶区内剂量均一性相关的参数，而不是处方剂量。因此，高质量的外科切除手术仍然非常重要，因为手术可以提高肿瘤和邻近组织的解剖关系的明晰程度，这是保障剂量均一性的决定因素。进一步的前瞻性研究需要更好地阐明同步化疗和免疫治疗对 SBRT 的重要协同作用。

第十一章

脊柱转移瘤多学科协作诊疗

脊柱转移瘤为恶性肿瘤转移至脊柱，发生率为 2.5%～20%，是恶性肿瘤晚期的严重并发症。随着医疗技术的发展，癌症患者生存期逐步延长，脊柱转移瘤发生率也随之上升。肿瘤转移至脊柱可造成脊柱病理性骨折，严重者发生硬膜外脊髓压迫。患者表现为腰背部疼痛、肢体和 / 或大小便功能障碍，严重影响患者生存质量。脊柱转移瘤的诊疗涉及放射及超声诊疗学、病理学、肿瘤外科学、肿瘤内科学、肿瘤放疗学、肿瘤介入学、疼痛学、肿瘤外科康复及心理学等多学科团队协作（multiply disciplinary team，MDT），治疗手段包括放射治疗、系统性内科治疗、外科手术及肿瘤介入治疗等，治疗目的主要是局部控制肿瘤、恢复和维持神经功能、稳定脊柱、缓解疼痛、提高患者生存质量（图 11–1）。

目前多数国内医院肿瘤住院患者的会诊制度仍是由相关专科科室医师独自会诊并出具意见。这种方式形式上经过了多个相关科室的会诊，但是各专科建议独立，不同科室的医师之间缺乏互动沟通的平台，因此该制度存在相当的弊端。随着各专科在肿瘤治疗上的迅速发展，新的治疗药物和治疗手段不断出现，但也从客观上造成了学科间的技术壁垒和专业偏见。临床工作中，肿瘤患者首诊专科"唯我独尊"的状态屡见不鲜，甚至因不同专科间的利益而出现患者争夺现象。MDT 协作源于 20 世纪 90 年代，由美国的医疗专家组率先提出。MDT 要求针对某个患者，通过定期各相关专科专家会诊的形式，提出适合患者目前病情的最佳治疗方案，继而由主管该患者的学科单独或多学科联合严格执行该治疗方案（图 11-2）。MDT 机制是落实整合治疗理念的最佳方式，在国外很多医院已成为肿瘤治疗的规范模式，国内目前已在积极推广。

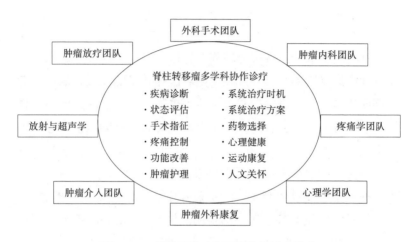

图 11-1　脊柱转移瘤多学科协作诊疗模式

国外研究表明，MDT 模式在脊柱转移瘤诊疗过程中扮演着越来越重要的角色，应用于脊柱转移瘤患者已获得满意效果。MDT 会议是实践多学科团队协作的基本日常工作形式，需要相关多学科成员例行、定期共同出席，在会议上明确患者诊断、建立患者诊疗流程及治疗方案，并根据治疗结果获取反馈信息。MDT 有利于打破专业隔阂，为不同专业人员的资源整合与相互学习提供了良机。不同领域和学科医生通过 MDT 平台深度地交流合作并共同进步。骨科医生执行的外科手术治疗在MDT 中具有极其重要的作用，早期发现和选择合适的手术患者是保障患者预后良好的重要前提条件，同时脊柱转移瘤患者围手术期诊断治疗顺利进行离不开其他科室的联合协作。肿瘤血管术前的介入栓塞可减少高血运肿瘤的出血，增加手术的可行性和安全性。术后放疗及肿瘤内科系统性治疗有助于控制肿瘤局部和全身进展。心理治疗也应贯穿脊柱转移瘤患者的整个治疗过程。

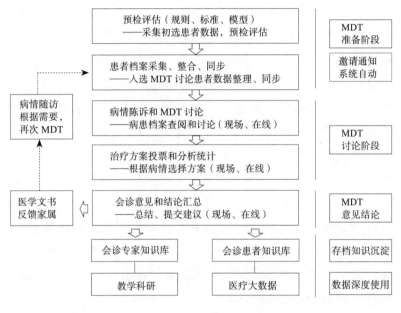

图 11-2　MDT 平台运行流程图

一、放射学团队

放射学在脊柱转移瘤的诊断中具有重要作用。根据患者影像学检查结果可以明确肿瘤病灶的位置、范围和大小，临床医生在影像学协助下进行病灶活检有利于明确肿瘤来源及肿瘤分期。目前，运用影像学协助诊断肿瘤的手段诸多，主要包括 X 线平片、CT、骨扫描、PET 及 MRI。其中，X 线平片是一种快速、方便且价廉的影像学检查。CT 则具有更高的灵敏性和特异性，在检测骨小梁和皮质骨破坏、软组织受侵犯程度及神经血管结构受累方面均远优于 X 线平片。Snyder 等人研究表明，预测乳腺癌脊柱转移患者骨折方面，CT 比 X 线平片具有更高的敏感性和特异性。骨扫描是评估骨代谢活性的有效手段。^{99m}Tc 骨扫描通过聚集于成骨活动增强和血流增多区域，可以可靠地识别成骨性转移病灶，是诊断全身骨转移瘤首选的影像学方法。氟 –18– 脱氧葡萄糖正电子发射断层扫描（^{18}F–DGPET）具有更高的空间分辨率和灵敏度。葡萄糖是人体细胞（包括肿瘤细胞）能量的主要来源之一，恶性肿瘤细胞代谢活性非常高，掠夺性地摄取体内的营养，用放射性核素标记的葡萄糖作为显像剂（即 ^{18}F–FDG）注射到体内可使其在肿瘤、急性炎症等病变组织中浓聚，因为恶性肿瘤、急性炎症摄取的葡萄糖远远高于其他正常组织，从而病变部位在图像中呈现出一个明亮的点（图 11–3）。PET 在诊断溶骨性转移方面优于骨扫描，是筛查全身骨转移的最有效方法。MRI 有助于明确脊柱转移瘤软组织受累情况，这对诊断脊柱转移瘤脊髓受压或髓内转移具有重要作用。据报道，MRI 诊断脊髓受压敏感性可以达到 100%。此外，MRI 在骨扫描检查到代谢性骨反应之前就可以显示出肿瘤早期血行播散到骨髓的影像。理想状态下，脊柱转移瘤的 MRI 检查应获得整个脊柱的图像，以确保不会漏诊小的病灶。当不能进行广泛脊柱成像时，应选择与感觉水平或神经根病相对应的脊柱区域。对于不能接受 MRI 检查的患者，CT 脊髓造影是另一种选择。CT 无脊髓造影或 X 线平片可以显示肿瘤骨质浸润或椎体塌陷，但对发现脊髓受压并不敏感。

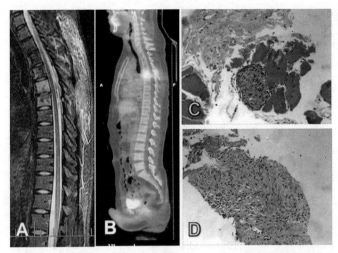

图 11-3 非霍奇金淋巴瘤综合治疗后 21 个月并发胸椎结核

A.MRI T2WI 像提示胸 4 ~胸 6 椎体信号异常伴周围软组织水肿；B.PET-CT 提示胸 5 ~胸 6 椎骨代谢活性增高；C. 胸 6 椎旁软组织穿刺活检普通病理切片染色提示慢性及肉芽肿性炎；D. 胸 6 椎体穿刺活检普通病理切片染色提示骨间纤维组织增生伴肉芽肿性炎及干酪样坏死，特殊染色提示坏死组织中散在抗酸杆菌，符合结核

二、肿瘤放疗学团队

脊柱转移瘤患者应尽早接受肿瘤放疗学专家评估。放疗能有效缓解疼痛，控制疾病进展，缩小和消除病灶，与手术联合，可以形成更多的治疗模式，为患者创造更多的机会。放疗种类多样，目前临床上运用于脊柱转移瘤的放疗方法主要包括传统外放射治疗（conventional external beam radiation Therapy，cEBRT）及立体定向放疗（stereotactic body radiotherapy，SBRT）。前者主要包括三维适形放疗（three dimensional conformal radiotherapy，3D-CRT）（图 11-4）和调强放疗（intensity modulated RT，IMRT）；后者主要包括立体定位射波刀手术平台（cyberknife system for stereotactic radiosurgery/radiotherapy）。50% ～ 80% 接受 EBRT 治疗的患者可获得显著的疼痛缓解，高达 30% 的患者实现了近乎完全的疼痛缓解。SBRT 聚焦定向在转移瘤部位可提供高剂量照射，而在非转移瘤部位的照射剂量较低，陡峭的剂量梯度可以有效避免邻近软组织及神经结构等重要危险器官的损伤。因此，理论上 SBRT 相关毒性并发症更低。放射剂量选择方面，两项随机对照试验表明，20Gy/5f 与 8 ～ 10Gy/f 治疗脊柱转移瘤的疗效相当。然而，一项前瞻性非随机试验及 meta 分析研究表明，长时间多次放疗的分割方案能提供更好的局部控制。放疗分割的选择可因转移性疾病的严重程度及患者预期生存期而异。对于预期寿命较短的患者，典型的治疗方案是单次 8Gy 姑息放射治疗；如果患者预期生存时间较长，则使用多次放疗和更高的分次剂量，研究表明总剂量为 30 ～ 40Gy 可提供长期的肿瘤控制。

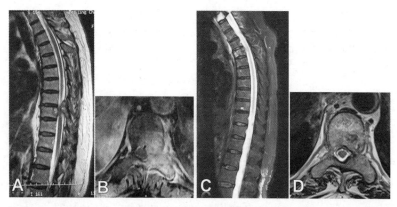

图 11-4　肺癌胸 9 椎体转移瘤合并硬膜外脊髓压迫症行系统内科治疗及放疗

A、B.MRI T2WI 像矢状位与横断位片提示胸 9 椎体转移瘤伴相应节段椎管内左后方脊髓压迫，ESCC2 级；C. 治疗后 9 年 MRI T2WI 抑脂像矢状位片提示胸 9 椎体信号正常相应节段硬膜外脊髓压迫消失；D.MRI T2WI 像横断位片提示胸 9 椎体节段椎管内硬膜外脊髓压迫消失

三、手术团队

近年来，外科手术在脊柱转移瘤患者治疗中的作用越发凸显，尤其是肿瘤介入栓塞专业和麻醉专业的发展使外科医生能够进行更广泛、更复杂的脊柱转移瘤手术。脊柱转移瘤手术的主要目的包括局部控制肿瘤、缓解和控制疼痛、稳定脊柱、保留乃至恢复脊髓神经功能。外科手术仍然是脊柱转移瘤脊髓压迫或者存在明显溶骨性病变患者的标准治疗方法，早期减压手术有利于患者脊髓神经功能的恢复。此外，脊柱转移瘤患者可能需要手术来提供组织学诊断。

脊柱转移瘤手术适应证依据肿瘤病理学分期、脊髓神经压迫程度、脊柱稳定性、脊柱转移瘤数量，以及患者对肿瘤内科系统治疗和放疗的敏感性与可行性而决定。一般认为，患者预期生存期大于 3 个月即可从开放手术中获益。目前，临床上常用的脊柱转移瘤生存期评分系统包括 Tomita 评分系统及改良的 Tokuhashi 评分系统，然而上述评分系统都忽略了肿瘤系统内科治疗和放疗的价值。Gasbarrini 等在制定脊柱转移瘤治疗策略时，将肿瘤对靶向治疗、放疗、化疗、激素治疗、免疫治疗的敏感性作为重要的参考依据。脊柱肿瘤学研究小组（SOSG）研发了脊柱不稳肿瘤评分（SINS）并获得验证，可以帮助外科医生评估脊柱稳定性情况，评分大于 7 分和 12 分分别为潜在不稳定和不稳定。该评分具有较高的敏感性和特异性，已在临床广泛使用，可有效协助外科医生进行手术决策。

脊柱转移瘤外科手术方法较多，按照手术入路可以分为前路手术、后路手术及前后路联合手术。前路手术更常用于颈椎，因颈椎需要使用支撑结构来抵抗脊柱前柱存在的压缩力。前路也可用在希望实现脊椎整块切除的特定病例。按照手术目的分类，则可以分为单纯椎板切除减压术、椎体肿瘤部分切除椎管环形减压术（图11-5）及全脊椎整块切除术。单纯椎板切除减压术，手术医生需要

扫码看彩图

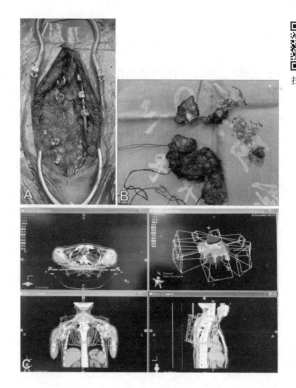

图 11-5 肝癌胸 2 椎转移瘤硬膜外脊髓压迫伴肿瘤向右侧椎旁胸膜外生长
行术前动脉栓塞、手术及放疗等多模式治疗

A、B. 胸椎后路肿瘤切除椎管环形减压内固定术中；C. 胸椎转移瘤局部调强
放疗剂量分布图

切除相应节段椎板和 / 或关节突，以达到后路脊髓减压的目的，然
而前方的肿瘤并未切除。单纯椎板和 / 或关节突切除减压可能损害
脊柱稳定性，随后的放射治疗也会进一步加剧软组织损伤，导致肌
病及脊柱晚期后凸畸形。为避免上述情况的发生，需要在脊髓减压
的同时放置内固定以维持脊柱稳定性，预防晚期脊柱畸形的发生。
椎体肿瘤部分切除椎管环形减压术在脊髓后方解除压迫的同时，可
以将椎体后半部分切除并重建，以达到椎管环形减压彻底解除神经

压迫的目的。全脊椎整块切除技术为将发生孤立性转移的脊椎完整切除后重建，该手术较为激进，手术适应证较窄，不适合多发脊柱转移瘤患者。当肿瘤突破后纵韧带并环绕脊髓形成肿瘤包膜时，必须实施经瘤边缘切除。2005 年，Patchell 等一项里程碑式前瞻性随机对照研究指出，实体恶性肿瘤转移性脊髓压迫症减压手术结合术后放疗的效果明显优于单纯放疗，为脊柱转移瘤脊髓压迫症减压手术的优势提供了最有力的证据。Klimo 等运用 meta 分析得出结论，手术是脊柱转移瘤硬膜外脊髓压迫症患者的主要治疗方法，放射治疗为辅助治疗。减压内固定术结合术后放疗为大多数脊柱转移瘤患者优先选择的治疗方案。根据这些证据和专家意见，美国脊柱肿瘤研究组建议对因实体恶性肿瘤导致的高级别脊髓压迫患者进行手术减压，然后进行放射治疗。

椎体增强技术包括椎体成形术和球囊后凸成形术，为脊柱转移瘤常用的微创手术方法，主要用于溶骨性脊柱转移瘤，手术的主要目的是缓解疼痛、稳定脊柱、阻止椎体塌陷。椎体增强技术运用于脊柱转移瘤效果满意，患者 VAS 评分、ODI 及 KPS 均可得到明显改善。有文献报道该方法应用于颈椎转移瘤同样有效。脊柱转移瘤脊髓压迫为该类微创手术的相对禁忌证。

然而，脊柱转移瘤患者无论是行全脊椎整块切除术还是减压手术，均可出现严重的术中、术后早期和晚期并发症，包括术中大出血、脑脊液漏、手术切口感染、手术切口裂开、深静脉栓塞、肺炎、肺栓塞及内固定失败等。微创手术患者也可能面临骨水泥渗漏及局部扩散和进展的风险。开放手术后 2～3 周切口愈合良好，无流液、伤口裂开迹象即可开始局部放疗和全身系统性肿瘤内科治疗。对于骨水泥成形术患者，一般手术后 1 周内即可开展后续治疗。及时进行序贯多学科治疗对于肿瘤局部控制及肿瘤全身进展的预防有重要意义，因此脊柱转移瘤患者更需严控手术并发症的发生。

脊柱转移瘤患者治疗后定期复查具有重要意义，外科手术后应联合肿瘤内科、放射科医生共同对脊柱转移瘤患者进行随访并提供治疗。患者一旦出现疼痛复发或神经功能减退，需要立即进行影像学检查。手术医生必须对脊柱转移瘤术后患者进行定期随访，以确认脊柱转移瘤术后有无新发或复发并进行早期干预。临床上可根据肿瘤的组织学特点和具体治疗方案设定随访时间间隔，一般情况下，患者需要每2～3个月进行一次手术部位的影像学检查（图11-6）。研究发现，脊柱转移瘤患者术后6个月内复发率高达60%，术后1年内复发率为70%。

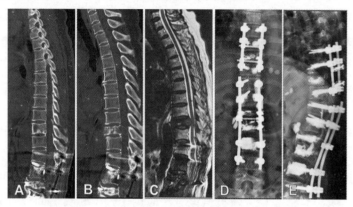

图11-6 乳腺癌腰1及胸9椎体转移瘤硬膜外脊髓压迫症2次椎后路肿瘤部分切除椎管环形减压内固定术

A.腰1椎体转移瘤硬膜外脊髓压迫症术后36个月，CT矢状位片提示胸9椎体发生溶骨性破坏；B、C.腰1椎体转移瘤硬膜外脊髓压迫症术后53个月，CT矢状位片提示胸9椎体发生病理性骨折；D、E.腰1椎体转移瘤硬膜外脊髓压迫症术后53个月，胸9椎体成形术胸椎后路肿瘤部分切除椎管环形减压内固定术后正侧位片

四、肿瘤内科团队

脊柱转移瘤患者的系统性内科治疗需要肿瘤内科专科医生作为主要执行者。主要治疗手段包括地舒单抗、双膦酸盐、分子靶向药物治疗，以及内分泌治疗、化疗、免疫治疗、镇痛药物和

糖皮质激素药物治疗等。其中，分子靶向药物多运用于肺癌、肾癌；内分泌治疗多运用于乳腺癌和前列腺癌。地舒单抗为骨转移瘤特异性靶向药，临床应用逐渐普及。双膦酸盐、镇痛药物及糖皮质激素已在临床广泛应用。

（一）地舒单抗

地诺单抗是核因子 κB 受体活化因子配体（RANKL）全人源单克隆抗体，已被美国 FDA 及国家药品监督管理局批准应用于抑制破骨细胞介导的实体瘤骨转移及多发性骨髓瘤引起的骨相关事件。2018 年，一项随机双盲试验研究表明，地舒单抗在延迟首次骨相关事件方面优于唑来膦酸，且地舒单抗组骨转换标志物下降更为明显；同时，两组患者的总生存率、疾病进展、不良事件和严重不良事件发生率均相似。唑来膦酸副作用主要为肾不良事件及急性时相反应，而低钙血症在地舒单抗组更常见。2019 年，一项 meta 分析随机对照试验表明，地舒单抗与双膦酸盐在预防脊柱转移瘤脊髓压迫方面疗效相当。

（二）双膦酸盐

双膦酸盐主要作用机制是抑制破骨细胞活性及降低破骨细胞存活率。双膦酸盐可以减少和延迟骨骼相关事件发生率，能显著改善患者骨骼疼痛，并提高患者生活质量。双膦酸盐能有效降低骨转移瘤患者骨折、放疗需求及高钙血症风险，但是对脊髓压迫发生率及生存期无明显影响。口服双膦酸盐疗效不如静脉注射有效。双膦酸盐主要并发症包括恶心、肾功能损害和下颌骨坏死。

（三）分子靶向药物

近 10 年来，伴随着药学和生命科学研究的飞速进展，恶性肿瘤细胞内的信号转导、细胞凋亡的诱导、血管生成及细胞与胞外基质的相互作用等各种基本过程正逐渐被阐明。以一些与肿瘤细胞分化增殖相关的细胞信号转导通路的关键酶（蛋白酪氨酸激酶、芳香化酶、拓扑异构酶等）作为药物筛选靶点，选择性作用于特定靶位的高效、低毒、特异性强的新型抗肿瘤药即分子靶向药和抗体靶向药，已成为当今抗肿瘤药研发的重要方向。分子靶向治疗在肺癌、肾癌骨转移瘤治疗中比较常用。非小细胞肺癌骨转移患者接受分子靶向治疗在明显改善患者生存期的同时可促进溶骨性骨转移病灶的修复（图 11-7，图 11-8）。肾癌对放化疗不敏感，分子靶向治疗已成为肾癌骨转移患者的重要治疗手段。虽然分子靶向药物治疗肾癌骨转移具有一定效果，但大多数患者会在 9 ～ 12 个月后出现疾病进展。有研究者指出，肾癌骨转移患者在应用分子靶向药物治疗的同时，针对有二次

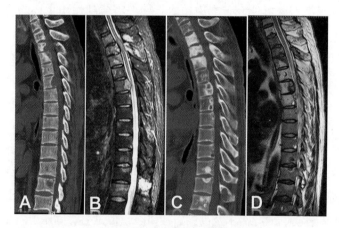

图 11-7　肺腺癌多发脊柱转移瘤伴胸 3 胸 6 椎体
转移瘤硬膜外脊髓压迫症分子靶向治疗结合放疗

A.CT 矢状位片提示多发胸椎转移瘤伴溶骨性破坏；B.MRI T2WI 抑脂像矢状位片提示多发胸椎转移瘤伴胸 3 胸 6 节段硬膜外脊髓压迫；C. 治疗 5 个月后，CT 矢状位片提示胸椎多个溶骨性破坏转移瘤病灶出现成骨性修复；D. 治疗 5 个月后，MRI T2WI 抑脂像矢状位片提示胸 3 节段硬膜外脊髓压迫消失，胸 6 节段硬膜外脊髓压迫减轻

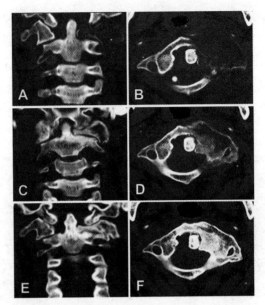

图 11-8　肺腺癌寰椎右侧侧块溶骨性骨转移瘤分子靶向治疗结合放疗

A、B.CT 冠状位及横断位片提示寰椎右侧侧块溶骨性破坏伴寰枢关节半脱位；C、D. 治疗后 3 个月寰椎右侧侧块溶骨性病灶出现成骨性修复；E、F. 治疗后 12 个月寰椎右侧侧块溶骨性病灶继续成骨性修复，寰椎右侧侧块轻度塌陷，寰枢关节半脱位复位

手术适应证的骨转移病灶可再次评估并进行局部治疗，包括完全切除和脊柱固定，可明显改善患者的生存期和生活质量。

（四）内分泌治疗

乳腺癌和前列腺癌患者依据对激素治疗是否敏感分为激素依赖性和激素抵抗性。内分泌治疗是激素依赖性乳腺癌和前列腺癌脊柱转移患者的主要治疗手段。研究表明，内分泌治疗能有效延长激素受体阳性的乳腺癌单纯骨转移患者的生存时间。内分泌治疗辅助放疗可以让中、高危进展期前列腺癌患者获得良好预后，该观点在研究者中已达成共识。也有研究者指出，运用内分泌治疗联合减瘤性前列腺切除术治疗前列腺癌寡量骨转移患者，比单纯内分泌治疗更为安全有效，能明显改善患者的生存质量和短期预后（图 11-9，图 11-10），但其远期疗效仍需大样本长期随访观察。值得注意的是，内分泌治疗也会引起骨质丢失，从而加速引发骨相关事件，降低患者生活质量，增加患者死亡风险。双膦酸盐类药物作为重要的骨保护剂，可以为内分泌治疗提供一定的保障。

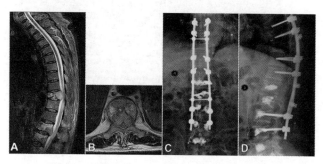

图 11-9　前列腺癌术后胸腰椎多发脊柱转移瘤病理性骨折伴胸 10 腰 1 腰 2
椎体转移瘤硬膜外脊髓压迫症行多节段后路分离手术结合内分泌治疗

A、B.MRI T2WI 矢状位及横断位片提示多发胸椎转移瘤伴胸 10 腰 1 椎体病理性骨折，胸 10 节段硬膜外脊髓压迫 ESCC 分级 2 级；C、D. 术后 X 线正侧位片

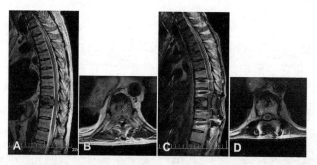

图 11-10　乳腺癌胸腰椎多发脊柱转移瘤伴胸 10 椎体病理性骨折硬膜外脊
髓压迫症行后路分离手术结合内分泌治疗及放疗

A、B.MRI T2WI 矢状位及横断位片提示胸 10 椎体病理性骨折硬膜外脊髓压迫 ESCC 分级 2 级；C、D. 术后 MRI T2WI 矢状位及横断位片提示胸 10 椎体节段硬膜外脊髓压迫消失

（五）糖皮质激素

糖皮质激素治疗脊柱转移瘤的主要作用是镇痛及保护神经功能。糖皮质激素具有抗炎、减轻脊髓水肿作用，从而具备镇痛效果，并能延缓神经功能下降。目前，糖皮质激素在脊柱转移瘤脊髓压迫症患者中的最佳剂量尚不明确。大剂量地塞米松（96mg静脉推注，连续3天，然后逐渐减少）能明显提高脊柱转移瘤脊髓压迫症患者3个月和6个月行走功能。11%的患者出现了激素不良反应，主要包括低躁狂、精神病或胃溃疡穿孔。另一项研究表明，大剂量地塞米松方案（96mg静脉推注，连续3天，然后逐渐减少）与中剂量地塞米松方案（16mg静脉推注，连续3天，然后逐渐减少）相比，患者1个月的神经功能预后并没有显著差异。一项系统性文献回顾提示，根据现有的证据，最初10mg地塞米松静脉推注然后16mg/d维持量与100mg静脉推注和96mg/d维持量相比，前者患者发生的激素相关并发症更少。另有研究者指出，地塞米松磁性纳米粒子的定位局部应用研发可望明显减轻激素全身副作用。治疗脊柱转移瘤脊髓压迫症患者的最佳地塞米松剂量目前仍需要大样本前瞻性临床试验验证。

（六）化疗

化学疗法主要作为辅助治疗手段，运用于化疗敏感性肿瘤。一般情况下，乳腺癌、甲状腺癌和小细胞肺癌（图11-11）通常对化疗敏感，而胃肠道癌、肺鳞状细胞癌和肾细胞癌的敏感性较差。化疗药物的全身性副作用明显，主要包括疼痛、胃肠道异常、血液系统紊乱、免疫抑制，以及生物、心理、社会后遗症等。化疗通常安排在脊柱转移瘤手术后进行。因为化疗的靶向性差，对脊柱转移瘤治疗效果远不如靶向药物治疗明显，所以在肿瘤术后的局部控制方面，化疗不能代替放疗。

（七）镇痛药物

WHO（世界卫生组织）已推荐癌症镇痛药物三阶梯使用法，其中阿片类药物为中、强镇痛药。阿片类药物可以口服及静脉注射，尤其对于中度或重度疼痛的患者往往需要持续静脉注射阿片类药物。患者出现骨相关事件则需要更多的镇痛药物。大多数脊柱转移瘤患者需要阿片类药物来止痛，而阿片类药物耐受患者可能需要更高的剂量。阿片类药物一般需长期使用，因此常推荐使用控释剂型阿片类药物。临床上肿瘤患者的镇痛，通常是阿片类药物与辅助止痛药联合使用。神经性疼痛辅助剂还包括皮质类固醇、抗惊厥药物及三环类抗抑郁药。抗癫痫药物是最常用的治疗神经性疼痛的药物，主要机制是通过影响中枢神经和周围神经系统的不同离子通道和受体，阻断神经介质的传递而发挥作用。抗癫痫药物以普瑞巴林和加巴喷丁为代表，它们能提供比安慰剂更好的疼痛控制效果。

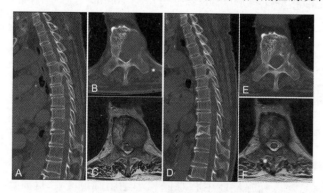

图 11-11　小细胞肺癌胸 10 椎体转移瘤硬膜外脊髓压迫症伴脊柱不稳定化疗 2 个周期后，症状及影像学改善明显

A、B.CT 矢状位及冠状位片提示胸 10 椎体溶骨性改变＞50%，且破坏右侧椎弓根及右侧肋椎关节；C.MRI T2WI 像矢状位片提示胸 10 椎体呈均匀高信号，胸 10 椎体转移瘤向椎管内侵犯，ESCC1 级；D、E. 化疗 2 个周期后 CT 矢状位及冠状位片提示胸 10 椎体溶骨病灶出现明显的成骨改变，右侧椎弓根及右侧肋椎关节成骨后修复；F. 化疗 2 个周期后 MRI T2WI 像横断位片提示胸 10 椎体节段向椎管内侵犯的转移瘤完全消失

五、肿瘤介入团队

肿瘤介入团队可以对脊柱转移瘤手术患者进行术前栓塞。术前栓塞是一项重要的脊柱转移瘤手术辅助手段，指的是动脉导管通过股动脉行选择性腹腔动脉、相应椎体节段动脉造影，了解各动脉分支及走行情况，实质期可见肿瘤染色，判断肿瘤供血动脉与脊髓供血动脉的关系。在血管造影后，可行选择性肿瘤动脉的栓塞，阻止肿瘤血供，从而减轻术中肿瘤出血。研究表明，脊柱转移瘤脊髓压迫症患者术前栓塞可明显减少术中出血和围手术期输血。脊柱肿瘤栓塞术最具灾难性的并发症是脊髓卒中及脑卒中，如果肿瘤供血动脉起源于参与脊髓动脉供血的同一或相邻根动脉，栓塞可能有一定风险。术前栓塞推荐应用于高血运肿瘤，如肾细胞癌（图 11-12）、肝细胞癌、黑色素瘤等；对于低血运肿瘤，术前栓塞术中出血量的控制并不明显。

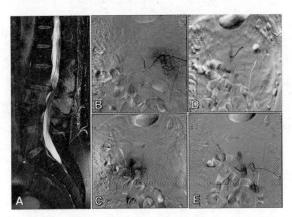

图 11-12 肾癌腰 3 椎体转移瘤伴硬膜外脊髓压迫症，Hybrid 治疗前行动脉栓塞术

A.MRI T2WI 像矢状位片提示腰 3 脊柱转移瘤伴硬膜外脊髓压迫；B、C.DSA 下将微导管在微导丝引导下超选择性插至双侧腰 3 动脉肿瘤供血节段动脉分支，造影实质期可见双侧腰 3 节段动脉管径增粗，远端分支及走行迂曲，肿瘤染色；D、E. 用明胶海绵颗粒进行双侧腰 3 节段动脉肿瘤供血分支的栓塞，栓塞后肿瘤染色消失

六、心理学团队

心理学团队在脊柱转移瘤治疗过程中同样扮演着不可替代的角色。脊柱转移瘤为癌症晚期阶段，患者心理状态一般都不稳定。高达50%的脊柱转移瘤患者在确诊之后会经历各种心理障碍，通常表现为焦虑、抑郁、适应障碍和丧失自信心。研究表明，在骨转移瘤患者中，预后差的肿瘤类型和病理性骨折与焦虑相关，单身和病理性骨折与抑郁相关。对即将发生病理性骨折的脊柱转移瘤患者进行手术治疗有利于改善患者的心理状态。研究表明，心理学团队及早评估和介入对疾病的控制和改善效果明显，对癌症患者进行心理疏导和药物治疗能有效提高患者生活质量，甚至是患者生存预后。

七、总结和展望

MDT是一种医疗资源整合的社会活动：整合医师团体和患者的目标，在准确评估患者状态的前提下，端正各方心态，确定恰当的治疗目标；整合各种医疗资源、技术资源，把各方专家的意见、医疗技术整合为切合患者实际需求的序贯治疗方案；整合医院的工作流程和制度，深化MDT理念，使MDT工作得到制度保障，得到持续发展的空间。脊柱转移瘤患者的治疗需要一套系统、严谨的MDT方案，最终旨在提高患者生存质量。脊柱转移瘤MDT涉及外科学、肿瘤内科学、肿瘤放疗学、疼痛学、肿瘤介入学、中医学、康复学、护理学及心理学等诸多学科团队。骨科医生执行的外科手术治疗在整个团队中具有极其重要的作用。选择合适的手术患者是保障患者预后良好的重要条件。只有手术益处大于手术风险，并且患者可以在术后一定时间内恢复并维持一定的生活质量，多学科序贯治疗方案才能顺利进行，手术的价值和作用才能得以凸显。术前介入栓塞可减少术中出血以保证手术顺利进行。术后放疗有助于控制肿瘤局部进展，靶向药物治疗和化疗有利于肿瘤患者长期无进展生存，镇痛及心理治疗应贯穿整个治疗过程。同时，脊柱转移瘤硬膜外脊髓压迫症患者围手术期康复离不开中药和针灸的治疗。未来的研究除了需要集中解决目前尚待解决的一些难题，如糖皮质激素的最佳使用剂量、放疗个体化方案制定等问题，还应更多地关注中西医结合模式在脊柱转移瘤 MDT 模式中作用的探索，以保证多个科室之间的合作更为紧密，最终更好地造福脊柱转移瘤患者。

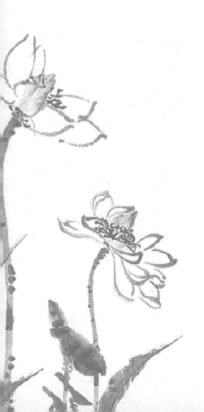

中医篇

第一章

中医病因

肿瘤的病因目前还不十分清楚，已知许多因素与肿瘤的发病有密切关系。中医对病因的认识，是在整体观思想指导下，用审证求因的方法加以认识和分类的。凡是可以导致人体相对平衡状态紊乱，产生有形之癌瘤或癌性病理产物的因素，都称为致癌病因。病因中贯穿着两个基本观点：一是病因的辩证观。事物都有相对性，病因的相对性是通过与自己的对立面相比较而确定的，每个因素都具有致病性和非致病性这种二重性。例如风、寒、暑、湿、燥、火六气，是人类赖以生存的必要条件之一，六气又能成为致病的原因和条件，即"六淫"。二是动态病因观。事物都有可变性，病因可以随着条件的变更而发生变化。例如六淫、饮食所伤、七情内伤、物理和化学所伤等可以作为原始致病因素（指导致发病的最初原因）对机体发生致病作用，产生病理性损害，并在不同的具体体质条件、医药条件下，在病理过程中发生不同的变化，如产生病理产物（痰饮、瘀血、转移等），形成内风、内寒、内湿、内燥、内火，发生异常情志等。这些病理产物、"内生五邪"与异常情志又可以作为新的病因，导致其他的病理变化，出现新的肿瘤病症。

一、外感六淫

风、寒、暑、湿、燥、火本是自然界的六种气候变化，与四时相应，称为六气。人类对六气有一定的适应能力，但在气候急剧变化和人体抗病能力下降时，六气就成为致病因素，侵入人体而引起疾病的发生。这种情况下，六气就变为六淫。因此，六淫一般泛指一切外感病的致病因素。中医学很早就认识到肿瘤的发生与外邪侵袭有关。《灵枢·九针论》曰："四时八风之客于经络之中，为瘤病者也。"《灵枢·百病始生》曰："积之始生，得寒乃生，厥乃成积也。"《灵枢·痈疽》记载："热气淳盛，下陷肌肉，筋髓枯，内连五脏，血气竭，当其痈下，筋骨良肉皆无余，故命曰疽。"《灵枢·刺节真邪》记载："虚邪之入于身也深，寒与热相搏，久留而内着……邪气居其间而不反，发为筋瘤……肠瘤……昔瘤。"金代刘完素曰："疮疡者，火之属。"金元医家窦汉卿在《疮疡经验全书》中指出，妇人阴蚀疮、阴茄、疽疮、翻花疮、蚕疮等皆由湿热与心火相击而生。《医宗金鉴》认为，茧唇是"积火积聚而成"。以上论述说明，六淫与积证、痈疽、瘤、翻花疮、积聚的形成有关。

二、内伤七情

中医将喜、怒、忧、思、悲、恐、惊称为七情。在一般情况下，七情是人体对客观事物的反映，属于正常的精神活动。如果长期精神刺激过度，或突发剧烈的精神创伤，超过了人体生理活动所能调节的范围，就会引起机体阴阳、气血、脏腑、经络的功能失调，导致疾病的发生。在日常生活中，影响情志的因素很多，诸如工作环境、居住条件、生活遭遇、大量饮酒及吸烟、喝浓茶等，都可造成精神紧张，情绪异常，影响脏腑气机。《素问·举痛论》曰："百病生于气也，怒则气上，喜则气缓，悲则气消，恐则气下……惊则气乱……思则气结……。"因此，在肿瘤的致病因素中，情志也是重要原因之一。元代朱震亨在《格致余论》中认为："忧怒郁闷，朝夕累积，脾气消阻，肝气横逆，遂成隐核……名曰奶岩。"明代陈实功在《外科正宗》中曰："忧郁伤肝，思虑伤脾，积想在心，所愿不得志者，致经络痞涩，聚结成核。"又曰："失荣者……或因六欲不遂，损伤中气，郁火相凝，遂痰失道停结而成。"明代邵达在《订补明医指掌》中曰："（噎膈）多起于忧郁，忧郁则气结于胸，而生痰，久则痰结成块，胶于上焦……而病已成矣。"金元医家窦汉卿在《疮疡经验全书》中曰："茧唇皆由六气七情相感而成，或忧思太过，忧思过深则心火焦炽……"隋代巢元方在《诸病源候论》中说："忧恚则气结，气结则津液不宣流使噎。"明代王肯堂在《外科证治准绳》中说："忧怒郁遏，时日累积，脾气消沮，肝气横逆，遂成隐核，如鳖棋子，不痛不痒，十数年后，方为疮陷，名曰奶岩。"张景岳在《景岳全书》中更明确指出："噎膈一证，必以忧愁思虑，积劳积郁。"近年来，在探究肿瘤病因学时，"七情"也受到中医学者的高度重视。

中医学认为，七情过度必然导致脏腑功能失调，经络郁滞，病程日久，气血虚衰，肝郁不能梳理气机，脾虚不能运化水湿，聚而蕴热生痰。气虚不能推动血行，血必留滞而成瘀。痰湿郁阻，气滞血瘀，留而不去，逐渐形成结块，久而盘结坚牢，形成岩瘤。李梴在《医学入门》中说："郁结伤脾，肌肉消薄，与外邪相搏而成肉瘤。"《素问·阴阳应象大论》曰："人有五脏化五气，以生喜、怒、悲、忧、恐。"这说明七情本来就是五脏的生理功能，如七情太过，必然影响五脏而生病。正如《灵枢·百病始生》所云："喜怒不节则伤脏。"五脏受伤，失去正常生理功能，必导致气滞血瘀等病理状态，气滞血瘀则造成人体内环境失调，进一步影响脏腑功能，使七情过度加剧，以致形成恶性循环而诱发肿瘤，并影响肿瘤的治疗。病久正虚气弱更是肿瘤产生和决定预后的重要因素。

中医学对肿瘤虽有许多详尽的文献记载与理论基础，但缺乏实验理论依据。近年来，有学者将七情过度致病的机制与现代心身医学、生理学结合，进行了深入的研究，得出以下结论：强烈的恶性刺激，必然影响人体的生理状况，造成机体内环境稳定状态失调，自主神经功能紊乱，使体内生理变化失常，从而使细胞生长失控，突变而生肿瘤。内分泌系统在维持人体内环境稳定及机体环境的平衡方面起重要作用，由于心理紧张因素不断强烈刺激，通过神经递质的作用，改变人体的内分泌，使儿茶酚胺浓度升高，破坏了内环境的平衡，从而造成正常细胞畸形生长，导致癌的生成。免疫系统本来可以监视细胞的突变，稳定内环境，调节外环境，但恶劣的情志可以抑制人体免疫系统的正常功能，如抑制胸腺功能、影响细胞的再循环等，使免疫系统不能及时发现并消灭突变的细胞株而导致肿瘤的发生。西医学研究也证明，七情过度是肿瘤形成的重要原因之一，为中医临床肿瘤康复辨证施治提供了有力的佐证。

三、饮食劳倦

　　饮食劳逸是人类生存和保持健康的必要条件，但饮食要节制，劳逸要适情，否则会影响人体生理功能，导致气机紊乱或正气损伤，产生疾病。《素问·生气通天论》中说："膏粱之变，足生大丁。"《济生方》认为癥瘕的形成是"过餐五味，鱼腥乳酪，强食生冷果菜，停蓄胃脘……久则积聚"。《医碥·反胃噎膈》中说："酒客多噎膈，饮热酒者尤多，以热伤津液，咽管干涩，食不得入也。"《素问·痹论》曰："饮食自倍，脾胃乃伤。"脾胃为后天之本，寒热无常必伤脾胃；过食膏粱厚味、生冷瓜果和热饮嗜酒，均可影响脾胃功能，最终导致津伤、气结、痰滞，变生肿块。《寓意草》曰："滚酒从喉而入，日将上脘饱灼，渐有腐熟之象，而生气不存，窄隘有加，只能纳水不能纳谷者有之，此其所以多成膈症也。"滚烫、煎炸食品，以及含有亚硝酸盐的腌制食品和含有黄曲霉素的霉变食品均有很强的致癌作用，正如《医学统旨》所说："酒、米面、炙煿、黏滑难化之物，滞于中宫，损伤脾胃，日久不治，渐成痞满吞酸，甚则为噎膈反胃。得斯疾患者不可轻视，必须早治。"《外科正宗》曰："茧唇……因食煎炒，过餐炙煿，又兼思虑暴急，痰随火行，留注于唇。"以上均说明，饮食无度，过量饮酒，过食炙煿、煎炒、腌制和霉变食品均能伤及脾胃，邪毒、痰湿瘀阻体内，气血郁滞，从而有导致各种癌变的可能。

肿瘤的发生尚与劳伤密切相关。无论劳力、劳神，还是房劳过度，皆能耗伤正气，导致正虚。如《素问·举痛论》说："劳则气耗。"《金匮要略·血痹虚劳病脉证并治》记载："五劳虚极羸瘦，腹满不能饮食，食伤、忧伤、饮伤、房室伤、饥伤、劳伤、经络营卫气伤，内有干血，肌肤甲错，两目黯黑。"《景岳全书·噎膈》也说："必以忧愁思虑，积劳积郁，或酒色过度，损伤而成。"可见劳伤导致机体气血失调，阴阳失衡，最终致气滞血瘀，津枯痰结，形成肿瘤。

四、脏腑亏虚

脏腑亏虚是肿瘤发病的重要原因之一。脏腑是指五脏（心、肝、脾、肺、肾）、六腑（胆、胃、小肠、大肠、膀胱、三焦）及奇恒之腑（脑、髓、骨、脉、女子胞、胆）。中医学认为，脏腑的功能及其相互关系以精、气血、津液为物质基础，以经络为交通。先天禀赋不足，或后天失养、外感六淫、内伤七情及饮食失调等因素均可造成脏腑功能紊乱，气、血、津液亏损而引起疾病。恶性肿瘤为人体正气虚损后，外邪六淫等不正之气乘虚而入，导致机体脏腑气血阴阳失调，出现气滞血瘀、痰湿结聚、热毒内蕴等病理变化，日久而成积块。《素问·刺法论》云："正气存内，邪不可干。"《素问·评热病论》说："邪之所凑，其气必虚。"《治法机要》中说："壮人无积，虚人则有之。脾胃虚弱，气血两衰，四时有感，皆能成积。"隋代巢元方在《诸病源候论》中曰："积聚者，由阴阳不和，腑脏虚弱，受于风邪，搏于腑脏之气所为也。"脏腑虚弱与年龄、性别有一定关系。《灵枢·水胀》谓："岐伯曰：石瘕生于胞中……皆生于女子。"南宋杨士瀛在《仁斋直指方》中曰："癌者……男则多发于腹，女则多发于乳。"明代张景岳指出："少年少见此症，而惟中衰耗伤者多有之。"又曰："脾肾不足及虚弱失调之人，多有积聚之病。"申斗垣认为："癌发四十岁以上，血亏气衰，厚味过多所生，十全一二。"《外证医案汇编》中也明确指出："正气虚则成岩。"《医宗必读》谓："积之成也，正气不足，而后邪气踞之。"可见，正虚是各种恶性肿瘤的病理基础，而一经发病，各种病因及病理产物则更伤正气，其虚益甚。总结上述可知，肿瘤发生的内因之一是脏腑亏虚。因肺主一身之气，肾为先天之本，脾为后天之本，肺、脾、肾三脏密切联系，三气相互配合，人体之气才能源源不断地生成，人体之气得以充足旺盛，升降出入正常，才能起到奋起抗邪的作用。

五、气机失调

《素问·上古天真论》曰："今时之人不然也，以酒为浆，以妄为常，醉以入房……以欲竭其精，以耗散其真。"书中指出了不良生活习惯是疾病发生之重要因素，并提出"虚邪贼风，避之有时，恬淡虚无，真气从之，精神内守，病安从来"的养生理念。《伤寒杂病论·序》亦云："当今居世之士……但竞逐荣势，企踵权豪，孜孜汲汲，惟名利是务，崇饰其末，忽弃其本，华其外而悴其内……趋世之士，驰竞浮华，不固根本，忘躯徇物，危若冰谷，至于是也。"《医学入门》有云："瘤初起如梅李，皮嫩而光，渐如石榴、瓜瓠之状。原因七情劳欲，复被外邪，生痰聚瘀，随气流注，故又曰瘤。瘤总皆气血凝滞结成。"又如朱丹溪认为乳癌是由于"忧怒郁闷，朝夕累积，脾气消阻，肝气横逆"所致。可见，气机郁滞不畅是肿瘤形成的重要原因。

古今以来，人们为了名利、权势，无时无刻不把自身暴露于压力之中，凡诸事追求完美、心情浮躁、急功近利之人，往往忽视个人情志的自我调节，易出现情志不遂，气机不畅。当今社会，人们利益诉求多元化，生活节奏快，竞争激烈，矛盾多发，最终导致体内气机失调，这正是肿瘤发生的基础。

第二章

中医病机

病机指疾病的发生、发展、变化及其结局的机理。肿瘤的中医病机，就是研究在病因作用于人体后，引起肿瘤的发生、发展和变化的过程中，机体内所发生一系列变化的机制。历代医家均十分重视病机。《素问·至真要大论》中"审察病机，无失气宜……谨守病机，各司其属"，将病机提高到"审察""谨守"的高度来论述，足见病机在辨证中的意义。从临床看，肿瘤的治疗自始至终贯穿了"病机中心论"的思想。肿瘤的病机是在内虚的基础上，多种致病因素相互作用，导致机体阴阳失调，脏腑经络气血功能障碍，引起病理产物聚结而发生质的改变。肿瘤本身是全身性疾病，是全身为虚、局部为实的疾病。由于肿瘤的病因复杂，病种不一，临床表现多样，所以其病理变化也非常复杂。综合临床观察，结合前人理论，肿瘤的病机大致体现在以下几个方面。

一、阳虚阴盛，阴阳失调

阳气是维持人体脏腑功能活动正常运转的重要精微物质。在《周易》重阳思想影响下，《黄帝内经》重视阳气的作用，强调了阴阳关系中阳气的主导地位。如《素问·生气通天论》所云："凡阴阳之要，阳密乃固。"又说："阳气者，若天与日，失其所则折寿而不彰。"这一思想体现了《黄帝内经》的生命观、疾病观。

卫外作用是阳气的重要生理功能。《素问·生气通天论》言："阳因而上，卫外者也。"阳气具有固卫肌表，抵御外邪的作用。人体阳气充足，外邪不易侵入人体，反之则导致多种疾病的发生，即《灵枢·百病始生》所言："风雨寒热不得虚，邪不能独伤人。卒然逢疾风暴雨而不病者，盖无虚，故邪不能独伤人。"除卫外作用外，阳气还具有推动、温煦作用，可以促进精血津液的生成及运行输布。阳气不足，推动作用减退，气血津液运行不畅，易引起瘀血、痰饮内生。瘀血、痰饮是肿瘤的病理基础，而且是影响肿瘤转移、复发的重要因素。诚如《灵枢·百病始生》所言："温气不行，凝血蕴里而不散，津液涩渗，著而不去，而积皆成矣。"张景岳认为脾肾亏虚是积聚产生的重要因素，即"凡脾肾不足，及虚弱失调之人，多有积聚之病。盖脾虚则中焦不运，肾虚则下焦不化，正气不行，则邪滞得以居之"（《景岳全书》）。从脾肾及阳气功能看，脾肾亏虚特别是脾肾阳虚之人更易罹患积聚。

中医学认为，肿瘤的发生主要与人体正气特别是阳气亏损，痰湿、瘀血阻滞有关，并基于此形成了耗散病机、痰毒流注学说、瘀血凝滞学说、恶气说等。因此，阳虚是肿瘤发病的内环境。《素问·阴阳应象大论》说："阳化气，阴成形。"张景岳在《类经》注曰："阳动而散，故化气；阴静而凝，故成形。""阳化气"，是指阳气具有易动散的特性，通过蒸腾气化运动将有形化为无形；"阴成形"，是说阴气具有凝敛的特点，阳气亏虚或阴邪亢盛，阳化气功能异常，则将无形积为有形。《难经·五十五难》云："病有积有聚，何以别之？然积者，阴气也；聚者，阳气也。"《临证指南医案》曰："著而不移，是为阴邪聚络。"《诸病源候论》也说："积者，脏病也，阴气所生也。"这些均强调了肿瘤为有形之邪，其性属阴。由于阴阳的消长，疾病的过程中常出现寒热属性的变化。肿瘤患者由于机体阳虚，感受寒邪，形成痰饮、瘀血等有形实邪，久郁于里，常出现由寒转热的病理现象。正如张景岳所说："然积以寒留，留久则寒多为热。"值得注意的是，虽然肿瘤常表现出"阳毒"的特点，但其是在阳虚阴盛的基础上发展而来的，寒为本，热为标，实为寒热错杂之证。"阳毒"具有时限性，常出现在肿瘤的初、中期，而后期因药物治疗和疾病本身对正气的耗损，又表现为乏力、畏寒、舌淡苔薄或光净等正虚之象。

阴阳失调是阴阳消长失去平衡协调的简称。机体在疾病的发生发展过程中，由于各种致病因素的影响，阴阳消长失去相对平衡，从而形成阴阳偏盛、偏衰，或阴不制阳、阳不制阴的病理状态。同时，阴阳失调又是脏腑、经络、气血、营卫等相互关系失调，以及表里出入、上下升降等气机失常的概括。年龄愈大，阴阳失调的可能性越大，肿瘤发生的可能性也就愈大。

二、气滞血瘀

中医学认为，气与血是构成人体和维持人体生命活动的最基本物质，它们对人体生命活动具有十分重要的作用。故《类经·摄生类》曰："人之有生，全赖此气。"《景岳全书·血证》亦曰："是以人有此形，惟赖此血，故血衰而形衰，血败则形坏。"气为阳，血为阴。《难经·二十二难》中有"气主煦之，血主濡之"，简要地概括了气血在功能上的差别。而古语"气为血之帅，血为气之母"，又说明了气血之间相互依赖、相互为用的密切关系。气属于阳，血属于阴，两者之间的关系犹如阴阳相随，相互依存，相互为用。气对血具有推动、温煦、化生、统摄的作用，血对气具有濡养和运载等作用。二者虽有不同，但又存在着密切联系，故曰"气行则血行""血至气亦至"。气与血在病理上也是互相影响的。气病可伤血，血病可伤气，故气的虚衰和升降出入异常必然影响血。如气虚血无以化生，气必因之而虚少；气虚则推动、温煦血液的功能减弱，血必因之而凝滞；气滞则血必因之而瘀阻。同样，血虚和血的运行失常也必然影响气。如血虚则气亦随之而衰少，血瘀则气亦随之而郁滞。由此可见，气滞可致血瘀，血瘀又阻碍气机，气滞和血瘀常同时存在，相互影响。各种内在和外在的原因引起气的运行失调和血的生化无源，因而出现气郁、气滞、血虚、血瘀。气血之病互为因果，气滞日久必血瘀，血瘀必兼气滞，日久成疾，积聚成块。

在肿瘤的发病过程中，随气血瘀滞的部位不同可形成各种肿瘤。如隋代巢元方《诸病源候论》曰："此由忧恚所致，忧恚则气结，气结则津液不宣流使噎。"《明医指掌》亦指出："若人之气循环周流，脉络清顺流通，焉有癌瘤之患也。"《医学十二种》曰："噎之症也，有瘀血、顽痰、逆气阻隔胃气。"《外科医案汇编》谓："忧愁则气闭而不行，失荣等症成矣。"从以上的记载可以看出，由于气血不和造成的气滞血瘀、脉络阻滞与肿瘤的形成有关。气滞血瘀造成的肿瘤常累及肝、肺、胃、肠，可见于肺积、肝积、乳岩、噎膈、反胃、肠覃等疾病中。清代唐容川在《血证论》中指出："瘀血在经络脏腑之间，则结为癥瘕，瘕者或聚或散，气为血滞，则聚而成形……癥者常聚不散，血多气少，气不胜血故不散，或纯是血质，或血中裹水，或血积既久，亦能化为痰水，水即气也，概之为病，总是气与血胶结而成。"王清任在《医林改错》中曰："气无形不能结块，结块者，必有形之血也……元气亏损，瘀血阻滞。"《医宗金鉴》曰："癥为气病，瘕为血病，夫病皆起于气也，气聚而后血凝。"

气滞血瘀是肿瘤发生的基本病机之一，这是由于脏腑经络、四肢百骸之中，如气滞不畅，瘀血不行，凝滞不散，日久均可成瘤。所以疏肝理气、活血化瘀是肿瘤治疗中的大法。应注意的是，临床上不同的肿瘤在不同的病期，有偏于气滞者，有偏于血瘀者。一般而言，初期结块多以气滞为主，而随病情发展，血瘀征象日渐明显，所以用药上亦有偏气、偏血之差异。

三、湿聚痰结（痰湿不化）

痰、湿、饮三者同出一源，清稀者为饮，稠浊者为痰，黏滞者为湿。湿聚痰结的原因是津液的输布和排泄功能障碍。津液输布和排泄的正常有赖于多个脏腑的生理功能相互协调。津液输布障碍可致津液在体内环流迟缓，或在体内某一局部发生滞留，因而津液不化，水湿内生，酿痰成饮。津液的排泄障碍主要是指津液转化为汗液和尿液的功能减退，其成因涉及肺、脾、肾三脏。肺主行水，通调水道，邪毒犯肺，肺失宣降，水道不通，津液不降，痰湿停肺，故"肺为贮痰之器"。脾主运化水湿和输布精微，脾失健运，津液环流迟缓则水聚于内，久成湿毒，湿毒泛滥，浸淫生疮，经久不愈，故"脾为生痰之源"。肾阳为人身阳气之根，能温煦蒸腾全身脏腑组织，而且水湿的排泄与肾的功能直接相关。"肾者，胃之关也，关门不利，故聚水而从其类也。"肾亏虚，气化不利，水湿上泛成痰成饮。肾阴不足，阴虚生内热，热灼津液而成痰。古人云："痰为有形之火，火即无形之痰。"以上所述之痰，既包括因外感六淫所咳出的痰涎，又包括内生之痰湿。咳吐之痰涎主要因肺失宣肃所致，而内生之痰涎主要由脾或肾之亏虚所致。痰无处不到，流注内脏和体表而形成各种各样的痰证。如痰凝毒聚，坚硬如石，走窜项间、腋下、鼠蹊等处，而成"痰核""失荣""瘰疬"等。湿毒与浊气互结而成恶疮，流注周身，留于胸腹，则为腹水、胸腔积液等；泛于体表则成浮肿；流注关节则成阴疽；流注肌肤则成痈疽溃烂、疮口难收等。因此，古代医家认为"百病多由痰作祟""怪病当属于痰"。

元代朱丹溪首先提出："凡人身上、中、下有块者，多是痰。"《医学入门》曰："盖瘿瘤本共一种，皆痰气结成。"《医贯》认为，噎膈是"多升少降，津液不布，积而为痰为饮"。临床上，肿瘤可存于人体上下内外，无处不有，这些特点与痰致病的广泛性相契合。《杂病源流犀烛》曰："痰之为物，流动不测，故其为害，上至颠顶，下至涌泉，随气升降，周身内外皆到，五脏六腑俱有。"古语有"百病皆生于痰""怪病皆因痰作祟"之说。朱丹溪在其所著《丹溪心法》中首先提出了肿瘤与痰的关系，曰："凡人身上、中、下有块者，多是痰。"《外科正宗·瘰论》曰："夫瘰疬者，有风毒、热毒、气毒之异，又有瘰疬、筋疬、痰疬之殊……痰疬者，饮食冷热不调，饥饱喜怒不常，多致脾气不能传运，遂成痰结。"说明饮食、情志损伤脾胃，脾虚生痰，结为痰核，而成肿块。对于发生于颈部的岩肿——失荣，《外科正宗·失荣症》对其病因病理也作了较系统的论述，说："失荣者，先得后失，始富终贫，亦有虽居富贵，其心或因六欲不遂，损伤中气，郁火相凝，遂痰失道停结而成。"说明失荣乃痰毒深痼所为也。肿瘤转移是指肿瘤原发灶或经治疗后残存的癌细胞经血管、淋巴管扩散到远隔部位形成新的同一类型的肿瘤。痰的流动性使癌毒可随痰播散周身，痰的留着、黏滞特性，又使癌毒易于在某些脏器组织中形成转移灶。如痰行于脑，成脑转移；流于骨，致骨转移；泛于肝，则致肝转移；浸于淋巴，则致淋巴结转移。所以中医有"顽痰怪证""痰饮变生诸证"之说。《灵枢·百病始生》云："……留而不去，传舍于肠胃之外，募原之间。留著于脉，稽留而不去，息而成积。"这是对疾病转移最早的认识。因此，痰浊内阻是肿瘤发生转移的必要条件，也是转移重要的病理基础。

总之，痰湿为病，甚为复杂，病机变化多端。临床上把体表或皮下不痒不痛，经久不消之肿块，均按痰核论治，多以消痰散结、化痰通络之法来治疗，而对湿毒为患则以祛湿解毒法来治疗。现代药理研究亦表明，许多有化痰散结作用的中药均有抗癌活性，如半夏、山慈菇、瓜蒌、前胡等，而祛湿药中具有抗癌作用的药物则更多。综上所述，痰湿凝滞亦是肿瘤发病中的一个重要的病理变化，化痰散结、祛湿解毒则是治疗肿瘤的大法之一。

四、毒热内结

毒热为火热温毒之邪，其性炎上，易耗气伤津，生风动血，易生痈肿疮疡。火热之邪可由外感六淫和内生之邪形成。火与热同类，有"火为热之极，热为火之渐"之说。毒热致癌的机理，历代医家早有论述。《灵枢·痈疽》说："大热不止，热胜则肉腐，肉腐则为脓，故名曰痈。"《素问·至真要大论》又说："诸痛痒疮，皆属于心。"《医宗金鉴·痈疽总论歌》说："痈疽原是火毒生。"宋代佚名藏本《咽喉脉证通论》论喉菌时指出："此证因食膏粱厚味过多，热毒积于心脾二经，上蒸于喉，结成如菌。"明代赵献可的《医贯》谓："论噎膈，丹溪谓得七情六淫，遂有火热炎上之化。"清代《医宗金鉴》认为"茧唇脾胃积火成""鼻渊……胆热移脑风寒火"。清代高秉钧的《疡科心得集》认为，肾岩为"若有郁虑忧思，相火内灼……阴精消涸，火邪郁结，遂遘疾于肝肾"。清代易方的《喉科种福》谓："喉痹……此由肾液久亏，相火炎上，消铄肺金，熏燎咽喉。"刘完素提出，六志过极皆生火，内生五邪，又可阻遏气机，使热不得透发，因而形成郁热。他还提出了"六气皆从火化"的观点，认为"风、寒、暑、湿、燥、火"六气都可以化生火热病邪，治疗热性病的时候必须先明此理，才能处方用药。七情所伤，必致气机乖戾，气有余便是火，火遏于内，不得透达，因而形成郁火。

热毒内蕴可形成肿瘤，津液遇火则灼液为痰，气血痰浊壅阻经络脏腑，遂结成肿瘤。肿瘤是一种慢性病，正气亏虚，瘀血阻滞，痰湿凝聚，郁久自然也会化火。古人对此早有深刻的认识。《素问·阴阳应象大论》云："阴静阳躁，阳生阴长，阳杀阴藏。"《杂病源流犀烛》论疮菌时说："舌生芒刺，皆由热结之故，或因心劳火盛，而生疮菌。"《医宗金鉴·外科心法要诀》论舌疳说："此证皆由心脾毒火所致，其证最急……舌本属心，舌苔属脾，因心绪烦扰而生火，思虑伤脾则气郁，郁甚而成斯疾。"将舌疳的病理归为心脾毒火所为。中医文献把许多肿瘤归为感情抑郁，郁而生火，郁火夹血瘀凝结而成，临床上多呈热郁火毒之证。若邪热鸱张，呈现实热证候，表现为肿瘤正在进展，属于病进之象。如系病久体虚，瘀毒内陷，病情由阳转阴，成为阴毒之邪，则形成阴疮毒疽，翻花溃烂，经久不愈，皮肉腐黑，流汁清稀。治实热阳证火毒之邪，应投以大剂清热解毒、养阴清热、滋阴降火之品；而对阴毒之邪，则需温里托补、扶正祛邪以调和气血，解除阳虚之证。肿瘤的异常增长是指肿瘤细胞比人体正常细胞生长速度快，代谢旺盛，主要是因为机体阴阳失去平衡，肿瘤的局部气机被痰湿、瘀血郁遏，不得疏泄，导致阳气内郁，郁而化热，也就是肿瘤本身阳气太盛，阴随阳长的过程。因此，热毒内郁是肿瘤生长不可缺少的因素之一，即热毒是肿瘤快速生长的病理基础。从以上医家的描述可以看出，肿瘤的发生、发展与毒热在体内的蓄积有着重要关系。

临床观察也证实，清热解毒药不仅可以改善患者的症状，而且能抑制肿瘤的发展。现代药理实验已经证实，清热解毒药物具有明显的抗肿瘤作用。

五、正气亏虚，毒瘀互结

人体正气亏虚，病邪亢盛，机体抗邪无力，不能制止邪气的致癌作用，机体不断受到病理性损害，就会导致癌肿的发生、发展。同时，人体正气虚弱，脏腑生理功能失调、紊乱，瘀血、痰湿等病理产物因而滋生，形成了肿瘤发病的病理基础。《外证医案汇编》指出："正气虚则成岩。"《妇人良方大全》亦指出："肝脾郁怒，气血亏损，名曰乳岩。"肿瘤的发生与脏腑功能失调有关，并以脾肾虚损为主。因为脾为后天之本，肾为先天之本，脾肾虚损则正气虚弱，易致邪侵。癌瘤的发病机制是正气虚弱，脏腑经络功能失调，客邪留滞而致气滞血瘀，痰凝湿聚，互相搏结，蕴结体内。大多癌瘤患者的机体免疫功能均较正常人低下，而通过中药扶正培本可以提高机体的免疫力，增强抗癌的能力，提高生活质量，延长生存期，甚至可以使癌肿缩小，使患者康复。因此，采用扶正祛邪的治则是中医药治疗癌症的有效方法之一，也是中医药治癌的特色所在。

固本清源理论认为，肿瘤为病乃禀赋不足、外邪侵袭、七情内伤、饮食劳倦等，导致脏腑阴阳气血失调，正气亏虚，气滞、痰湿、瘀血、热毒等内蕴留滞不去，相互搏结，积久成癌，其病机复杂，变化多端。机体正气不足，脏腑虚弱，致病因素易袭人体，导致气血失调、毒瘀互结而成瘤；癌瘤已成，发展迅速，更伤正气。故正气虚损是肿瘤发生、发展的基础，在正虚的基础上，外邪、气滞、痰浊、湿热等积留日久，结聚成毒，癌瘤成形后或气滞血瘀，或痰湿、热毒阻滞经络气血运行形成瘀血。故而我们提出"虚""毒""瘀"是肿瘤发生发展过程中的主要病理因素，正气亏虚、毒瘀互结是其根本病机。

癌毒取自中医毒邪理论，肿瘤与毒邪相关，古往今来医家均有相仿论说。张泽生教授在论述宫颈癌、阴道癌的病机时首提"癌毒"概念："病理上由于癌毒内留，湿热内伏，瘀血凝滞，这是实的一面。"癌毒的产生是一个绵长渐进的过程，多由情绪失调、外邪侵及、食纳不节、正气亏虚导致。在癌毒产生之前，往往存在着脏腑功能失调、气血阴阳逆乱、气郁痰瘀等病理因素的累积，以致体内平衡状态被影响，诱导癌毒萌发。"癌毒"既是致病因素，又是病理产物，癌毒的病理属性分为寒热、阴阳和虚实，产生后常依附于痰、瘀、湿等病理因素，各种相关非特异性病理产物杂合为病，具有凶顽、多变、隐匿、损正、难消等特点。周仲瑛教授根据其临床实践，针对肿瘤的特殊性与难治性，提出癌邪为患，必夹毒伤人，于20世纪90年代率先提出"癌毒"学说，影响深远。癌毒留结为肿瘤发病之根，癌毒一旦留结，阻碍经络气机运行，津液不能正常输布则留结为痰，血液不能正常运行则停留为瘀，癌毒与痰瘀搏结形成肿块。他同时指出，正虚是癌毒形成的先决条件，癌毒是在正虚的基础上受多种因素诱导而成。

癌毒病机理论则强调癌毒是肿瘤发生发展的病机关键，与痰、瘀共同构成基本病理因素，并且重视无形之邪——气郁，在恶性肿瘤形成过程中扮演的重要角色。相对于固本清源理论而言，癌毒病机理论对肿瘤中"毒"的认识更加深入，其将导致肿瘤发生的毒邪单独命名为"癌毒"，将其与一般毒邪、病邪、致癌物质、癌细胞等概念相区别，使中医肿瘤毒邪学说得到进一步丰富与发展。

六、三焦气化不利，脏腑功能失常

气化是中医学阐释生命活动机制的重要生理学概念，而三焦为人体诸脏腑气化范围最为广泛、气化功能最为系统多样的重要脏器。三焦以气化将五脏六腑联系在一起，辅助君主之心行使主宰脏腑功能活动的职能。《难经·三十八难》言，三焦"主持诸气，有名无形"，指出三焦有主持人体诸气运行的功能，人体诸气包括元气、精气、谷气、营气、卫气、水气等。《素问·灵兰秘典论》曰："三焦者，决渎之官，水道出焉。"明言三焦为人体水液运行的通道，并赖元气推动作用，得以升降出入，运行输布于周身，三焦这一主气通水的生理过程可概括为三焦气化。三焦气化一词由明代赵献可首先明确提出，并用于阐释小便生成及排泄机制。后世医家从生命活动的物质基础及功能表现上，不断阐发精气及其运动、通行、变化的场所三焦之间的生理及病理联系。

　　历代医家均指出，肿瘤的发病与脏腑功能失调、年龄、性别有关。如隋代巢元方在《诸病源候论》中指出："癥者，由寒温失节致脏腑之气虚弱，而饮食不消，聚结在内。"明代申斗垣在《外科启玄》中曰："癌发四十岁以上，血亏气衰，厚味过多所生，十全一二。"张景岳云："少年少见此症（噎膈），而惟中衰耗伤者有之。"朱丹溪谓："膈多由气血衰弱而成。"本病就性别而言，男女发病也有一定的差异性。《仁斋直指方》曰："癌者……男则多发于腹，女则多发于乳。"清代陈梦雷等所编的《古今图书集成·医部全录》引吴田宛曰："噎膈反胃……若脾胃虚伤，运化失职，不能腐熟五谷，变化精微，朝食暮吐，暮食朝吐，食虽入胃，复反而出，此反胃所由成也。"从以上论述可以看出，年老体衰，脏腑功能失调影响着各种肿瘤的发生和进展。肿瘤患者大多脏腑功能低下，气血两亏，通过调节脏腑功能、补气养血等扶正培本的治疗方法，可以达到调节免疫功能，提高抗肿瘤能力，改善患者生存质量和延长生存期的效果。肿瘤的发病机理常常是错综复杂的，大多本虚与邪实同时存在，如脏腑气血亏虚与热毒炽盛夹杂，或气虚、气滞与血瘀或痰湿夹杂，所以其治疗应分清病机主次，审证求因，标本兼治，才能取得满意疗效。本虚常常是气阴两虚，邪实经常是几种病理产物并存，因此在治疗时，单一的法和方常常难以奏效。

　　引起肿瘤的常见病因有痰浊、瘀血、气滞、毒邪等，邪气的产生与所侵袭脏腑功能失调、人体正气不足、感受外来六淫毒邪、内生异化毒邪等有关。引发肿瘤的痰饮及瘀血等病邪，有别于一般病证的痰饮及瘀血，具有显著的侵袭性、黏附性、流窜性，尤其是痰饮之邪。《杂病源流犀烛》指出："痰之为物，流动不测，故其为害，上至颠顶，下至涌泉，随气升降，周身内外皆到，五脏六腑俱有。"说明痰饮具有流动性，可流溢至周身上下内外而发病。又因其性与湿邪相类，具有重浊、黏腻的特性，在流溢之时，又易于停滞黏附于组织器官而呈渐积性占位生长。若癌毒阻闭三焦气机，影响人体津液的运行、输布及排泄，形成病理性痰饮水液，可停积于组织器官局部，或泛溢周身。在肿瘤的发病、复发、转移及转归等演变过程中，三焦气化不利的病机特点，愈发显著而重要，恢复三焦气机流转，畅达气血精津的运行、输布、代谢，提高机体抗邪能力，阻断肿瘤转移的三焦通道途径，是中医药辨治肿瘤、有效延长患者生存时间的关键环节，应受到中医肿瘤学理论及临床研究者的重视。

第三章

辨证论治

中医药治疗肿瘤的优势在于辨证论治。辨证，就是以四诊八纲为主要手段，综合临床各种证候表现，来研究疾病的病因、病机及发生、发展的规律，认识和辨别疾病的部位、寒热、虚实及传变转归等，然后确定治疗的方法。它特别强调治病求本、审证求因，重视内因的主导作用。因此，在治疗肿瘤的时候，如果想用一张方子或一两种药物就能解决各种不同的肿瘤问题，是不现实的，只能根据不同病因、病机和体质来辨证施治。临床用药，除应注意各种肿瘤的特点外，还要注意患者的个体差异。不能只注重一方一药，要对患者机体内外环境的不同情况进行具体分析，辨证论治，这样才能认识和掌握肿瘤的治疗规律。

一、辨证原则

（一）明病识证，病证结合

辨证论治是将"望闻问切"四诊所收集的资料、症状和体征，通过分析、综合，辨清疾病的原因、性质、部位及邪正之间的关系，概括判断为某种性质的证候，以此确定相应的治疗原则和方法。目前辨证论治是中医临床的特色和优势，也是中医药学诊治疾病的主要原则和方法。辨证论治因其可以很好地体现中医学整体观和辨证观的特点而得到了广泛重视和应用。辨病论治主要是根据疾病发生、发展的自然规律，针对导致疾病发生与发展的病因和病机进行施治的方法。病和证都是人体病理变化的临床反应。中医的辨证论治既讲辨证，又讲辨病，即病证结合。一方面，疾病的本质和属性往往是通过证的形式表现于临床的，辨证即能识病；另一方面，病又是证的综合和疾病全过程的临床反应，只有在辨病的基础上，才能对辨脉、辨证和论治等一系列问题进行较全面的讨论和阐述。概括地说，辨病是认识和解决疾病的基本矛盾，辨证则是认识和解决疾病过程中的主要矛盾。辨病和辨证是相辅相成的，只有在辨证的基础上辨病，在辨病的范围内辨证，才能体现中医独特理论体系的科学内涵和应用价值。

现代科学的发展，在对疾病做出明确诊断，以制定完善的治疗方案方面，提供了科学论据和条件。通过物理、生化等各方面的检查，可以比较明确地阐明疾病发生的原因、病理变化及组织细胞的损害程度，做出比较准确的诊断，并从病因学角度上找出治疗的依据，确定治疗原则。传统中医学因产生和发展的时代所限，其辨病论治的发展较为缓慢，但回顾历代文献，我们不难看出，辨病论治一直存在于历代医家的诊疗模式中。《五十二病方》最早以疾病分类，是辨病论治的雏形；《黄帝内经》记载病名300余种，对各种疾病均从病因、病机、转归、预后方面加以论述，辨病论治初具规模；《伤寒杂病论》开创了辨病论治体系。例如《伤寒论》外感热病，以阴阳为纲，分为太阳病、少阳病及厥阴病等，如"太阳之为病，头颈强痛而恶寒""阳明之为病，胃家实是也"。《金匮要略》也集中体现了辨病论治，全书以病名篇，以病统证，据病施方，初步确立了辨病论治体系。此后历代医家在此基础上有所完善与发展，总结了丰富的经验。现代中医学加大发展力度，辨病论治得到迅速提升。

癌是一类常见病、多发病，西医学认为无论哪种癌症都有其一定的生物特性，大致相同的发生、发展规律，有其形态学变化的共同基础及病理生理、生化改变的规律，这些都是辨病的基础。我们在辨病的同时一定要结合中医的证来进一步分清该病属于哪一个证型，这个证型随时有可能变化，只有做到这些才能更好地辨证论治，以取得更好的疗效。只有很好地把辨病和辨证结合起来，不但从宏观到微观，从局部到整体，诊断清楚是哪种癌症，而且可进一步分清是哪种类型，以及脏腑气血损伤的程度，正邪胜负的进退变化，对于疾病的治疗和预后都非常重要。

辨病与辨证是总体指导与阶段侧重的关系，是"面"对"点"、"共性"对"个性"的关系。辨病论治要求医者对疾病具有宏观的总体认识，辨证论治要求医者侧重考虑每名患者功能状态、情志及其自身环境等个体差异，因此我们提倡辨病与辨证相结合，有利于诊断的准确性和疗效的可靠性。恶性肿瘤是正常细胞在多种外因长期作用下发生质变，从而具有过度活跃增殖的特性，具有局部浸润及远处转移等特点，严重危害人类健康。现代诊治技术的进步，使恶性肿瘤可以早期发现和早期治疗。在早期或治疗完成后，很多患者往往无任何不适主诉，此时可通过辨病论治进行中医治疗。肿瘤患者经手术、化疗及放疗等西医治疗后，会因西医治疗的损伤性出现许多症状，此时可通过辨证论治进行治疗；而由于在接受相同治疗后，大部分患者会产生相似或相近的症状，其共性比较突出，即共同的病因、共同的病机、共同的表现，甚至在一定程度上也会呈现共同的证候，这时就应按临床规律性给予预防性治疗，亦属辨病论治的范畴。

（二）审证求因，把握病机

肿瘤的病因复杂，临床表现变化多端，因而病机转化也千差万别。因此，在肿瘤的辨证论治中应详细进行望、闻、问、切，并根据四诊所搜集的材料，仔细推敲疾病的病因、病位，确定病变的本质。

首先，根据患者的临床表现、经络循行及其所属脏腑的功能等确定病位，并进而辨别疾病的性质，如阴证、阳证、实证、虚证，以及在表、在里、在气、在血。一般情况下，不痛不痒、坚硬且长久难消，久则溃烂翻花者属阴证，红肿疼痛者属阳证；全身衰竭，畏寒肢冷，蜷卧不动者为阴证，高热烦躁者为阳证。在体表者为在表，在内脏者为在里；气滞者为在气，血瘀者为在血。其次，还应根据脉象辨别机体的邪正盛衰情况。一般脉象弦大滑数者为邪实，多属病情进展；脉象细弱涩者为正虚之象；体虚而脉盛，提示肿瘤迅速发展，一般预后较差。

由于恶性肿瘤是在正气先亏的基础上，然后邪气踞之，故多表现为正虚邪实。即便是在肿瘤早期，也有正虚的症状。正虚者，脏腑气血阴阳的虚衰为本；邪实者，气滞、血瘀、痰浊、湿聚、毒火是标。因此肿瘤多表现为本虚标实的证候。标实多是在阴阳气血失调的情况下产生的，这些病邪往往会互相搏结，表现出更为复杂的证候。如痰、湿、瘀与热相搏结而成痰热、湿热、瘀热等证候。因此，在恶性肿瘤的辨证诊断时，要紧紧围绕脏腑阴阳气血功能失调，以及气滞、血瘀、痰结、湿聚、毒火等病邪，正确把握正与邪的消长进退情况，同时结合五脏六腑、气血津液及经络的生理功能，做出正确的诊断和预后的判断，为治疗提供可靠的依据。如胃癌早期，患者多表现为肝郁气滞，以实证为主，但因肝与脾胃的关系，也可兼见脾失健运、胃失和降的症状。此外，由于肝郁化热，灼伤胃阴，也会出现相应症状。此期以肝胃功能失调为本，气滞、郁热为标。病变发展至中期，则多表现为气滞血瘀、邪毒内蕴或瘀毒化热或痰瘀互结的证候。病情继续发展，可因失血耗气伤正而导致气虚血瘀，因痰湿伤正、中焦失养而出现脾胃虚寒，因脾阳久亏，累及肾阳而出现脾肾阳虚。病至晚期，气、血、阴、阳俱伤，从而出现虚劳之象。此时，病邪日深，正气严重亏虚，病情极为严重。总之，通过对病因病机的整体把握，结合某一时期的特点和临床表现及患者的身体状况等，才能进行正确的辨证诊断。

二、辨证方法

辨证论治是运用中医的理论和诊疗方法来检查诊断疾病、观察分析疾病、治疗处理疾病的原则和方法。这种原则和方法经历了长期反复的验证和不断地充实完善，已发展为独特的理论和行之有效的临床诊治方法。

辨证论治的过程就是检查、分析和处理疾病的诊断治疗过程。在这一过程中，医生除了要熟练掌握中医的系统理论和诊疗方法外，还必须掌握和运用辨证的一般方法和原则，才能达到辨证准确、处理得当的目的。

（一）分清主次

在肿瘤的诊断中，应首先从其临床表现的复杂证候中明辨主证，这是辨证的关键。这不能单从症状出现的多少和明显与否来判定，而要从病因病机来分析比较，看哪个证是反映其病理本质的，对病情发展起着关键作用，那就是主证。如肝癌黄疸患者，既有胁痛、头晕等肝郁的见症，又有倦怠、纳呆、腹满、泄泻等脾虚的症状，甚至还有其他见症，若按病机分析，抓住脾虚的主证，治以调理脾胃为主，随症加减，往往可使各种症状好转。另一些患者表现为胁痛剧痛、眩晕、口苦、喜怒、失眠，见其他一二兼症，但按病机分析，则应以肝郁化火为主证，治以疏肝清热为主，才有可能收到预期的效果。因此，辨明主证，抓住主证，即抓住主要矛盾，有助于制订主要和次要的治疗原则。同时必须注意，主证并不是始终不变的。在一定条件下，寒证可以化为热证，热证可以转化为寒证，虚证可以转化为实证，实证可以转化为虚证。主证一变化，就应及时采取相应的治疗措施。

（二）明辨真假

在临床诊断过程中，一些典型的证候较易认识，但不典型的占多数，有时一些症状还互相矛盾，甚至出现假象。临床最常见的就是寒热和虚实的真假，即所谓"真寒假热""真热假寒""大实有羸状""至虚有盛候"等。在这种情况下，首先要克服片面性和表面性，要从极其复杂的证候群中透过现象看本质，分清哪些是真的，哪些是假的，哪些是反映疾病本质的，哪些是非本质的。要做到这一点，首先应抓住关键性的证候，不要被假象所迷惑。一般说来，舌象和脉象是对辨别寒热真假有参考价值的指征。如虚寒的脉迟而无力，舌淡而湿润；实热的脉数而有力，舌质多红而干。此时，问诊也不可忽视。如寒证出现口不渴而喜热饮，畏寒蜷卧，虽身热不欲去衣，舌淡白湿润，脉重按无力，虽有其他假热的症状，只要抓住上述脉症，就可以判断出寒的本质。其次，要全面分析各种因素，包括从体质、年龄、病史、病程、饮食、情志、服药史等方面寻找线索，进行详细比较，才能辨明寒热或虚实的真假。

（三）标本兼治

中医学标本概念内涵丰富，《素问·标本病传论》提出"阴阳逆从标本之为道也"，并提出"后生中满者治其标""小大不利治其标"的原则；张仲景的《金匮要略》提出"痼疾加以卒病，当先治其卒病，后乃治其痼疾"；李时珍的《本草纲目》有"急则治其标，缓则治其本"之论。如肿瘤患者之外感热病、淋证、泄泻，继发之血证、痛证、水肿、呕吐、悬饮、支饮、关格，尤其是化疗引起的骨髓抑制，导致贫血、白细胞减少、血小板减少诸症，放疗引起的热毒证，在肿瘤中更为多见，尤当先治其卒病。当然肿瘤更多的是缓则治其本，标本同治，标本兼顾。审察病证之标本，以定治法之先后逆从，这是辨证的重要内容。

所谓标，就是疾病表现于临床的标志和现象；所谓本，就是发生疾病的根本。疾病的标本不是固定不变的，它往往随具体疾病和具体患者而各有不同。如治疗原发病，消除内外致病因素，调整已经失调了的气血、脏腑功能，控制和消除肿瘤病变，都是治其本。恶性肿瘤的各种并发症和一些急性症状都属于标，如出血、感染、呕吐、疼痛、腹胀、腹泻、脱水、胸腹腔积液、发热、咳嗽等，需要及时治疗或对症处理，此时常需标本兼顾。肿瘤相关疾病导致正气内虚往往是重要的发病基础，因此分辨邪正之盛衰十分必要，正虚为本虚证，邪实为标实证。当然因实致虚时，肿瘤为"审因"之本。本虚证又有气、血、精、津、阴、阳及藏象之不同，标实证又有外感六淫、痰、浊、瘀、毒、食、虫之区别。

（四）识别虚实

辨邪正虚实是对病邪和正气消长与病情发展演变关系的客观估计和分析，也是临床辨证的一般原则之一，对于疾病的诊断是否正确，治疗处理是否得当，都有十分重要的意义。"虚"是精气亏损而不足，"实"是邪气盛而有余，故虚是体虚，实是邪实。实是指致病的病因、病理产物等客观存在，虚是指人体防御能力、代偿能力或修复能力的不足。二者互相影响，不能截然分开。邪气盛则正气受到遏制或损耗，易导致邪气更实，因而正气愈虚则邪气愈盛的情况是较为常见的。识别虚实，不外辨表里之虚实、阴阳之虚实、脏腑之虚实、气血之虚实。一般外感之病多有余，内伤之病多不足。不过虚证中常夹有实，实证中常兼有虚，临证应详细识别。只有辨明虚实，才能合理施以补泻，收到预期的疗效。针对不同的肿瘤患者可以选择不同的治疗手段，如：实者主要攻邪，可选西医化疗、放疗或中医攻邪法；对于虚实夹杂患者，则需要同时扶正攻邪；对于机体虚弱的患者，应以扶正作为治疗的基础。

事实上，正气不足是恶性肿瘤的内在依据，正气不足贯穿于恶性肿瘤的始终。当六淫、七情伤及机体，浊邪停聚时，若机体正气充足，能祛邪外出，则癌毒不得产生，或即使产生，也能及时清除，使毒邪消散于无形。若正气亏虚，阴阳失调，不能及时祛邪外出，致使浊邪长期停滞于体内时，则酿生癌毒，致生癌肿。总之，虚是肿瘤发生、发展的根本原因。正虚不仅是癌毒产生的前提，也是决定癌症发展过程的依据。如在临床中，经常使用当归补血汤为基础方，以补益气血为所有治疗的基础，取意于有形之血不能速生，无形之气所当急固，气血生则正气旺，正气旺则可抗邪外出，在正气充沛的基础上抗邪，则祛邪不伤正，扶正而不恋邪。

（五）病证结合

恶性肿瘤是一大类病因病机复杂、目前治疗效果仍不理想的疾病，因此，在肿瘤的诊断上必须做到辨证与辨病相结合，才能更好地把握全局。了解肿瘤的发病部位、病理组织学类型、临床分期、有无转移及浸润、脏器的功能情况，以及气血、阴阳、脏腑、经络等受损的情况，才能更好地指导临床治疗。

首先，应根据西医的理论和方法，详细了解患者的病情，做出准确、翔实的诊断。如一个人患肠癌，必须要清楚病变部位、临床分型分期、有无浸润及转移、病理组织学类型及分化情况。如果已进行过其他治疗，还应了解其治疗的经过和恢复情况、目前有无复发转移，以及近期的症状和体征，这些都属于辨病的范畴。辨病治疗是根据肿瘤的发病部位和肿瘤细胞的特性，选择一些对肿瘤治疗作用比较强的药物。如食管癌可选用石见穿、急性子、葵树子、黄药子、菝葜；胃癌可选用白花蛇舌草、铁树叶、菝葜、半边莲、马钱子；结肠癌、直肠癌可选用凤尾草、苦参、白花蛇舌草、黄药子、水杨梅根等；肝癌可选用垂盆草、龙胆草、七叶一枝花、半枝莲、矮地茶、虎杖、八月札、山慈菇等；肺癌可选用生半夏、土贝母、生南星、龙葵、蛇莓、蜀羊泉、生薏苡仁、鱼腥草等；乳腺癌可选用蒲公英、半边莲、木芙蓉、天冬、威灵仙、王不留行等；宫颈癌可选用莪术、漏芦、核桃树枝、紫草根、墓头回等；白血病可选用猪殃殃、羊蹄根、雄黄、青黛等。

其次，临床症状不明显者以辨病治疗为主，发挥辨病论治对于病因治疗的优势，针对肿瘤痰瘀互结、结久成毒的特点，选取化瘀、化痰、解毒的组方。如半夏、夏枯草、浙贝母均为化痰药，且常三药合用，以半夏燥湿化痰，以夏枯草疏肝化痰，以浙贝母清热化痰，肺脾之痰清，肝气舒达，则全身之痰亦清，此即治病求本，亦是辨病论治。化瘀药多选莪术、郁金、川芎、当归等，其中莪术、郁金具有破血化瘀的作用，也被现代药理学研究证明具有抗肿瘤的作用，抗肝癌、肺癌、宫颈癌等。莪术、郁金破血化瘀作用较强，在使用时多配伍党参等益气之品，防止其破血化瘀时伤及自身正气。川芎味辛，善于活血行气，配伍当归则对气血既能调行，也能补益，体现中药配伍相须的优势。山豆根、拳参及金荞麦等均为清热解毒药，其中拳参最常用，其性苦、涩、微寒，归肝经、肺经、大肠经，具有清热解毒、凉血止血的功效，现代药理学研究证明拳参可以提高免疫力从而抗癌，与中医扶正抗癌的治疗原则相合。临证时辨痰、瘀、毒之多寡，与用药成相应比例，使组方既有原则性，又有变化性。以现代中药药理学作为基础，结合中医理论指导，合理选用抗肿瘤中药。如肺癌选择用龙葵、白英、金荞麦、马齿苋、川贝母、浙贝母；肝癌多用拳参、莪术、蜂房、茵陈、郁金；乳腺癌用王不留行、蒲公英、夏枯草、瓜蒌；颅内肿瘤多用半夏、石上柏、拳参、苍耳子；膀胱癌多用半枝莲、土茯苓、王不留行、马鞭草；皮肤癌多用土茯苓、苦参；食管癌选用威灵仙、黄药子、藤梨根；胃癌选用半枝莲、白花蛇舌草、瓦楞子。白花蛇舌草及半枝莲为中药中的广谱抗肿瘤药，可应用于大多数肿瘤，但脾胃虚寒患者忌用，且两药比例为 2:1 时效果最佳。

最后，临床症状明显者以辨证治疗为主。在应用手术、化疗、放疗等西医治疗方法后，患者会出现一系列明显的临床症状，这种情况适合应用中医辨证论治的方法治疗。另外，肿瘤本身所表现的临床症状如胸痛、恶心等亦可采取中医方法论治。此外，由于手术、放疗、化疗的患者在就诊时可能已进行过一种或多种治疗，因此，必须了解治疗情况及这些方法可能会给机体造成的危害。只有通过辨病与辨证相结合，才能更好地把握脏腑功能情况，为治疗提供确切的依据。

（六）辩证统一

在疾病的过程中，局部和整体是对立统一的辩证关系。局部病灶的存在可使受侵组织器官损伤，并影响全身，产生各系统的功能失调和形态变化；反之，全身整体状况的好坏又往往能左右治疗的成败和局部治疗的效果。所以，对一个肿瘤患者而言，治疗前必须弄清楚其全身功能状况、精神状态、体质强弱、饮食好坏、各脏腑气血的功能失调状态等，作为整体衡量的内容；同时，还要详细掌握肿瘤局部的情况，如大小、种类、发展浸润情况及肿瘤的性质等，以便考虑如何消除病灶，或有无可能消除病灶。当整体情况较好时，治疗可侧重于局部病变的攻伐。晚期肿瘤患者全身衰弱，或肿瘤已经很大，或已经广泛转移时，则必须侧重整体功能的维护，特别是调理脾胃，补气养血，以保"后天之本"，从而增强患者的抗肿瘤能力，以延长生命。

三、辨证步骤和内容

辨证的过程，除根据四诊检查收集资料外，还要在一般原则指导下，遵循具体的步骤和内容。中医学的辨证包括许多种，如八纲辨证、脏腑辨证、经络辨证、气血辨证及病因病机辨证。在此，仅按辨证步骤简述之。

（一）辨病位

中医辨证十分强调整体观，如《素问·玉机真脏论》说："五脏相通，移皆有次，五脏有病，则各传其所胜。"人体虽然由经络脏腑、皮肉、筋骨、四肢百骸等不同的器官组织所组成，但它们都是整体的一部分，在生理上相互联系，在病理上相互影响，所以，任何一个局部的病变，实际都是全身性病变的局部表现。肿瘤除与本脏、本腑、本经络有关外，还常累及其他脏腑、经络，如乳癌常累及肝胃二经、子宫癌常累及冲任二脉、口腔癌常累及心脾二经、眼部肿瘤常累及肝、阴茎癌常累及肾、脑瘤也常累及肾等。由于肿瘤的病变范围较广，定位常比较困难，也较难掌握。方药中在其所著的《辨证论治研究七讲》中，将有关脏腑辨证的内容加以归纳，提出了从7个方面进行脏腑定位的方法，颇得要领，切合实用，如：①据脏腑归属部位及经络循行部位，从临床表现特点进行定位；②从各脏器功能上的特点进行定位；③从各脏器在体征上的特点进行定位；④从各脏器与季节气候方面的关系和影响进行定位；⑤从各脏器与病因方面的关系和影响进行定位；⑥从各脏器与体型、体质、年龄、性别的关系和影响进行定位；⑦从发病时间及临床治疗经过上的特点进行定位。此外，这7个方面是相互联系的，临证时必须四诊合参，综合分析，才能使定位符合实际。

（二）辨病机

恶性肿瘤患者有其独特病机，主要包括气滞血瘀、痰湿凝聚及毒邪内蕴。肿瘤的复发转移与此更是息息相关。

1. 滞

气的升降出入异常称为气机失调，是肿瘤产生的重要原因之一。如《临证指南医案·郁》云："郁则气滞，其滞或在形躯，或在脏腑。"情志不舒、邪毒外侵、痰湿食积、瘀血阻滞、正气内虚均能阻碍气机，气聚之初，多易消散，久之则与痰、瘀、毒搏结成癥积。如钱伯文注重从气机郁滞论治乳岩，认为乳腺癌患者常见乳房胀痛，多与脾胃气滞、肝气郁结有关，发病与气机升降失调有密切关系，长期情志不舒，肝气郁滞，可导致气机不畅，进而引起血瘀、痰凝，形成肿瘤。

2. 痰

痰作为一种致病因子，具有易行性、易聚性等特点，也是肿瘤发病的关键病理因素。如《杂病源流犀烛》形象地描述了痰邪导致肿瘤广泛性转移的原因："痰之为物，流动不测，故其为害，上至颠顶，下至涌泉，随气升降，周身内外皆到，五脏六腑俱有。"朱丹溪云："痰之为物，随气升降，无处不到""凡人身上、中、下有块者，多是痰。"张慈安等亦认为痰浊是构成肿瘤组织的关键成分，是肿瘤发生增殖及转移的物质基础。周岱翰教授认为癌肿发生皆因痰起，由于聚结部位、兼夹邪气不同，可见于口腔肿瘤、鼻咽癌、甲状腺癌、恶性淋巴瘤、食管癌、胃癌、支气管肺癌、纵隔肿瘤、乳腺癌、子宫内膜癌、子宫颈癌、脑瘤或脑转移癌、骨癌或骨转移癌等多种病证。他临证倡导以除痰散结为法，又痰邪常夹杂六淫、瘀毒为患，形成风痰、寒痰、热痰、燥痰、湿痰、老痰、痰核、痰癖等，或用温化，或用清化，或用燥湿，为辨治痰饮的变法。他认为脑瘤中的痰为"老痰、顽痰"，非搜风通络之虫类药难以引药入脑，每用非常之法，选非常之药，常以自拟清空涤痰饮化裁施治。半夏、胆南星等化痰药物经药理学研究证实均具有抗肿瘤作用，也可佐证肿瘤多痰的病机特点。

3. 瘀

中医学认为，离经之血不能及时消散并瘀滞于某处，或血流不畅，运行受阻，积于经脉或器官之内呈凝滞状态，均为瘀。瘀证具有痛有定处、拒按、面色黧黑，肌肤甲错，舌质紫暗，或见瘀斑、瘀点、脉象细涩等表现，以痛、紫、瘀、块、涩为特点，这些特点与肿瘤患者的临床症状十分相似。《疡科心得集》中说："瘿瘤者，非阴阳正气所结肿，乃五脏瘀血浊气痰滞而成。"王清任《医林改错》中云："肚腹结块，必有形之血。"由此可见，古代医家对瘀血致瘤的成因有比较全面的了解。现代大量病理实验和临床研究也说明，几乎所有癌症患者的局部或全身均存在高凝状态，特别是肺癌、胃癌患者凝血功能检查多存在异常，肿瘤患者血液处于浓、黏、聚、凝的高凝状态，被证实为肿瘤血瘀证，并贯穿于肿瘤的发生、增殖、浸润和转移等过程。然而，对于肿瘤血瘀证是否选择活血化瘀疗法，目前学术界存在不同观点。

4. 毒

毒泛指一切致病邪气，是肿瘤的关键致病因素，包括有毒的致病物质或者导致危急重症的六淫邪气。引起癌肿的毒是一种特殊的毒邪，是促使所有恶性肿瘤发生的一种特异性致病因素，系由外感六淫、内伤七情、饮食劳倦等各种病因长期作用于机体，导致人体正气亏虚，经脉阻滞，气血违和，脏腑失调，浊邪积聚，进而演变成的一种强烈致病物质。对于癌毒的论述，古代医家多有记载，然而均未明确提出"癌毒"的概念，而统称为"毒邪"。如《中藏经》认为"痈疽疮肿之所作也，皆五脏六腑蓄毒之不流而生矣，非独营卫壅塞而发者也"。癌毒具有"风""火""痰""瘀""毒"多种病理特点，兼具善行数变（转移）、伤阴耗气、缠绵黏滞、结聚隐蔽、败坏脏腑（侵袭）等特点。癌毒始生，继而导致机体代谢紊乱，产生各种类型的癌毒，进而引起癌毒肆虐和正气日亏，这就是恶性肿瘤发生的过程。另外，癌毒大量积聚会使阴阳失调，阴阳是变化之根本，癌毒不断变化，终成恶性循环。这些特点表明，癌毒贯穿于肿瘤的发生、发展、恶化及死亡，肿瘤治疗应重视癌毒这一核心问题，抗癌祛毒是其不可缺少的治疗手段。

（三）辨病性

辨病性，就是辨别疾病的性质。疾病发生的根本在于邪正斗争引起的阴阳失调，故病性无非阴阳的偏盛偏衰。阳盛则热，阴盛则寒，病性常表现在寒热属性上。虚实是邪正消长盛衰的反映，也是构成病变性质的一个重要方面。寒热虚实是一切疾病中最基本的性质，各种疾病都离不开这四个方面，所以治疗的总原则就是补虚、泻实、清热、温寒。辨清病变性质的目的在于对病证有一个基本的认识，治疗时有一个总的原则。

1. 阴阳

阴阳是八纲中的总纲，也是辨证的大纲。只有掌握了阴阳，才能推及表里、虚实和寒热。古代医学文献中有关阴阳的论述很多。《外科集验方》说："发于阳者为痈，为热，为实；发于阴者为疽，为冷，为虚。"又说："阳中之阴似热而非热，虽肿而实虚……阴中之阳似冷而不冷，不肿而实……"中医学认为，毒邪"在脏在骨者多阴毒，在腑在肤者多阳毒"。《景岳全书》说："痈者热壅于外，阳毒之气也。其肿高，其色赤，其痛甚，其皮薄而泽，其脓易化，其口易敛，其来速者，其愈亦速……疽者结陷于内，阴毒之气也。其肿不高，其痛不甚，其色沉黑，或如牛领之皮，其来不骤，其愈最难，或全不知痛痒，甚有疮未形而精神先困，七恶迭见者，此其毒将发而内先败。"一般认为，里、虚、寒证属阴，表、实、热证属阳。阴证多指虚寒证，阳证多指实热证。

（1）阴证：表现为精神委顿，语声低微，面色晦暗，目光无神，动作迟缓，身冷畏寒，近衣喜温，口不渴，尿清白，大便溏，苔白滑，舌质淡，脉沉细无力等。局部毒结内陷，肿不高，色如常，痛不甚或全不知痛痒，形平塌，脓水清稀或臭败，神色萎惫，病在脏在骨。预后方面，其来不骤，其愈最难。有的疮毒未形成而精神先困，七恶渐次出现，成为不治的败证。这与恶性肿瘤极其相似，故恶性肿瘤应视为阴毒之症。若肿瘤初起漫肿，不红不痛，经久不消，消瘦神疲，多属阴证。

（2）阳证：表现为精神兴奋，发热口渴，语声粗壮，面赤气粗，身热喜凉，便秘尿黄，烦躁谵语，舌质红，苔黄燥，脉浮滑、数而有力等。局部热壅于外，其肿高赤，痛甚，皮薄而泽，易化脓，口易收。预后方面，其来速，愈亦速。肿瘤合并感染或迅速恶化可出现阳证。

人体内阴阳二者互为依存，平时可反映体质强弱的情况，发病时则直接影响疾病发展变化的趋向，甚至可引起亡阴、亡阳，直至阴阳离绝而死。

2. 寒热

寒热是辨别疾病属性的纲目，辨明寒热是指导临床用药的依据。辨寒热主要根据患者口渴与否、二便情况、四肢冷热、舌质舌苔及脉象等。

（1）寒证：导致寒证的原因有二，一是寒邪侵袭，一是人体的阳气衰退。寒证主要表现为怕冷，肢不温，口不渴或喜热饮，尿清长，大便溏，舌质淡，苔白，脉沉细。寒证也有实寒与虚寒之分。实寒证多系寒邪盛，而正气也旺盛；虚寒证则正气不足。实寒证可见四肢厥冷，腹痛胸闷或便秘，脉沉弦或沉迟有力；虚寒证可见食少口淡，吐涎沫，气短便稀或泄泻，舌淡苔白，脉微细或沉弱无力。

（2）热证：导致热证的原因也有二，或为邪热侵扰人体，或因人体素有阴虚而生内热。热证主要表现为发热面红，渴喜冷饮，烦躁不安，尿少便结，脉洪大而数，舌红苔黄。热证亦有虚实之分。实热证多高热烦渴，谵语或狂，声音粗壮，舌红苔黄，脉滑数或沉实。虚热多为低热或潮热，可见倦怠食少，消瘦，舌淡红少苔或舌绛无苔，脉细数无力。

肿瘤邪毒郁滞者常表现为热证，寒痰凝结常表现为寒证。晚期肿瘤患者病情复杂，常寒热夹杂，虚实相兼，要详细辨别。

3. 虚实

虚实是辨别正气强弱和邪气盛衰的纲目，是决定治疗用攻或用补的依据，对指导临床治疗有很重要的意义。虚实辨证的要点在于患者体质、病程、脉象、舌象等方面。一般体强多实，体弱多虚；新病多实，旧病多虚；脉有力多实，无力多虚；舌质坚敛苍老多实，淡润胖嫩多虚。

（1）虚证：虚证多见于重病或久病之后，或身体虚弱，正气不足者，可见面色苍白，精神萎靡，气弱懒言，心悸气短，食少便溏，自汗盗汗，舌淡嫩，脉无力。虚证主要治以补法，但因有阴虚、阳虚、气虚、血虚、脏之虚等不同，宜分别采用补阴、补阳、补气、补血和调补脏腑等。

（2）实证：实证多见于体质壮实，发病较急或热病较盛者，可见高热口渴，烦躁谵语，便秘腹痛，舌质苍老，苔黄干燥，脉有力。实证主要以祛邪法治之，因有气滞、血瘀、实热、寒凝等之分，故分别治以行气、活血、清热、散寒等法。

肿瘤的发展过程中往往是虚实互见、错综复杂的，故临床上应针对邪实和正虚的轻重与主次，分别采取攻邪和扶正的措施。

（四）辨善恶

历代医家在长期的临床实践过程中不断观察，总结出一套判断外科疾病（包括肿瘤）预后的规律，即"五善七恶""顺逆吉凶"，给我们在诊疗过程中提供了可以借鉴的经验。善恶大多指全身症状的表现，顺逆多指局部情况。判断预后的良好与否，既要观察局部症状的顺逆，又要结合全身症状的善恶，必须两者综合参看，加以分析，才能进行全面的判断。

1. 善证

精神清爽，语言流利，舌质润泽鲜明，无烦躁口渴，醒时安静，睡眠正常，谓之心善。身体灵活不沉重，情绪安定，无恼怒及惊恐现象，指（趾）甲红润，二便通畅，谓之肝善。面色润泽，饮食知味，食欲正常，大便调和，谓之脾善。声音响亮，皮肤光滑润泽，呼吸均匀，无喘咳痰嗽，谓之肺善。午后无潮热，口不渴而齿润泽，小便清长，夜卧安静，谓之肾善。

2. 恶证

神志模糊，时有谵语妄言，心烦，口舌干燥，疮色紫黑，谓之心恶。身体强直，双目斜视或上视，时作惊悸，疮口时流血水，谓之肝恶。胃纳日减，日渐消瘦，疮形平塌而木硬，脓液稀而臭秽，谓之脾恶。皮肤枯槁，呼吸喘急，鼻翼扇动，痰多音暗，谓之肺恶。面色惨黑，阴囊内缩，引饮而咽干不解，若火燎，谓之肾恶。全身浮肿，肠鸣泄泻，呕吐呃逆，谓之脏腑衰败。疮形倒陷，颜色紫黯，时流污水，四肢厥冷，大汗淋漓，谓之气血衰竭。

肿瘤病情复杂，其预后好坏还与病变性质有关。良性肿瘤大多预后良好，而恶性肿瘤大多预后不佳，多数是"不治或难治"之病，但若及时采取积极而有效的治疗措施，不少肿瘤患者是可以治愈或延长生命的。

第四章

常用中医治则

一、平调阴阳，整体论治

平调阴阳是针对阴阳失调的病理变化而提出的治疗原则。所谓阴阳失调，是指由于各种致病因素作用于机体，致使机体阴阳失去相对平衡，从而形成阴阳偏盛偏衰的病理状态；同时，阴阳失调又是指脏与腑（脏属阴、腑属阳）、经与络（经为阴、络为阳）、气与血（气属阳、血属阴）、营与卫（营属阴、卫属阳）等相互关系的失调，以及表里出入、气机升降失常的概括。隋代巢元方《诸病源候论》强调了机体在脏腑虚弱的情况下，外邪乘虚而入，最后导致癥瘤的发生。疾病的发生、发展和变化，是阴阳相对平衡遭到破坏，出现偏盛偏衰的结果。恶性肿瘤属于危重症，更与阴阳脏腑气血功能的失调息息相关。针对疾病阴阳失调的基本病变规律，采用调整阴阳偏盛偏衰，恢复其正常、相对动态平衡的治疗原则，称为调整阴阳平衡，即平调阴阳。对于阴阳失调的病理变化，《素问·至真要大论》所说"谨察阴阳所在而调之"，是治疗一切疾病时立法、选方、遣药的总原则，"以平为期"则是治疗的目的。因此，调整阴阳，补偏救弊，恢复阴阳的相对平衡，促进机体阴平阳秘，是临床治疗的根本原则之一。

平调阴阳作为治疗原则，不外去其有余、补其不足两个方面。去其有余，即去其阴阳之偏盛。阴或阳的过盛和有余，或为阴盛，或为阳盛。阴盛则寒，阳盛则热，阴盛还可转化为水湿痰饮，阳盛亦可转化为实滞燥结，故去其有余，有温、清、利、下之不同。补其不足，即补其阴阳之偏衰。阴或阳的偏衰和不足，或为阳虚，或为阴虚。阳虚则寒，阴虚则热，故补其不足也有温补、清补的区别。平调阴阳，总在查明阴阳偏盛偏衰的性质与程度，或正治或反治，或补或泻，当依具体情况而定。

整体论治要求在诊断和治疗过程中把人体各部脏腑视为一个整体，因此，立法选方既要注意局部，又需重视整体。通过整体调节促进局部病变的恢复，从而使阴阳归于相对平衡，这是整体论治的主要精神。整体论治不仅把人体视为一个整体，还把人与自然视为一个整体，要求在治疗中从天时、地域、体质等方面通盘考虑。天时有春温、夏热、秋凉、冬寒之气候变化，地域有东南西北、寒温燥湿之不同，这些因素都必然影响人的生理、病理。人有男女老少之不同、强弱盛衰的差别，因此感受病邪后的发病与转归也因人而异。所有这些因素都应在立法、选方、用药中加以考虑，即因时、因地和因人制宜。

总之，中医在治疗恶性肿瘤时更多考虑的是患者整体的"证候"，通过治疗"证"而达到治疗局部"病"（瘤体）的目的。在对癌肿的疗效和预后判定方面，中医更强调机体的整体状况，特别是患者整体生活质量的改善。西医学在评价抗肿瘤药物的疗效时，考虑的多是局部癌灶的变化，而将机体的全身整体状况的变化置于次要位置。以往文献所报道的中医药治疗癌肿的有效病案表明，中医药在治疗局部癌肿方面的疗效往往不是很明显，但通过辨证论治，能使大多数患者全身证候减轻，临床上能获得较好疗效的病例往往是带瘤生存较长时间，更重要的是多能维持较高的生活质量。

二、明辨标本，权衡缓急

　　所谓标，即标志、现象。本就是根本、本质。标本是一个相对的概念，应用在医学领域，其内容及意义较广泛。例如，从疾病的病因和症状言，病因为本，症状为标；从邪正关系而言，人体的正气为本，邪气为标；从病变部位的内外而言，内部的脏病、腑病为本，外部肌表、经络病为标；从患者发病时间的先后而言，先病、旧病、原发病为本，后病、新病、继发病为标。明辨标本，就是必须在复杂病证中找出本质与现象两个方面，分清疾病的主次和轻重缓急，分析病本和病标的病理变化，从而确定先后缓急的治疗措施和步骤。

　　标本理论首先见于《黄帝内经》。《素问·阴阳应象大论》中说："治病必求于本。"一般情况下，治病总是先治本，后治标，只要治好了本，标也就迎刃而解了。治疗肿瘤疾病必须详尽地分析疾病诸方面及本质，才能制订治疗方法，获得满意效果。①探求病机之本，治其本。《素问·至真要大论》反复强调治疗疾病必须"审察病机""谨守病机"。病机是指疾病发生、发展和变化的机制，探求并把握肿瘤疾病的病机之本，才能确定合理的治疗方法。如胃癌的病变机制有多种，治疗方法也不同。肝胃不和，治以疏肝和胃，降逆止痛；脾胃虚寒，治以温中散寒，健脾和胃；瘀毒内阻，治以清热解毒，活血祛瘀等。②探求病性之本，治其证。病性主要指疾病虚实寒热的属性。实，主要指邪气亢盛而正气未伤；虚，主要指正气虚衰而不足以与邪气抗争，包括先天和后天两种因素。一般虚证患者免疫功能低下或紊乱，脏腑功能下降，神经－内分泌系统失控，物质代谢有某种异常，如组织细胞炎症、萎缩或坏死等病理变化。实证患者表现为生理亢进，中枢神经系统趋于兴奋，基础代谢率升高，以及组织细胞炎性变等。临证必须针对具体病理变化和病体正气的盛衰制订具体的治疗方案。③探求病位之本，治其位。肿瘤疾病发生的部位有表里、上下、脏腑之不同。表里指病变部位的深浅，上下指病邪停留的位置或病势趋向、气机升降，脏腑指病变所在的器官。探求病位，选择合理的治疗方法和药物，药到病位，方能祛邪不伤正，泻实不损正。

肿瘤疾病的发展是极其复杂的，有时标证转化为矛盾的主要方面，就需要把标证列为主要矛盾来解决。这就是"急则治其标，缓则治其本"的原则。《素问·标本病传论》载："先热而后生病者治其本，先热而后生中满者治其标。"又说："小大不利治其标。"急重之症，危及生命，虽为其标，权当先治，以免病邪入里，使气机逆乱，脏腑损伤，代谢异常，病情恶化。如直肠肿瘤热盛伤津，关格壅塞，气机阻滞，大便秘结，发为中满的阳明腑实证，从其病因病机分析，内热为本，中满为标。此时应急则治其标，以大承气汤急下之，中满得除则大热自愈。肝硬化或肝肿瘤腹水而胀满者，尤其在腹水日益严重的情况下，若不及时治腹水，就会进一步引起呼吸喘促、二便不利，乃至全身呼吸、循环、消化、泌尿等系统功能紊乱，物质代谢特别是水盐代谢失常，则危及生命。故必须先解决腹水以治其标，而后专攻肝硬化或肝肿瘤以治其本。旧病或慢性病患者复感新病，当以新病为标急先治之，以免新病恶化而招致旧病或慢性病急性进展。如肺肿瘤病慢性进展的患者，呼吸功能降低，慢性缺氧，呈气阴虚慢性进展，抗病能力日趋低下，极易感受风寒之邪，合并感染，即气阴虚为外感提供病邪侵袭的病理基础，若不及时治疗，不仅表证传里，而且会使肺部功能更加虚衰，故当急治其标。

治标、治本也有同时进行的，即标本同治。这在临床上也是常见的。如患者表现出全身浮肿、小便不利、腰痛等肾虚水泛症状的同时，又有咳嗽、气喘等风寒袭肺的症状。前者为本，后者为标，这是标本俱急的证候，必须标本同治，用发汗与利小便法表里双解。又如肿瘤压迫、梗阻、坏死及扩散转移，引起发热、咳嗽、胸痛等症状时，也应标本兼顾，既要抗癌，又要消除一系列继发性病理变化。标本同治仍然要分清主次，突出重点，解决主要矛盾，只有这样，才能正确处理标本之间的关系。

三、扶正祛邪，分段论治

中医扶正的含义比较广泛，包括扶助正气，通畅气机，健运脾气，增强机体免疫功能和抗病能力，最终使"阴平阳秘"，达到防治疾病的目的。正如《伤寒发微论》所载："真气完壮者易医，真气虚损者难治。"《金匮要略》说："若五脏元真通畅，人即安和。"在肿瘤疾病发展过程中，尤其正气亏损时，要注意健运脾气，促使精气来复，补充阴之不足。"脾为后天之本"，《素问·五脏别论》说："胃者，水谷之海，六腑之大原也。"中医十分强调"有胃则生，无胃则死"。祛邪就是抑制、排除和消灭致病因子，是治疗肿瘤的主要治则，即"实则泻之"。根据病邪的性质、病邪的部位，选择不同祛邪的方法，如《素问·至真要大论》有客者除之、坚者削之、结者散之、留者攻之、逸者行之。邪却则正安，及时有效祛除病邪，减轻对机体的耗损，特别是肿瘤早期邪盛正未虚时更应祛除邪气。扶正培本法在肿瘤防治中最为重要，可贯穿于肿瘤的全程防治中，具体治疗方法包括益气补血、养阴生津、滋阴填精、温阳固肾、健脾养胃、柔肝养肝等，临证运用时首先当辨清阴阳气血盛衰，然后辨别五脏虚损及脏腑间相互关系，采用五脏分补法。扶正培本法不是一般的支持疗法，而在于增强人体正气的抗病能力。扶正培本法的正确使用，要以辨证为依据，重点在健脾益肾，要选择适宜的补益法，还要根据患者年龄、性别、体质等情况因人而异，考虑补益药的药性偏颇，补气补阳不能过于温燥而损伤阴津，补阴养血勿过于滋腻而碍胃。肿瘤的发展是一渐进过程，扶正培本宜缓补而少用峻补，有些正气衰竭患者甚至"虚不受补"；宜平补而慎用温补，一般而言，"阳虚易治，阴竭难医"，肿瘤恰恰相反。除了补益药物外，还应结合食补，如放疗或化疗后，以甘蔗汁、蜂蜜、茅根汁、梨汁等甘寒生津；化疗期间出现骨髓抑制，可补充含铁丰富的食物，如菠菜、动物肝、苡仁粥、芡实粥等。这些皆为扶正培本之法。还应强调的一点是要顾护脾胃，这样有助于气血化生，正气来复。

人体是一个高度辩证统一的整体，疾病的发生无不体现在气血、阴阳、脏腑、经络的失调，局部可以影响全身，全身也可以显现在某一局部。反过来说，通过培本扶正的整体治疗后，全身状况的好转可以促进局部病变的改善，而进行局部治疗后，局部病变的改善和消失也有利于全身状况的恢复。肿瘤是一种全身性疾病的局部表现，与整体有着极其密切的关系，因此，肿瘤的治疗必须注意辨别阴阳气血的盛衰、脏腑经络的虚实及邪正双方力量的对比，从而确定治疗方法。根据病情的具体表现，或以扶正为主，或以祛邪为主，或先攻（祛邪）后补（扶正），或先补后攻，或攻补兼施，随机应变。扶正是为祛邪创造必要的条件，祛邪是为了达到保存正气的目的。一般而言，肿瘤早期瘤体尚小，机体正气尚盛，多属正盛邪轻之候，治当以攻为主，或兼以扶正，或先攻后补，即祛邪以扶正之法；肿瘤中期正气多已受损，但尚能与邪抗争，治当攻补兼施；肿瘤晚期多正气衰弱，正虚邪盛，治当以扶正为主，或兼以祛邪，或先补后攻，即扶正以祛邪。

疾病的过程是由不断变化与相对稳定的阶段组成的。疾病的不断变化可形成不同的传变、转归趋势，因此，我们必须用发展的观点、动态的观点进行观察和处理。疾病的相对稳定形成一定的阶段性。疾病的阶段性不仅反映出病情的轻重、病势的进退等特点，还能揭示出病机的变化，可作为更方易药的依据。因

此，动态观察病情，分阶段论治，是中医治疗的原则之一。肿瘤
初起，邪实正盛，应祛邪以消散之；病之中期，邪实正虚，以邪
实为主，应着重祛邪以软化之；病至晚期，正气大虚，则应着重
扶正，或攻补兼施。正如《医学心悟》所说："积聚、癥瘕之症，
有初、中、末之三法焉。当其邪气初客，所积未坚，则消之而后
和之。及其所积日久，气郁渐深，湿热相生，块因渐大，法从中
治，当祛湿热之邪，削之软之，以底于平。但邪气久客，正气必
虚，须以补泻叠相为用。"由此可见，肿瘤演变的不同阶段，由
于邪正的消长，其病机、证候特点各有不同，临床必须进行分段
论治，掌握扶正与祛邪的主次、轻重，始能获得良好效果。

四、异病同治，同病异治

肿瘤病种繁多，病情复杂。全身从上到下，由内而外，除爪
甲、毛发外，无一处不能形成肿瘤。虽然这些是不同的疾病，但
有些有相同的病因病机。例如，无论是肝癌还是肺癌，都可以有
气滞血瘀、毒热蕴结等病理变化，这就要用相同的方法治疗。又
如，不同的肿瘤，在其发展过程中出现了同一性质的病理状态，
如气阴两虚，便都可用益气养阴法治疗。同样，表现为痰湿蕴结
的肺癌和恶性淋巴瘤都可用化痰利湿法来治疗；许多肿瘤患者都
可见到舌上瘀斑、痞块肿物等血瘀证，自然可以用活血化瘀加健
脾补肾法来治疗；毒热内结引起的多种肿瘤则可以用清热解毒抗
癌法来治疗。这些就是中医的"异病同治"。如原发性肝癌和支
气管肺癌属于不同的恶性肿瘤，或支气管肺癌患者的不同细胞
类型，只要临床表现出的证候被辨为"气滞血瘀"，就均可采用
"行气活血"的治法，方药可用桃红四物汤、血府逐瘀汤等加减。

相同的疾病，由于病因病机不同而采用不同的方法治疗，这
就是"同病异治"。同一种肿瘤，甚至是同一个患者，在不同的
阶段反映疾病的性质不同，出现不同的证型，也要用不同的方法

治疗。例如，如原发性肝癌，临床上可表现为肝脾虚、气滞血瘀、湿热蕴结及肝肾阴虚等不同证型，可分别给予疏肝健脾、行气活血、清热利湿、补益肝肾等治法，而相应的方药则可选用柴胡疏肝散、桃红四物汤、茵陈蒿汤及一贯煎等。再如非小细胞肺癌中的腺癌患者，临床上若表现为气虚痰湿证则可选用二陈汤合瓜蒌薤白半夏汤加减，阴虚内热证可选用沙参麦门冬汤加减，气阴两虚证可选用生脉饮加味，气滞血瘀证可选用桃红四物汤加减，热毒积盛证可选用五味消毒饮加减。肺癌患者有的表现为气阴两虚，有的表现为痰湿蕴结，其治疗法则也不同。食管上段癌患者多有火热，中段癌患者多为痰气交阻，下段癌患者常为痰湿蕴结，在治疗方法上也各不相同。在肿瘤的治疗中，不论是化疗、放疗，还是手术后不同的阶段，均应根据辨证施治的理论，按不同的证型选择不同的治法。

五、中西结合，提高疗效

近年来，中西医结合防治肿瘤取得了很大的进步。实践证明，中西医结合治疗比单纯应用中医或西医治法疗效要好。单纯依靠中医的望、闻、问、切四诊来诊断肿瘤，常常会失去早朝诊断和及时治疗的机会，因此，只有坚持中西医结合，把中医和西医治疗肿瘤的方法结合起来，发挥各自的长处，才能提高疗效。如肿瘤手术切除后的中医药治疗，放疗、化疗时的中医药治疗，以及这些治疗告一段落后用中医药治疗等，常使患者术后恢复较快，放疗、化疗的毒副作用减轻，并可延长生存期。中医特别注重整体功能的调整，强调人体自身的防御能力。中医的扶正培本法能增强机体免疫功能，改变机体的内在环境和条件，从而使肿瘤得到控制，所以许多患者得以带瘤生存。然而，中医扶正抗癌药物消除肿瘤包块的作用较小，存在针对性差的缺点。利用西医手术切除、放疗和化疗等手段能消除肿瘤病灶，控制肿瘤的发展，甚至取得根治性效果，但这些手段在杀伤肿瘤细胞的同时，也常损伤相应的器官和组织，产生一系列毒副作用。这时根据中医的辨证治疗能减轻毒副作用，增强治疗效果。所以，中西医结合起来才能提高疗效。当然，中西医结合既不是简单的拼凑，也不是各自取代，必须是中西医互相渗透，融会贯通，扬长避短，取各自的精华，在理论上、在医疗实践和科学实验中不断提高，不断发展。大量实践证明，这是我国医学发展的优势和重要路径。

六、医养结合，重视预防

中医非常重视养生，把治疗和养生结合在一起，是辨证治疗的基本原则之一。早在春秋战国时代，医家就已认识到调养护理在治疗疾病中的重要作用。《黄帝内经》中已有关于精神、饮食、起居、服药养生方面的记载，并广泛流传于民间。中医的护理同样以辨证论治为指导，因此也当随证而异，并与治则紧密衔接。如风寒表证，在解表发汗时，护理上不仅应嘱患者避免再受风寒外袭，而且要酌加衣被，给予热汤、热粥，促其发汗；里实热证，在护理上则要注意多给清凉冷饮，保持室内通风，衣着宜薄，且使大便通畅，或以湿浴降温。此外，中医特别强调精神和饮食护理，在药物治疗时还常加用针灸、推拿、拔火罐等其他治疗方法，以增强效果。

《黄帝内经》提出"治未病"的原则，就是强调防患于未然。《素问·四气调神大论》说："不治已病治未病，不治已乱治未乱……夫病已成而后药之，乱已成而后治之，譬犹渴而穿井，斗而铸锥，不亦晚乎？"该段原文对预防为主的原则进行了精辟的阐述，后世对这一思想又有了进一步发展。如唐代孙思邈在《千金要方·养性·居处法》中就明确指出："每日必须调气补泻，按摩导引为佳，勿以康健便为常然，常需安不忘危，预防诸病也。"

如此等等，均强调了养生的重要性和必要性。

"治未病"的学术思想应用于中医肿瘤学的领域，主要包括"未病先防""既病防变"和"已变防进"几方面的内容。

"未病先防"是指在肿瘤未发生之前，针对可能引发肿瘤的诸多因素，采取适当措施以阻断或延缓疾病的发生。"未病先防"应以补益脾肾为主。代表性补肾方为医圣张仲景《金匮要略》中的肾气丸，主治肾虚、少腹拘急、小便不利。代表性的补脾方剂则为四君子汤或补中益气汤，该类方剂对于提高机体的免疫功能及延缓衰老有一定的疗效。另外，通过各种方法增强体质，是达到"正气存内，邪不可干"，抵御肿瘤发生的关键。具体措施可采取积极的体育锻炼，或根据各自的体质给予适当的饮食或药物调理。适应四时外界的环境变化或养成良好的生活习惯等亦是预防肿瘤的要点。

"既病防变"则是指针对一些致癌因素已经导致疾病，这些疾病（癌前病变）最终可能会恶变成癌肿，强调对此类疾病应采取积极的治疗措施，以防该类疾病转变发展为癌。如现已明确慢性乙型病毒性肝炎若失治常常会导致肝硬化，而后者若进一步发展又易于导致原发性肝癌的发生，因此，对慢性病毒性肝炎、肝硬化应采取积极的治疗措施，以防其进一步发展为癌肿。用清热解毒、活血化瘀、健脾理气类中药治疗乙型病毒性肝炎，用健脾益气、软坚活血类中药治疗肝硬化，其结果已提示能降低肝癌的发生率。慢性萎缩性胃炎伴有肠上皮化生极易发展为胃癌，用小建中汤或健脾益气活血药治疗对于阻断癌前病变发展为癌肿具有较好的疗效。针对临床上的癌前病变，适当给予中医药干预，可能有一定的预防其进一步向恶性肿瘤转化的作用。

"已变防进"是指对于已经癌变并经确诊的肿瘤，应采取积极的治疗措施，以阻止或延缓疾病进一步恶化发展。在恶性肿瘤的亚临床期，主张应早诊断、早治疗以提高疗效。对于有明显临床表现的恶性肿瘤患者，早期正气尚未衰败，中医治疗原则应以祛邪抗癌为总则，甚至以手术、放疗、化疗等为治疗方法，再配合中医药治疗，目的是治愈疾病或阻止其向中期发展。具体的治法可选用清热解毒、活血逐瘀、软坚散结、以毒攻毒等。对于中期恶性肿瘤患者，因正气渐衰，邪气旺盛，中医治则应祛邪与扶正并重，治疗的目的主要是部分治愈并延缓疾病向晚期发展。对于晚期肿瘤患者，邪气壅盛，正气已衰，中医治疗应以扶正为主要原则，治疗的目的是预防癌邪进一步耗竭正气，以致阴阳离决，精气绝而死亡。具体的治法可选用补益气血阴阳和健脾益肾等。在具体临床实施过程中，为了预防和阻止肿瘤转移和治疗后的复发，可应用中医药配合手术、放疗、化疗等综合疗法。

第五章

常用中医治法

从肿瘤的发生发展过程来看，多是在脏腑气机逆乱，郁而不伸的基础上，气不布津而痰凝，气结血阻而成瘀，与癌毒搏结而为病，与多种病理因素杂合而异性。病始于无形之气，继成为有形之质；从功能失调进而病及形质，从无形之毒结为有形之物。正如《仁斋直指方论》所说："癌者上高下深，岩穴之状，颗颗累垂……毒根深藏。"因此，周仲瑛教授将理气解郁作为中医辨治肿瘤十法之首，有别于当前强调扶正或祛邪解毒等肿瘤辨治思路。如是发于机先，似可起到超早期的治疗作用，甚至消灭癌瘤于萌芽状态，达到治其未生、未成、未发的目的。基于肿瘤多起于气机郁滞，以致津凝为痰，血结为瘀，郁毒与痰瘀互相搏结成形的病理观，故化痰祛瘀是治疗肿瘤的重要大法。痰瘀互结，郁久化火，火动风生，血燥络瘀，伏毒胶结，进而病机杂见，病象环生，故有搜风剔毒、清火败毒、润燥软坚、攻毒消癥等法相辅以治；若气不布津，水湿浊瘀内停，治当化湿泄浊；若阳微阴伏，又当助阳消阴；癌毒伤正，最易伤阴耗气，故多见气阴、气血之虚，治疗当以益气养阴（血）为主。在治疗全过程中，又要时刻注意顾护脾胃，确保气血生化有源，祛邪理当避免伤脾败胃，特别对放、化疗后，脾胃功能严重受损者尤当重视。

肿瘤常用治法包括理气解郁法、化痰祛瘀法、搜风剔毒法、清火败毒法、攻毒消癥法、化湿泄浊法、润燥软坚法、助阳消阴法、益气养阴（血）法、健脾和胃法，还有理气活血、化痰祛湿、养阴清热、健脾益肾等方法。

一、理气解郁法

【主治】气郁络痹证。

【证候】胸胁、肩背等胀痛、窜痛，胸闷、喜太息，咽喉窒塞不舒，咳呛气憋，脘部胀痛，吐酸嘈杂，抑郁不畅，咯吐痰涎；嗳气、矢气多，大便不畅，心烦不宁，女子月经不调，带下，乳房胀痛，少腹疼痛。舌苔薄白，舌质淡红，脉弦。

【病性病位】病性以实为主，久而致虚，虚实夹杂；病位主在肝、脾，涉及多个脏腑。

【方药范例】柴胡疏肝散加减。药如柴胡、赤芍、枳壳、白术、青皮、郁金、片姜黄、八月札、枸橘李、瓜蒌皮、乌药、旋覆花、桔梗、鬼馒头、无花果、合欢皮等。

【辨治述要】气为生命活动之本，气血安和，百病不生，一有怫郁，则诸病丛生，肿瘤之癌毒的形成也不例外。脏腑气机的升降出入，是人体整体功能的综合表现，又是对应性的特殊组合，如肝升肺降、脾升胃降、水升火降等。升降互动则清升浊降，出入互动则开阖有度，唯有如此，脏腑功能才能保持动态平衡，气血津液才能生化输布有序。若肝升太过，肺降不及，则病胀痛、病喘；脾失升运，胃失和降，则为痞、为呕，或便溏、腹胀；水不济火，火不归位，升降紊乱，气立孤危。肝为刚脏，喜条达而恶抑郁，肝气疏泄失司，攻冲横逆，则冲肺、凌心、克脾、耗肾，或郁热，或化火，或动风，或阳亢，故曰肝为五脏之贼。于此可知，气郁多始于肝，而病及他脏，病性以实为主，久而致虚，表现为虚实夹杂。又因肝强则脾弱，土虚不能栽木，则木失滋荣，脾失协调心肾既济之职、司中央枢纽之权。

证诸临床，不少肿瘤多因情志为病，长期忧思郁怒，导致肝气郁结，升降逆乱，当升不升，当降不降，当化不化，或郁于气，或郁于血。此外，女子以肝为先天，故尤以女子特定生理部位为多发，常苦颈部胀痛、两乳胀痛、少腹疼痛等。肝郁则气滞，气滞久则络瘀，初病在经，久病入络，络气失和，血涩为瘀，津凝为痰，痰瘀互结为患，从无形而至有形，最终形成癌毒，而气机郁滞贯穿始终。

肿瘤的早期治疗当以理气解郁为先，由于肝体阴用阳，应宗"肝以敛为泻，以散为补"之意选用方药，力求消散病变于无形。若肝虚气滞，当舒和柔养，实脾养肝，方如逍遥散、一贯煎；六郁杂呈者，可用越鞠丸。胸胁疼痛明显加延胡索、川楝子、九香虫、路路通；效不应手，可配乌梅、木瓜、白芍、甘草酸甘敛肝缓急；肝郁化火上冲犯肺，加牡丹皮、地骨皮、桑白皮；肝胃郁火，嘈杂吐酸加黄连、吴茱萸、瓦楞子；气郁生痰，脘胀纳差，嗳气不畅，咯吐痰涎，加砂仁、降香、代赭石、半夏、厚朴。

总之，气病多郁，郁病多杂，涉及有形无形多端，早期治疗，不失时机，是为上策。此外，理气解郁之品大多辛温，易伤阴血，选药忌燥热宜温和，若见气郁化火表现应慎用，可取平和之花类理气药，如玫瑰花、绿梅花、佛手花、厚朴花等。

二、化痰祛瘀法

【主治】痰瘀互结证。

【证候】胸闷痞塞疼痛，咳痰或夹有血块，查见局部肿块结节，或刺痛或痛有定处；肢体麻木或不遂，精神抑郁，面色晦滞，口唇紫暗，目下发青，或爪甲紫绀，咳逆喘促，泛吐痰涎，眩晕，头痛，表情淡漠，或喜怒无常，健忘，失眠，或意识不清。舌苔腻，舌体胖大质暗、边有齿印或瘀点，脉滑或涩。

【病性病位】病性属实，病位涉及五脏、肢体经络。瘀多属心肝，痰多在肺脾。

【方药范例】鳖甲煎丸、化积丸加减。药如半夏、制南星、山慈菇、炙僵蚕、贝母、泽漆、白附子、白芥子、桃仁、红花、丹参、莪术、三七、香附、郁金、青皮、八月札、枳壳等。

【辨治述要】人体津血同源，皆为水谷精微所化生，流行于经脉之内者为血，布散于经脉之外者为津液，二者通过脏腑气化，出入于脉管内外，互生互化。所谓"营气者，泌其津液，注之于脉，化以为血，以荣四末，内注五脏六腑""津液和调，变化而赤为血"。在病理状态下，津血失于正常输化，津液凝聚则为痰，血液涩滞则为瘀。与癌毒搏结，转化为痰瘀郁毒，成为各种癌瘤的核心病机。痰瘀二者既可同生也可互生，如气机郁滞，既可生痰，也可致瘀；火热炽盛，耗伤津液而为痰，煎熬血液结而成瘀；寒盛阳虚，津液凝聚而成痰，血液留而为瘀；痰湿郁滞则血行缓慢而成瘀，瘀血阻滞则津液失于输布而为痰等，皆可致痰瘀同病。肿瘤早、中期，痰瘀互结，或郁热甚则化火，或寒凝；肿瘤中晚期或经手术及放、化疗之后，耗气伤阴（血），或化燥或动风，或胃气衰败，整体呈现虚实夹杂之证。

结合痰瘀所在病位、轻重、先后，如有因痰致瘀者，或因瘀致痰者，或虚实主次不同，治以化痰祛瘀解毒，或扶正祛邪并重，具体选用方药应同中有异。化痰有热痰宜清之、燥痰宜润之、湿痰宜燥之、风痰宜散之、郁痰宜开之、顽痰宜涤之等不同，祛瘀当分理气化瘀、益气化瘀、滋阴化瘀、凉血散瘀、温经化瘀、活血软坚等各异。如血瘀化热，加用牡丹皮、茜草根、赤芍、水牛角、紫草等凉血化瘀；脉络痹阻者，加桂枝、鸡血藤等活血通络；痰湿化热者，加黄芩、鱼腥草、金荞麦根、冬瓜子等清化痰热；痰瘀化燥伤阴者，用生地黄、白芍、女贞子、旱莲草等滋阴润燥；痰瘀热毒内蕴者，加山慈菇、肿节风、泽漆、莪术、白花蛇舌草、龙葵、漏芦、蜂房、全蝎、蜈蚣等抗癌解毒。

总之，针对痰瘀互结，既要重视调整五脏功能，使痰瘀自消，又要痰瘀同治，治痰必治瘀，瘀去痰易化，治瘀必治痰，痰化瘀易除。另外，还要注重配伍理气开郁、条达气机之品，以增化痰祛瘀之效。凡此皆属"见痰休治痰，见瘀休治瘀"之意，祛除致病之由，乃为治病求本。此外，应用化痰祛瘀法应注意不可孟浪过剂，选药以平和有效为原则，慎用毒猛辛烈之品，并宜中病即止。

三、搜风剔毒法

【主治】风毒窜络证。

【证候】肢体局部触到有形结块，部位不定，或多处转移，四肢窜痛，手足不遂，口角歪斜，目睛直视、斜视、复视，头痛，眩晕，震颤，面肌麻痹，筋脉拘挛。舌苔薄，舌质淡红，脉弦或滑。

【病性病位】病性属实，病位与肝相关，涉及肢体经络。

【方药范例】五虎追风散、真方白丸子、牵正散等加减。药如白附子、天南星、僵蚕、天麻、葛根、蝉蜕、露蜂房、地龙、全蝎、蜈蚣、乌梢蛇等。

【辨治述要】风邪为患，善行数变，表里俱病；游走攻冲，病情变化无常。高颠之上，唯风可到，头面部肿瘤常见风邪夹痰毒上窜脑窍。风毒走窜，气机逆乱，气不布津，液聚为痰。痰因风动，风助痰行，无处不到，既可内及脏腑，亦可外流骨节经络，易致癌毒走注，表现出不同的脏腑经络见症。风毒窜络，扰动气血，气血痹阻，痰凝血瘀。风毒痰瘀交结为患，可致肢体关节不定位肿痛，或局部生长包块。风毒损正，久则气血耗伤，肢体废而不用。风动水耗，日久肝肾阴伤，积渐突变，风入经络，甚则内及脏腑，出现神昏不语。虚实夹杂，变证百出。

风毒窜络常多夹痰、夹瘀为患，临证治疗多搜风化痰祛瘀复法并举，故方药范例中多示以祛风化痰通络之品。如风毒遏表，肤痒明显者，加防风、苍耳草、苦参等祛风化湿止痒，尚可适当配伍宣肺与通腑药，如浮萍、制大黄等，意在加速毒邪从体表及肠腑内外上下分消；若风毒痰瘀交结为患，骨节走窜肿痛，屈伸不利者，加制川乌、威灵仙、秦艽等加强祛风、化痰、通络止痛之力。若神识昏蒙、语言不清者，加菖蒲、远志、郁金、丹参等化痰活血以开窍；若风毒引发抽搐者，加钩藤、刺蒺藜、石决明、珍珠母平肝息风止痉。

病之初期，经脉痹阻，骨节疼痛，治疗重在辛散祛风，温经散寒，起到祛邪外出、通利血脉的作用。久病阴虚血少，筋脉失养，治疗重在养血息风，即治风先治血，血行风自灭，药如鸡血藤、当归、熟地黄、丹参、芍药等，此时不可专事辛散搜剔。

四、清火败毒法

【主治】热毒壅结证。

【证候】癌性发热，局部肿块灼热肿痛，面赤，口苦口干，咯痰色黄黏稠，吐血、咯血、衄血、便血或尿血，大便秘结，烦躁，口舌生疮，齿龈肿痛，小便短赤，咳而气急，女子带下色黄，小腹胀痛。舌苔黄腻或燥黄，舌质红，脉滑数或弦数。

【病性病位】病性为实，或本虚标实；病位涉及五脏。

【方药范例】黄连解毒汤、五味消毒饮、犀角地黄汤、西黄丸等。药如黄芩、黄连、黄柏、栀子、牡丹皮、连翘、金银花、龙胆草、半枝莲、牛黄、白花蛇舌草等。

【辨治述要】癌毒致病，每易从阳化热，病势凶猛，善行走注，耗伤气阴，采用苦寒以解毒多易获效，故癌毒多属阳毒。火热同为阳邪，火为热之极，有虚实之别，热为火之渐，有内外之分，热毒壅结则每以火热炽盛为特点。如气机郁滞，最易化热化火，或脏腑素有积热，癌毒每易从阳化热，火热壅盛，气血逆乱，煎熬津血，生痰致瘀，内伏脏腑经络，而成癥积，病势凶猛，为从无形到有形之变。诚如《医宗金鉴》所说："此证由心脾毒火所致。"证诸临床，肿瘤如常见局部红肿热痛及全身发热、口渴、尿赤、便秘等，皆为火热毒邪伤人之征。如火热壅盛者，每致癌毒走窜；火伤脉络者，多见出血，或吐衄、便血、尿血等；火热壅毒，阻滞气机运行者，则易见癌性疼痛。病理因素以火热壅毒为主，因部位不同，病性表现各异，如在上在外者多为风火、痰火，在下在里者多为湿火，津伤液耗者多为燥火，火热伤络多为瘀热，在肺或颈项者多为痰火，在肝胆者多为湿热火郁，在胃肠者又每多兼有燥火等。

清火败毒法寓有清热、泻火、解毒以散结之意，可用基础方加五味消毒饮加败酱草、蜀羊泉、蚤休、青黛、漏芦、苦参等，宗火郁发之之意，可合升降散以透热外达。如为风火者，常用薄荷、牛蒡子、防风、连翘、升麻、葛根等；风火夹痰阻窍者，多用白附子、地龙、僵蚕、制南星、白毛夏枯草、牛蒡子等；燥火者，用清燥救肺汤；湿火壅滞肠腑者，常选败酱草、苦参、大黄、虎杖、红藤、藤梨根、白头翁、地榆等；痰火郁肺者，方如清痰降火汤合千金苇茎汤；肝火犯肺者，用泻白散加山慈菇、石见穿、半枝莲等；肝胆火旺者，常用龙胆泻肝汤加龙葵、蚤休；心火炽盛者，用导赤散加黄连、山栀；胃火壅盛者，用清胃散；君相火旺者药选黄连、莲子心、黄柏、知母、龟甲、生地黄、玄参；癌性疼痛者，可配南星、蜂房、全蝎、蜈蚣、马钱子等；癌性发热者，可加牡丹皮、葎草、鸭跖草、白薇、地骨皮等；女子阴下湿火者，选土茯苓、墓头回、菝葜、椿根白皮等；阴虚火旺者，用玉女煎加玄参、天冬、麦冬、天花粉等。

概言之，肿瘤多见火热为患，病位广泛，病变多端，但清火败毒之品大多苦寒，易伐阳气，有碍脾胃，用量不宜过重。若见中阳不运则应慎而用之，可配健脾养胃之品，如党参、白术、半夏、陈皮、鸡内金、山楂、神曲、谷芽、麦芽等。

五、攻毒消癥法

【主治】伏毒胶着证。

【证候】瘤体初起每多伏而不觉，深在骨节、经络、血脉或五脏，发则从里外出；晚期瘤体常迅速增大，常易走窜流注，无所不到，或显见于表或深伏于里，或坚硬如岩，或触之有形推之不移，或边界不清，或如翻花样，触之出血。形体消瘦，或发热，或乏力，吞咽不畅或进食梗塞，久咳不已，口咽溃疡反复难愈，出血，或痰中带血，或血尿，或便血，或不规则阴道出血等，或久病致虚成损，面色萎黄，发枯神惫等。舌苔薄腻，舌质偏暗，脉伏或弦或涩。

【病性病位】病性初以邪气实为主，久则本虚标实，虚实错杂，多为全身属虚而局部属实；病位涉及五脏六腑或经络百骸。

【方药范例】梅花点舌丹、大黄䗪虫丸加减。药如土鳖虫、莪术、水红花子、乳香、没药、血竭、皂角子、硇砂、制南星、马勃、白芥子、冰片、硼砂、沉香、葶苈子、牛黄、熊胆等。

【辨治述要】癌毒致病，早期多深藏于内，隐而不现，发时始显，胶着于不同脏腑经络部位所致的病证特点各异。如癌毒内伏于肺，肺失宣降，则引发咳嗽、咯血、胸闷、胸痛；癌毒壅塞胃脘，则脘腹胀满不适，纳少痞满，触有肿块时或疼痛等。病性有虚实寒热不同，初以邪气实为主，久则本虚标实，多为全身属虚而局部属实。如从阳化热，病势多变，邪气亢盛，每易耗伤气阴，多属阳毒；如从阴化寒，邪毒内伏，蕴蓄不解，难以察觉，则属阴毒。证类表现多端，除痰毒、瘀毒外，尚有风毒、火（热）毒、湿毒、燥毒、寒毒、郁毒等。

采用攻毒消癥法，寓有攻毒和消癥两个方面。①攻毒：意在以毒攻毒，多采用有毒中药，如斑蝥、蟾皮、雄黄、硇砂、红豆杉等。②消癥：重在化痰散结、活血软坚，以缓解或消除邪毒瘀滞，缩小癌瘤体积。化痰散结常用药如制白附子、山慈菇、泽漆、漏芦、半夏、南星、白芥子、僵蚕、贝母、夏枯草、牡蛎、海藻、昆布、瓦楞子、海蛤壳等；活血软坚常用药如水蛭、丹参、桃仁、红花、三棱、莪术、乳香、没药、土鳖虫、苏木等。

此外，对于有毒药物的使用，应区别大毒、常毒、小毒之不同，掌握用量大小、炮制服法及禁忌，依据"异类相制"复法配伍的原则，把握不同个体的耐受性、敏感性及有无蓄积作用，结合归经特点选用，要时刻注意顾护脾胃，或衰其大半而止，或间歇性使用，防止药毒伤正。

至于攻毒与解毒的关系，一般邪实为主者攻毒为先，正虚为主者重在解毒。解毒分为清热解毒、祛风解毒、祛湿解毒、化痰解毒、祛瘀解毒、润燥解毒等方法。

六、化湿泄浊法

【主治】水湿浊瘀证。

【证候】周身困重不适，脘痞胀满，口腻不渴，排泄秽浊不洁的分泌物，如大便黏腻不爽或伴脓血黏液，小便浑浊涩滞不畅，妇女带下秽浊不清，胸腔积液或腹水停聚，或如胶冻状等，面垢浮肿，头目昏沉，肢体肿痛、酸重，身热不扬，嗜睡困倦，咳嗽咯痰，纳呆食少，恶心呕吐。舌淡胖，苔白厚腻，脉濡。

【病性病位】病性以实为主，久而致虚；病位主在脾肾，涉及其他脏腑。

【方药范例】藿朴夏苓汤、胃苓汤、宣清导浊汤加减。药如藿香、茯苓、猪苓、薏苡仁、泽泻、苍术、半夏、陈皮、厚朴、木香、砂仁、蚕沙等。

【辨治述要】癌毒致病，气化宣通失常，津液失布，水湿浊瘀停聚于内。湿为水液不归正化的病理产物，浊多指湿浊之邪，二者同中有异。湿有外感、内生之分，浊多由内化而成；湿轻浊重，积湿成浊，浊比湿更加稠厚、胶结、秽浊；湿浊致病每多缠绵难愈，而浊相对湿更难化解，所谓千寒易除，一湿难去；湿性黏浊，如油入面。

肿瘤水湿浊瘀证，病位以下焦为主，主脏在脾肾。诸湿肿满，皆属于脾，脾运失健是湿浊内生的关键；肾主水，肾阳虚衰，不能温气化水，从而湿浊内生。水湿浊瘀，其性黏滞，起病缓慢，缠绵难复。临床表现错综复杂：湿蒙清阳则头身困重，昏沉如裹；湿遏卫表则身热不扬；湿郁肌肤则面垢浮肿，或有黄疸；湿滞经络则肢体关节肿痛、酸重；湿郁中焦则胸脘痞满胀闷，纳呆呕恶；湿性趋下，则排泄物或分泌物黏滞不爽，秽浊不洁；湿为阴邪，其性黏滞，故口腻不渴，或渴不思饮，苔白厚腻。

针对肿瘤之水湿浊瘀证，以"湿淫所胜，平以苦热，佐以酸辛，以苦燥之，以淡泄之"为治则。临床多以健脾运湿、祛湿化浊为主。治湿当健脾，脾旺湿自绝，药如薏苡仁、白术、茯苓等。如湿阻上焦者宜宣上，常用藿香、佩兰、白芷等；湿阻中焦者宜畅中，用苍术、厚朴、白豆蔻、砂仁、半夏、陈皮等；湿阻下焦者宜渗下，选茯苓、猪苓、泽泻、冬瓜皮、玉米须等。湿从寒化者，宜温阳化湿，药用平胃散、二陈汤加减；湿从热化者，宜清热化湿，常用甘露消毒丹加黄柏、地榆、红藤、败酱草等；湿阻中焦，寒热错杂者，又当辛开苦降，方如半夏泻心汤加半枝莲、白花蛇舌草、椿根白皮等；水湿浊毒遏表者，可用麻黄加术汤、防己黄芪汤等化裁；如湿浊蕴结，郁热酿毒，则配伍苦参、土茯苓、鬼馒头、墓头回、蚕沙等化湿泄浊抗癌之品。此外，痰、湿、水、饮四者同源异流，湿浊每有寒化、热化之别，或兼痰，或兼瘀，因此，临床化湿泄浊法常与助阳、化痰、利水、清热、理气、活血等诸法合用。其中尤以配伍理气药为要，所谓气化湿亦化。

七、润燥软坚法

【主治】血燥络瘀证。

【证候】吞咽艰涩，干咳气逆，癥积质硬灼痛，颈项结节，肌肤甲错，面部红丝赤缕，眼眶青暗，骨痛，劳热，形体瘦弱，口干咽燥，漱水不欲咽，鼻干唇裂，两目干涩，干咳少痰而黏或咯血，大便燥结或带血，小便短少或尿血，皮肤干燥，毛发干枯，时有躁热。舌燥少津或光剥，舌质暗或有裂纹，脉细弦。

【病性病位】病性属虚实错杂，本虚标实；病位主要在肺、胃、肝、肾。

【方药范例】麦门冬汤、贝母瓜蒌散、鳖甲煎丸加减。药如北沙参、麦冬、天花粉、知母、乌梅、白芍、鳖甲、牡蛎、夏枯草、玄参、昆布等。

【辨治述要】癌毒损正，体内津液不足，精血枯耗，失于输布，脏腑肢体经络失于濡养，气机滞涩，血燥络瘀，痰浊瘀滞，渐成有形之肿块。此即"燥胜则干，干为涩滞不通之疾""燥气延入下焦，搏于血分，而成癥者……深入下焦血分，坚结不散之痼疾"。证诸临床，如阴虚燥热者每易致肺癌，三阳结之气郁痰结，津伤化燥者常引起食管癌，湿热瘀毒郁结化燥者常致肝癌，肠腑燥火壅滞留结者，则易致大肠癌等。肿瘤血燥多因阴虚血亏、津伤液耗所致。轻者病在上中二焦，肺胃津伤，可见低热、干咳、口渴、便干、舌红、脉细数等；重者病在下焦，肝肾阴亏，可见五心烦热、骨蒸、口干咽燥、头晕目眩、形体消瘦、肌肤甲错、舌光红、脉细等。

润燥软坚法包括润燥和软坚两端，"因虚者，滋阴养血；因火者，泻火软坚；因风者，消风散结。此三者，乃治燥证之大法也"（《古今医鉴》）。其中，润燥重在滋养阴血津液，燥者濡之，法有生津润燥、滋阴润燥、养血润燥等，药有辛润、温润、清润、咸润之别；软坚乃针对燥邪涩滞、坚敛之特点，治以理气解郁、祛瘀通络。

肿瘤中晚期，如肺燥津伤，肝肾阴耗，痰火郁结，久而成积，属燥痰者，方如《医宗必读》润肺饮，药用贝母、天花粉、桔梗、甘草、麦冬、橘红、茯苓、知母、生地黄等；津亏痰结，症见吞咽梗涩而痛，泛吐涎沫量少而稠，形瘦肤干，大便干结者，方用麦门冬汤加减；脾湿肝燥，为鼓为胀，或出现肝掌、蜘蛛痣、面部红丝赤缕者，当滋阴凉血、健脾利水，药用生地黄、麦冬、楮实子合白术、陈皮、鸡内金、炒麦芽、茯苓、泽泻等；肿瘤晚期，脏腑羸弱，血瘀化燥，内有干血，形体羸瘦，腹满食少，肌肤甲错，目眶暗黑者，用大黄䗪虫丸加减。燥多化热，应注意苦燥伤阴，亦需慎用辛温行气之品，避免助燥。此外，燥之与湿，虽如水火对立，但又若水火之既济，两者盈亏失调则病，治当视其主次消长以调之，务必注意做到润燥不助湿、燥湿不伤津。

八、助阳消阴法

【主治】阳衰阴凝证。

【证候】局部肿块发无定处，质硬不平，酸胀阴痛；后期结块溃破。畏寒怕冷，声怯气短，蜷卧，精神怠乏，呕恶，泛吐涎沫，食少，脘痞冷胀，渴喜热饮，面浮足肿，腰膝酸软，小便频数，大便稀溏。舌淡或淡胖有齿痕，苔白或白腻水滑，脉微细，或细紧。

【病性病位】病性属本虚标实；病涉整体，重在脾肾。

【方药范例】五积散、阳和汤加减。药如附子、熟地黄、鹿角胶、乌头、麻黄、细辛、肉桂、炮姜、白芥子、制南星、五灵脂、乳香、没药、地龙、当归等。

【辨治述要】癌毒若从阴化寒，最易伤及人体阳气。《素问·生气通天论》谓："阳气者，若天与日。"《素问·阴阳应象大论》说："阳化气，阴成形。"如人体阳气虚衰，阴寒内盛，则寒湿浊毒瘀滞，痰瘀互结，酿生癌毒，癌病由作。至虚之处，便是容邪之所，寒湿痰瘀，与癌毒互结，又可进一步耗损阳气，导致阳气日衰，阴寒日盛，形成恶性循环，变证百出。若偏寒实，肺气不宣，痰浊伏肺，常见寒凝气喘之象。若属虚寒，肾阳下虚，卫外不固，易感寒邪，进一步伤及心肾之阳，阳不化水，可出现水湿、痰饮征象。若阴寒进一步损及元阳，命火衰微，阴寒内盛，格阳于上，可演变为戴阳证；格阳于外，可形成亡阳虚脱等危候。

阳衰寒凝，首先要区分阳虚与寒凝的主次，或以温阳为主，或以破阴为急。其次要进一步明确阴寒伏结的性质，外寒宜温散，内寒宜温补。若寒凝经脉，气血不通，当以温经散寒为法；若寒伤中阳，脘腹冷痛，呕吐下利，则以温运脾阳为急。

若寒湿偏重，胃脘痞满、食少，或有便溏、苔白腻者，可用附子理中丸加苍术、厚朴、半夏、白豆蔻、陈皮散寒化湿和中；若癌块顽固，日久难消，加炮山甲、莪术、制白附子、全蝎、僵蚕破血化痰消癥；阳虚气弱明显者，加生晒参、黄芪、仙茅、胡芦巴、淫羊藿温补脾肾阳气。

九、益气养阴（血）法

【主治】气阴（血）亏虚证。

【证候】神疲乏力，少气懒言，口干咽燥，时有烦热，面色萎黄，头晕目眩，喘促短气，盗汗，不思饮食。舌红或淡红，苔薄，脉细数或细。

【病性病位】病性属虚，或虚中夹实。病位气阴两虚以肺、脾、肾为主，气血两虚以心、脾、肝为主。

【方药范例】参芪地黄汤、八珍汤。药如黄芪、党参、白术、山药、麦冬、生地黄、熟地黄、山萸肉、当归、白芍、鸡血藤、甘草、砂仁、麦芽等。

【辨治述要】气阴两虚是诸多慢性疾病的常见证，有因虚致病和因病致虚之不同，治当辨证结合辨病。肿瘤属慢性疑难病症，尤当注意其特殊性。一般而言，癌毒伤正，首先耗伤元气及阴津，故多见气阴两虚；若正气受损严重，气血俱伤，可致气血亏虚。血属阴类，故亦可表现气血亏虚之候，进而言之，可见气虚及阳、血虚及阴之变。阴血虚者，病以肝肾为主；阳气虚者，病以脾肾为主。同时，在肿瘤治疗中常因药毒伤正，如化疗、放疗、有毒中药及手术导致的阴伤气耗、气血亏虚，故益气养阴、扶正抗癌十分必要。

临证当辨气虚、阴伤、血亏的主次配药。若肺阴虚明显，干咳，少痰，加百合、沙参、紫菀、百部、桑白皮养阴化痰清热；肾阴虚明显，烘热盗汗，五心烦热，加知母、玄参、鳖甲滋阴降火；脾气虚明显，纳差，便溏，腹胀等，加白术、甘草益气健脾；茯苓、扁豆运脾化湿；若血虚甚者，酌加制首乌、楮实子、枸杞子、桑椹、丹参、黄精补血养肝。

针对肿瘤气阴两虚，采用益气养阴法，还当分气虚为主还是阴虚为主，辨脏腑不同病位，用药应有所侧重。若气血两虚证，当气血双补，重用黄芪、党参、当归等药，以达益气生血的目的。同时，补虚不忘治实，还应针对肿瘤所致气阴两伤证的特殊性，适当配抗癌解毒之品，扶正以祛邪，祛邪以匡正，药如半枝莲、蛇舌草、山慈菇等。

十、健脾和胃法

【主治】胃气衰败证。

【证候】脘腹胀满、恶心、呕吐，食欲全无，乏力，面色无华，消瘦。可见症：呕吐频作或泛吐清水涎沫，神疲倦怠，懒言，气短，自汗，食后胀甚，口淡无味，便溏或便秘。舌苔白腻，舌质淡胖或有齿痕，脉细弱或细滑。

【病性病位】病性以本虚为主，或本虚标实；病位以脾胃为主，涉及五脏整体。

【方药范例】六君子汤、益胃汤加减。药如党参、太子参、白术、茯苓、陈皮、鸡内金、玫瑰花、佩兰、砂仁、厚朴花、南沙参、北沙参、石斛、炒麦芽、焦山楂等。

【辨治述要】癌病的预后与转归，每与人体胃气的强弱有关。若胃气虚弱每多增加治疗用药的难度，一旦胃气衰败则诸法难施而预后不良，诚如前人所谓"人以胃气为本"，"胃气一败，百药难施"。由于脾胃为后天之本，气血生化之源，惟有胃气充盛，中焦气机调畅，升清降浊有序，才能有利于其他治癌之法的实施。治癌应时刻把握邪正虚实之主次轻重、标本缓急，健脾和胃法应贯穿始终，尤其是中晚期肿瘤，在手术放化疗过程中，或攻毒解毒，或益气养阴，皆当顾护脾胃，所谓留得一分胃气，便有一分生机。若胃弱脾虚为主要表现者，皆当以益气健脾和胃为主，可配合升降气机、温阳运脾、滋阴养胃等法提高临床疗效。

健脾和胃法应强调运脾为主，治脾不在补而在运，重在调理和恢复脾胃纳化功能，改善人体虚弱状态，增强脾胃对水谷精微的消化吸收和输布作用，以促进气血之生化。若胃气虚弱为主者，当补中益气兼以助运；以脾胃津伤为主者，则益阴生津兼以理气；若气阴两伤者，则又宜益气养阴、建中助运；若胃有积滞，则当消补兼施。至于具体选方用药，如脘腹拘急或疼痛、喜温、自汗、脉虚者，方用黄芪建中汤温养脾胃；若脘腹气多胀甚者，可加厚朴、枳实、砂仁、大腹皮等；泛酸者，可用左金丸加乌贼骨；泛吐清水较多者，可加茯苓、干姜、陈皮、半夏等；若湿盛，胃气上逆，呕恶频作者，酌加藿香、佩兰、法半夏、陈皮、竹茹等；如津伤过甚，则用麦冬、石斛配半夏、竹茹；脾虚气陷，久泻或脱肛，加黄芪、山药、升麻、葛根等；阳虚水停，尿少，肢肿，加附子、黄芪、白术、泽泻、茯苓等。

总之，健脾和胃法是其他各种治法的前提和基础，在肿瘤治疗整个过程，应时时注意顾护胃气，确保脾胃不败，生化之源不竭，谨记有胃气则生、无胃气则亡的原则。如早期以攻毒祛邪为主者，应在处方中适当加以顾护脾胃之品；晚期气血极度亏虚，脾胃衰败，进食量少或不能进食呈恶病质状态者，更应以健脾和胃扶正为主。当然，健脾和胃法并非一味补益，应防滋腻碍胃。

十一、理气活血法

【主治】气滞血瘀证。

【证候】胸胁胀闷，性情急躁，胁下出现肿块，刺痛拒按，痛有定处，入夜更剧，可扪及包块，爪甲黑紫。舌质暗或见紫斑、瘀点，脉涩。

【病性病位】以实为主，久而致虚，虚实夹杂；主在肝脾，涉及多个脏腑。本证多见于原发性肝癌、中晚期肺癌、中晚期食管癌等。

【方药范例】三棱，莪术，槟榔，木香、青皮、当归、五灵脂，延胡索，昆布，海藻，党参，白术，肿风，藤梨根，半枝莲，虎杖，白花蛇舌草。

【辨治述要】肿瘤的发病原因多与气滞和血瘀相关，气机不畅，则致津、液、血运行代谢障碍，积而成块以生肿瘤，故此法在肿瘤防治中较为重要。肿瘤多有形，历代医家多以为癥积、石瘕、痞癖及肚腹结块等皆与瘀血相关，《医林改错》曰："肚腹结块，必有形之血。"活血化瘀法为肿瘤防治的重要大法之一。随症加减：疼痛较剧者，加蒲黄、川楝子；低热者，加青蒿、地骨皮、白薇、银柴胡；恶心呕吐者，加半夏、竹茹；脘腹胀满者，加青皮、陈皮、厚朴、大腹皮、枳实；胸腹水者，加泽泻、猪苓、龙葵；腹泻便溏者，加苍术、炒扁豆、儿茶、草豆蔻、炮姜。

十二、化痰祛湿法

【主治及证候】痰湿积滞在肺，可见喘咳咯痰；痰阻于心，心血不畅，可见胸闷心悸，痰迷心窍，则可见神昏、痴呆；痰火扰心，则发为癫狂；痰停于胃，胃失和降，可见恶心呕吐、胃脘痞满；痰在经络筋骨，则可致瘰疬痰核，肿物包块，肢体麻木或半身不遂；痰浊上犯于头，则致眩晕、昏冒；痰气凝结咽喉，则咽中梗阻，吞之不下，吐之不出，或口吐泡沫黏液痰涎。湿性黏腻而重浊，且常与风邪、寒邪相并，出现头重如裹、颈项酸痛、关节肿痛、四肢困倦之症。水湿停聚于内，而出现浮肿、胸腹水、胸脘痞闷、口淡而黏、食欲不振、口虽渴却不思饮水之候。

【病性病位】病性以实为主，久而致虚，虚实夹杂。本证多见于食管癌、肺癌伴胸腹水，病位涉及多个脏腑。

【方药范例】基本方药：半夏、山慈菇、瓜蒌、前胡、白芥子、天南星、皂角刺、泽泻、瞿麦、白术、茯苓、夏枯草、杏仁、陈皮、枳实、党参、贝母。随症加减：咳痰黏稠者，加葶苈子、马兜铃、紫菀；痰多难出者，加海浮石、蛇胆、陈皮末；胸腔积液者，加葶苈子、芫花、泽漆、商陆、车前草、猪苓；颈部有肿核者，加猫爪草、山慈菇、水蛭、僵蚕、斑蝥（去头足）。

【辨治述要】肿瘤之成因除了气滞和血瘀两大重要因素外，还有痰凝和湿聚，表现为气机阻滞、痰湿凝聚、血行瘀滞，故而对某些肿瘤或肿瘤发展的某些阶段，治疗当以化痰祛湿为主，处方用药，审因论治，凡有痰湿凝聚征象者皆可用之。痰湿既为病理产物，又为继发性致病因素，痰凝湿聚成核成块，如许多无名肿块，不痛不痒，经久不消，逐渐增大增多，多系痰核所致，治宜化痰散结。如元代医家朱丹溪说："凡人身上中下有块者多是痰。"清代医家高锦庭也说："癌瘤者……乃五脏瘀血浊气痰滞而成。"化痰祛湿法为肿瘤的常用治法之一，根据证之夹杂轻重，又常与理气、清热、软坚、通络、健脾利水等法相合而用。化痰与软坚散结、祛湿与健脾是密切相关的，许多化痰药有散结的功效，因而，在扶正培本、理气活血、健脾益肾、滋阴清热、软坚散结等法中常寓含化痰祛湿，瓜蒌、半夏、薏苡仁、猪苓、贝母、防己、山慈菇等常被伍而用之。现代实验研究进一步证明，某些化痰、祛痰中药物本身就有抗肿瘤作用，如化痰药半夏、天南星、皂角刺、瓜蒌、天花粉、昆布、黄药子等，清热燥湿药苦参、黄连、黄芩、黄柏，利水渗湿药白术、茯苓、猪苓、薏苡仁、竹叶、木通、泽泻、泽漆、金钱草和瞿麦等，逐水药物如大戟、芫花、半边莲、商陆等。所以结合中医辨证施治原则，合理地运用化痰祛湿法，将能提高肿瘤的治疗效果。

中医所谓"痰"和"湿"，除了表现为咳之可出的有形之痰外，更主要的是由于水液代谢功能失调，如脾不健运或肝气横逆致湿痰凝聚经络而生的痰核、瘰疬等。此时须用化痰散结法，如与理气药合用则称理气化痰法；与清热药合用或用有清热作用的化痰药，称清热化痰法；与温热药或有温热作用的药物合用，称温化寒痰法；与软坚散结药合用，称化痰散结法；与通经活络药合用，称化痰通络法。

湿性重浊而黏腻，阻滞气机运行，阻碍脾胃运化。湿邪有内外之分。外湿是感受外界湿邪，如气候潮湿、久居湿地或涉水淋雨等所致，常与风邪、寒邪并见，治疗可用祛风除湿法。内湿是由于脾肾阳虚，不能运化水湿或水湿停聚于内，形成有形之邪，治当祛湿利水。还应注意的是，临床上常见到无形之湿引起的全身各部位功能紊乱，内湿可表现为头胀头沉，胸脘痞闷，口淡而黏，食欲不振，口渴而不欲饮，四肢沉重，大便稀，白带多，苔腻、脉濡（滑）等，特有的体征有苔腻、脉滑等，可根据湿邪所在部位的不同，分别以芳香化湿（三仁汤）、温化水湿（苓桂术甘汤）、健脾利湿（实脾饮）等法治之。

十三、养阴清热法

【主治】阴虚火旺证。

【证候】午后潮热，或夜间发热，发热不欲近衣，手足心发热，或骨蒸潮热，心烦，少寐，多梦，颧红、盗汗、口干咽燥，大便干结，尿少色黄。舌质干红或有裂纹，无苔或少苔，脉细数。

【病性病位】病性以虚为主，阴虚火旺，虚实夹杂；本证多见于各种类型癌症骨转移，尤以晚期肺癌及晚期肝癌为多见，病位涉及多个脏腑。

【方药范例】银柴胡、地骨皮、胡黄连、知母、鳖甲、玄参、生地黄、北沙参、麦冬、五味子、柏子仁、夜交藤、石上柏、女贞子、白英、紫菀、蛇舌草。

【辨治述要】热毒乃肿瘤致病原因之一，日久则耗伤阴津。另外，肿瘤的并发症，如高热等，又易损伤阴液，故阴虚内热为肿瘤常见病因病理之一。养阴清热法为肿瘤防治常用方法之一，尤其在肺癌、肝癌、肾癌、食管癌、鼻咽癌等肿瘤中应用更为广泛。养阴清热防治肿瘤的作用主要在于抑癌抗癌，减轻放化疗毒副作用，治疗癌前病变，提高机体免疫力。养阴清热法既可应用于肿瘤的某一阶段，也可用于全程治疗，还能应用于肿瘤的并发症，此法可归于培本扶正法范畴，临床应用较为灵活，多与益气、养血、软坚、解毒等诸法联用。

十四、健脾益肾法

【主治】脾肾亏虚证。

【证候】面色㿠白，畏寒肢冷，腰酸或下腹冷痛，久泻久痢，或五更泄泻，或下利清谷，或小便不利，面浮肢肿，甚则腹胀如鼓，气喘心悸。舌淡胖，苔白滑，脉沉细。

【病性病位】病性以虚为主；本证多见于各类晚期癌瘤腹腔内转移及骨髓、各脏器转移患者，病位涉及多个脏腑。

【方药范例】基本方药：党参、白术、茯苓、枸杞子、补骨脂、苍术、吴茱萸、肉豆蔻、半夏、白豆蔻、益智仁、淫羊藿、补骨脂、巴戟天、肉苁蓉、续断、肉桂、陈皮、女贞子。随症加减：喘气或气短者，加黄芪、党参、沙参；食少便溏，下痢者，加扁豆、升麻、葛根、莲子。

【辨治述要】肾藏精，乃人体先天之本，脾主运化，乃人体后天之本，先后天相互促进、滋养、补充。肿瘤发病是一渐进过程，日久多有脾肾受损。补益脾肾，扶助正气，有利于正气的恢复和抗邪，又有利于放疗、化疗及手术治疗后提高机体的抗病能力。健脾益肾法为扶正培本具体治法之一，其在肿瘤防治中的疗效肯定，特点是在减轻放疗、化疗的毒副作用及提高其疗效方面更具特色和优势，为肿瘤防治常用的方法。在具体应用中，健脾包括了健脾养胃，而且常寓调于健之中，具体方法有健脾益气、健脾祛湿、补血益气、滋养脾胃、补脾生血、理脾降逆等。脾主运化，乃后天之本，脾失健运则可生湿生痰，肿瘤患者中常有脾虚征象，四君子汤、六君子汤为最常用的代表方。益肾包括滋养肾阴和温阳固肾，肾为先天之本，人体的功能活动有赖于肾气推动，肿瘤患者在晚期阶段常可见到肾之阴阳亏虚，因而必要的益肾药常被佐以用之，以提高机体的抗病能力，六味地黄丸和肾气丸或十全大补汤为其常用代表方。

十五、对症疗法

肿瘤除本脏腑组织器官受累外，尚可影响全身功能状况而表现出全身伴随症状或累及相近组织器官引起局部证候，如发热、疼痛、出血、贫血、昏迷、黄疸、胸腹水、咳嗽、呕吐等，因而在治疗上除了针对所发生肿瘤之病因病机外，对其伴随诸症亦应进行相应处理，有时尚须"急则治标"。

1. 发热

肿瘤之发热常表现为内伤发热。实者乃热毒内蕴，多见于恶性肿瘤晚期，表现为发热弛张经久不退、口渴身热、汗出不解、舌绛唇焦苔黄、脉滑数或弦数，治宜清热解毒，方用黄连解毒汤或清瘟败毒散等加减。虚者多为肝肾阴虚或肺肾阴虚，表现为潮热或骨蒸、盗汗、五心烦热、口干喜饮、便秘、舌红少苔、脉细数，治宜滋阴清热，方用六味地黄丸、百合固金丸或滋水清肝饮等化裁。瘀血内结者宜逐瘀汤等活血化瘀，湿热内蕴者宜三仁汤清热化湿，热积肠胃者宜大黄黄连泻心汤清热泻火，热入少阳者宜小柴胡汤和解少阳，气虚发热者宜补中益气汤甘温除热。恶性肿瘤多有发热倾向，低热多见于无并发症和无进行性急剧坏死的癌肿，肿瘤生长迅速，癌组织崩溃坏死或合并感染可有中度以上发热，临证时可参照以上诸症辨治。

2. 疼痛

肿瘤多有气机阻滞，气血运行不畅，故疼痛为肿瘤最常见的证候之一，止痛为缓解病情和减轻患者痛苦最为关键的一步，特别是恶性肿瘤晚期，止痛较延长寿命更为重要，西药主要有吗啡和杜冷丁之类，但却具有耐药性和成瘾性，中医药止痛有时尚有捷效并持久。

一般而言，疼痛辨治首先当分辨其部位、虚实、寒热，尤以寒性为多见，寒性收引凝滞，不通则痛。血瘀经络者，治宜活血通络止痛，方如桃红四物汤；脾虚寒凝者，治宜温中止痛，方如大建中汤；气滞不通者，治宜行气止痛，方如理气丸；毒邪蕴结者，治宜清热解毒，方如五味消毒饮。近十年来，有关癌肿止痛的单方单法报道尚多，且多有佳效。

3. 出血

出血为肿瘤的常见并发症之一，多因癌坏死破溃，侵蚀血管，弥漫性血管内凝血及血小板减少等所致，有衄血、呕血、便血、咳血、尿血等。临证辨治当以出血量的多少、出血的颜色和部位等为依据辨清寒热虚实。实者乃热迫血行和瘀血内阻所致：前者表现为发热、口燥咽干、出血色鲜红、便干尿赤、脉数而弦或滑，治宜凉血止血，方用犀角地黄汤等加减；后者伴见血瘀征象，治宜活血止痛、祛瘀生新，方用血府逐瘀汤等化裁。虚者多属气虚不能摄血，血溢脉外，治当益气固摄，方用补中益气汤或归脾汤等加减。止血要注意调治心、脾、肝，清心以凉血止血，健脾以统血止血，柔肝以藏血止血，同时对于头面出血加牛膝，溺窍出血加升麻、柴胡以引经报使。

4. 昏迷

昏迷乃神不知人之表现，多因热入营血，或热入心包，或毒入心包所致，常见于脑转移或肿瘤晚期，治以清热息风、开窍解毒，方如安宫牛黄丸、至宝丹、紫雪丹、神犀丹等。

5. 贫血

恶性肿瘤中晚期正气多受损伤，日久精津气血暗耗，后天生化乏源，故而常表现出贫血征象。深究其因，不外肿瘤患者造血代谢障碍，脾功能亢进，过度消耗，大失血等诸因素。临床常见身体瘦弱、头昏目眩、体倦乏力、腰酸耳鸣、心悸怔忡、面唇苍白、舌淡胖、脉虚无力等症，治宜扶正培本、补养气血、健脾益肾，方如四君子汤、六君子汤、归脾汤或六味地黄丸、十全大补汤等。因放疗、化疗而致白细胞减少多属热毒伤阴，治宜滋阴养血为主，方如地黄丸。因失血而致红细胞减少者，治宜壮阳补血，方如大造丸；血小板减少者，治宜健脾统血、清热凉血，方如归脾丸化裁；全血细胞减少者，治宜补肾填精，方如肾气丸。

6. 黄疸

肿瘤压迫胆道或有肝门淋巴结及肝转移时常并发黄疸，肿瘤化疗中亦可并发中毒性肝炎而见黄疸，中医学认为黄疸不外寒湿、湿热内阻，蕴蒸肝胆所致。湿热黄疸即阳黄，治当清利湿热，方如茵陈蒿汤；寒湿黄疸即阴黄，治当温化寒湿，方如茵陈四逆汤；血瘀气滞而致胆道不利，胆汁外溢发黄者，治当理气活血、化瘀退黄，方用膈下逐瘀汤化裁。可参照《中医内科学》"黄疸"辨治，兼以扶正抗癌。

7. 便秘

中晚期肿瘤常有便秘并发症，多因阴津亏损，无水行舟，或气虚无力推动等所致，以虚秘多见，治当益气通便、滋阴生津，方用补中益气汤、润肠丸、增液承气汤等加减。

8. 胸腹水

恶性肿瘤中晚期，胸腹腔内脏器官肿瘤或胸腹腔转移时常出现胸水和腹水，大多为血性渗出，因此类患者正气已衰，治疗当以扶正培本为根本，攻逐利水应顾护正气，衰其大半即止。胸腔积液者治宜泻肺利水，方用葶苈大枣泻肺汤加减；腹水者若能耐攻，宜泻下逐水，方用五苓散、中满分消丸等化裁。

9. 呕吐

胃肠道肿瘤致梗阻或合并感染为呕吐症的最常见原因，呕吐为患有外感和内伤之别，在肿瘤患者中多见于内伤，在消化系肿瘤晚期，常可见顽固性呕吐，乃胃气败绝之表现，尤当注意之。临证辨治，首先辨清属寒属热，再辨其虚实。胃寒者治以温中止呕，方如吴茱萸汤；胃热者治宜清胃止呕，方如竹茹汤；积滞者，治宜消积行滞止呕，方如生姜橘皮汤。与之相似的朝食暮吐、暮食朝吐之反胃证，治当温中散寒、降逆止呕，方如丁香透膈散。而食管、咽、贲门肿瘤所致食管管腔狭窄之噎膈证，以不能进食或饮食咽下困难为特点，属气噎者治以理气丸、逍遥散等，血噎者治以化瘀丸、启膈散等，食噎者治以枳实导滞丸，当与呕吐相区别。

10. 咳嗽

肿瘤压迫或牵引呼吸道，或呼吸道肿瘤或合并肺部感染，或膈下肿瘤刺激横膈皆可出现咳嗽，应辨清其寒热虚实再论治。痰热敛肺者治宜半瓜丸，肺燥伤络者治宜清燥救肺汤，肺热伤阴者治宜滋阴丸，肺肾气虚者治宜七味都气丸等。

第六章

化疗毒副作用的中医治疗

　　放疗、化疗用于恶性肿瘤治疗已有半个多世纪的历史，虽然不同程度地提高了各种恶性肿瘤患者的生存期和生存质量，但是由于毒副作用等因素的存在，也影响了疗效的提高。作为恶性肿瘤治疗中最普遍有效方法之一的化疗，是利用细胞毒类药物抑制和干扰 DNA、RNA 及蛋白质的合成，虽然其疗效备受认可，但由于化疗药物在杀伤肿瘤细胞的同时也会对正常细胞有一定的损伤，因此治疗过程中常伴有胃肠道反应、肝胆毒性、泌尿系统毒性、呼吸系统毒性、心脏毒性、神经毒性、骨髓抑制、局部反应及免疫抑制等副作用。其毒副作用表现多种多样且经常多症并发，严重影响患者治疗效果和治疗积极性。中医药在防治化疗毒副作用方面能发挥重要作用，并且近年来取得了显著进展。

一、骨髓抑制

　　骨髓抑制是化疗主要毒副作用之一。骨髓抑制主要指白细胞下降、血小板减少及贫血等，临床主要表现为面色萎黄或苍白、唇甲色淡、疲乏无力、头晕眼花、心悸失眠、手足麻木等症，在中医学属于血虚、虚劳的范畴。

　　中医学认为，血是构成人体和维持人体生命活动的基本物质之一，主要由营气和津液组成，具有营养和滋润全身的生理功能。血由人体摄入的饮食物经脾胃消化吸收后的水谷精微所化生。化疗药物作为一种药毒,进入机体后,在杀伤癌细胞的同时,亦会损害正常组织。化疗药物伤及脾胃,致脾胃运化功能失司,生化不足而致血虚;化疗药物致胃肠功能失调,胃失和降而引起呕吐,大肠传导功能失司而致腹泻,吐泻伤津,津和血亦存在着相互资生和相互转化的关系,津不生血而致血虚;化疗药物致脾胃运化失司,水谷精微不足而精气亏虚,精不化血,而致血虚;化疗药物进入机体后致脾胃气虚,气虚运血无力,血行不畅,血瘀内结,新血生成障碍而致血虚。近几年来,逐渐形成了专家共识,指出此病的中医学病机与其他原因导致的白细胞减少症有所差异,主要的病根是"药毒",其产生和发展与人体气血阴阳、脏腑功能状况有着紧密的联系,是一个不断变化的动态过程。基于其发展特征可分成4个主要阶段:①"药毒"毁伤气血,牵累心脾;②"药毒"毁伤阴血,缠累肝肾;③"药毒"毁伤精血,拖累脾肾;④"药毒"逐渐积储到骨髓,导致精虚髓空。

治疗上,本病以血虚证为主,治以补血为要。健脾益气,补后天脾胃之本,强壮气血生化之源,补肾填精,填补先天之本,精髓充足,则化血旺盛。临床上针对精、气、津的不足给予填精、补气、生津为治。同时针对脾胃亏虚,予以健脾和胃。针对血瘀内停、新血不生,予以活血化瘀以生血。针对化疗所致骨髓抑制,可辨证采用如下法则:健脾养胃补血,益气养血,补肾填精生血,生津补血,活血化瘀养血等。方药可运用四君子汤、八珍汤、河车大造丸、生脉散、桃红四物汤、当归补血汤、归脾汤、龟鹿二仙汤、六味地黄汤等加减。

1. 脾虚血亏证
证候:面色萎黄,精神倦怠,短气懒言,心悸,不思饮食,食后脘腹痞满,嗳气不畅,或时吐清水痰涎,便溏,肉瘦,舌胖,舌边有齿痕,苔薄白,脉缓弱。

基本治法：健脾养胃，补血。

方药运用：四君子汤（《太平惠民和剂局方》）加减。药用党参、炒白术、茯苓、薏苡仁、陈皮、鸡血藤、当归、炙黄芪、阿胶珠、炙甘草等。

2. 气血双亏证

证候：面色少华，头晕目眩，倦怠乏力，口淡乏味，胃纳不佳，舌淡，脉虚大或细。

基本治法：益气养血。

方药运用：八珍汤（《正体类要》）加减。药用党参、炒白术、生地黄、当归、白芍、炙甘草、生甘草等。

3. 精亏血少证

证候：形体虚弱，眩晕，耳鸣眼花，精神萎靡，腰膝酸软，发落齿摇，手足麻木，舌嫩红，少苔或无苔，脉细。

基本治法：补肾填精生血。

方药运用：河车大造丸（《扶寿精方》）加减。药用紫河车、生地黄、人参、龟甲、杜仲、牛膝、麦冬、黄柏等。

4. 津枯血亏证

证候：口燥咽干，肌肤干燥，尿少，大便秘结，舌红干，苔少或无，脉细。

基本治法：生津润燥。

方药运用：生脉散（《内外伤辨惑论》）加减。药用党参、麦冬、五味子、黄精、生地黄、石斛等。

5. 瘀阻血亏证

证候：面色晦暗，疼痛如刺，痛处不移，入夜更盛，爪甲有瘀点或瘀斑，舌质紫暗，脉涩。

基本治法：活血生血。

方药运用：桃红四物汤（《医垒元戎》）加减。药用桃仁、红花、当归、地黄、赤芍、川芎等。

二、消化道反应

大部分化疗药物都能引起不同程度的恶心、呕吐。化疗药除可直接刺激胃肠道引起呕吐外，还可作用于延髓呕吐中枢引起呕吐，也可以刺激第四脑室的化学感受器触发带而引起呕吐。在中医学仍属于恶心、呕吐的范畴。

中医学认为呕吐乃胃气不降，气逆于上所致。肿瘤患者大多属于阴阳平衡失调、脏腑失和而正气亏虚，化疗药物所产生的药毒进一步侵及经脉及五脏六腑，造成脏腑亏虚，尤以中焦脾土为甚。中焦脾胃为气机升降之枢纽，中焦枢纽失司，脾气该升不升，胃气该降不降，故而出现恶心、呕吐的症状。脾胃气虚，则其所不胜的肝气侮而乘之，故而出现恶心、呕吐、口苦、胸胁烦闷不适等肝气郁滞犯脾的症状。亦有学者认为化疗后出现恶心呕吐是因为肿瘤患者在化疗期间精神处在紧张焦虑状态，使得营卫气机运行逆乱，情志不畅，肝气郁结，不循常道，治疗上当取调和营卫之法。或因肿瘤患者中焦本虚，受化疗药物的损伤，脾之健运失司，困聚为水湿，木郁土湿致湿遏中焦，气机上逆出现恶心、呕吐。病机多与情志失调、脾虚、肝郁、血瘀、水湿、痰阻、胃阴不足有关。

治疗上，针对化疗引起的恶心、呕吐，可辨证采用如下方法：疏肝理气、温化痰饮、健脾和胃、养阴润燥。方药可采用半夏厚朴汤、二陈汤、苓桂术甘汤、六君子汤、麦门冬汤、四君子汤、参苓白术散、旋覆代赭汤、吴茱萸汤、小半夏加茯苓汤、小柴胡汤等加减。

1. 肝气犯胃证

证候：呕吐吞酸，嗳气频作，胸胁满痛，烦闷不舒，每遇情志刺激则呕吐吞酸更甚，舌边红，苔白腻，脉弦。

基本治法：疏肝理气，和胃降逆。

方药运用：半夏厚朴汤（《金匮要略》）加减。药用苏叶、半夏、茯苓、厚朴、生姜等。

2. 痰饮内阻证

证候：呕吐清水痰涎，胸脘痞闷，不思饮食，头眩心悸，或呕而肠鸣有声，苔白腻，脉滑。

基本治法：温化痰饮，降逆止呕。

方药运用：二陈汤（《太平惠民和剂局方》）合苓桂术甘汤（《伤寒论》）加减。药用半夏、陈皮、白术、茯苓、桂枝、甘草等。

3. 脾胃虚弱证

证候：饮食稍多即欲吐，时作时止，胃不佳，食入难化，胸脘痞闷，面色少华，大便溏，舌质淡，苔薄白，脉细。

基本治法：健脾和胃降逆，调和阴阳。

方药运用：理中汤（《万病回春》）加减。药用人参、干姜、白术、炙甘草、生山茱萸、五味子、茯苓、白芍等。

4. 胃阴不足证

证候：呕吐反复发作而量不多，或时作干呕，恶心，口干咽燥，饥不思食，胃脘部有嘈杂感，舌红，苔少或无苔，脉细。

基本治法：滋养胃阴，降逆止呕。

方药运用：麦门冬汤（《金匮要略》）加减。药用麦冬、人参、甘草、大枣、玉竹、天花粉等。

三、心脏毒性

化疗药物导致的心脏毒性属于中医学心悸、胸痹、喘证、痰饮、心水等范畴。其病机包括心虚胆怯、心血亏虚、心气不足、肝肾阴虚、痰饮内停、血脉瘀阻、药毒内侵、心阴和心阳不调等。治疗上可辨证采用如下方法：益气养心，益气养血，补益心气，滋养肝肾，理气化痰，活血化瘀。方药可运用琥珀养心丹、炙甘草汤、五味子汤、导痰汤、血府逐瘀汤等加减。

1. 心虚胆怯证

证候：心悸，善惊易恐，坐卧不安，多梦易醒，食少纳呆，恶闻声响，舌淡，苔薄白、脉细。

基本治法：益气养心，镇静安神。

方药运用：琥珀养心丹（《证治准绳》）加减。药用琥珀、石菖蒲、远志、甘草、酸枣仁、茯神、人参、当归、生地黄、黄连、柏子仁等。

2. 心血亏虚证

证候：心悸易惊，面色少华，舌淡，少苔，脉结代。

基本治法：益气养血，滋阴复脉。

方药运用：炙甘草汤（《伤寒论》）加减。药用炙甘草、人参、大枣、生地黄、阿胶、麦冬、麻仁、生姜等。

3. 心气不足证

证候：心悸气短，头晕乏力，自汗，动则悸发，静则悸缓，苔薄白，脉细弱。

基本治法：补益心气。

方药运用：五味子汤（《证治准绳》）加减。药用五味子、人参、杏仁、麦冬等。

4. 肝肾阴虚证

证候：心悸失眠，五心烦热，眩晕耳鸣，急躁易怒，腰痛，遗精，舌红，少苔或无苔。

基本治法：滋养肝肾，养心安神。

方药运用：一贯煎（《柳洲医话》）加减。药用沙参、麦冬、当归、生地黄、枸杞子、川楝子等。

5. 痰饮内停证

证候：心悸短气，胸脘满闷，痰多，恶心欲吐，苔白腻，脉滑。

基本治法：理气化痰，宁心安神。

方药运用：导痰汤（《济生方》）加减。药用半夏、陈皮、甘草、枳实、制南星等。

6. 血脉瘀阻证

证候：心悸怔忡，短气喘息，胸闷不舒，心痛时作，舌有瘀点、瘀斑，脉涩。

基本治法：活血化瘀通脉。

方药运用：血府逐瘀汤（《医林改错》）加减。药用当归、地黄、桃仁、红花、川芎、赤芍、牛膝、枳壳、甘草、柴胡、桔梗等。

四、肝损害

化疗药物引起的肝损害属于中医学胁痛、黄疸等范畴。肝为刚脏，喜条达而恶抑郁。化疗药物侵及肝，肝失疏泄，气机不畅，症见脘腹胀满，肢倦乏力。由于肝主疏泄功能受损，气机条达不畅，水湿运行受阻，湿邪内蕴，故临床多有湿困中焦致胆液不循常道，外溢肌肤，下注膀胱；癌毒长期侵犯，正气内虚，机体功能衰弱，若再经强烈化疗药物攻击，更致伤阴耗血，病理变化主要为气虚阴伤；癌症手术后，或癌症晚期化疗不敏感者，肾阳不足，脾胃运化功能障碍，营养状况极差。

治疗上可辨证采用如下方法：疏肝理气，祛瘀通络，清热利湿，养阴柔肝。方药可运用柴胡疏肝散、龙胆泻肝汤、一贯煎、肾气丸等加减。

1. 肝气郁结证

证候：胁痛，走窜不定，每因情志之变动而增减，饮食减少，嗳气，反酸，苔薄，脉弦。

基本治法：疏肝理气。

方药运用：柴胡疏肝散（《景岳全书》）加减。药用柴胡、枳壳、川芎、香附、芍药、甘草等。

2. 肝胆湿热证

证候：发热，胁痛口苦，胸闷纳差，恶心呕吐，目赤或目黄，身黄，小便黄赤，舌红，苔黄腻，脉滑数。

基本治法；清热利湿解毒。

方药运用：龙胆泻肝汤（《医宗金鉴》）加减。药用龙胆草、柴胡、黄芩、栀子、泽泻、车前草、柴胡、白芍等。

3. 肝阴不足证

证候：口干，心中烦热，眩晕耳鸣，舌红少苔，脉细。

基本治法：养阴柔肝。

方药运用：一贯煎（《柳洲医话》）加减。药用生地黄、枸杞子、沙参、麦冬、当归、川楝子等。

4. 肾阳不足证

证候：食少神疲，少气懒言，畏寒，自汗，或气虚发热，面色少华，口淡无味，恶心呕吐，便溏，脉虚大无根。

基本治法：益气温阳。

方药运用：肾气丸（《金匮要略》）加减。药用附子、肉桂、熟地黄、山药、山萸肉、茯苓、泽泻、牡丹皮、菟丝子等。

五、肾毒性

化疗药物引起的肾损害属于中医学药毒范畴。肾毒性病机多属于膀胱湿热、肝郁气淋、中气不足、肾阴阳两虚等。治疗上可辨证采用如下方法：清热利湿，疏肝利气，益气健脾，益气温阳，滋阴补肾。方药可运用八正散、沉香散、补中益气汤、肾气丸、六味地黄丸等加减。

1. 膀胱湿热证

证候：小便点滴不通，或量极少，或短赤灼热，小腹胀满，口苦口黏，或口渴欲饮，舌红，苔黄腻，脉滑数。

基本治法：清热利湿。

方药运用：八正散（《太平惠民和剂局方》）加减。药用车前草、萹蓄、瞿麦、栀子、滑石、甘草、生大黄等。

2. 肝郁气滞证

证候：情志抑郁，心烦善怒，小便不通，或通而不畅，胁腹胀满，舌红，苔黄，脉弦。

基本治法：疏利气机，通利小便。

方药运用：沉香散（《金匮翼》）加减。药用沉香、白芍、当归、陈皮、王不留行、石韦、冬葵子等。

3. 中气下陷证

证候：小腹坠胀，欲小便而不得出，或量少而不畅，精神疲乏，食欲不振，气短，言语低怯，舌淡，苔薄，脉细弱。

基本治法：益气健脾。

方药运用：补中益气汤（《脾胃论》）加减。药用党参、白术、陈皮、黄芪、升麻、柴胡、当归等。

4. 肾阳不足证

证候：小便不通或点滴不爽，排出无力，面色苍白，畏寒肢冷，腰膝酸软，舌淡，脉沉弱。

基本治法：益气温阳。

方药运用：肾气丸（《金匮要略》）加减。药用附子、肉桂、熟地黄、山药、山萸肉、茯苓、泽泻、牡丹皮、菟丝子等。

5. 肾阴亏虚证

证候：时欲小便而不得出，咽干，五心烦热，舌质红，少苔或无苔，脉细数。

基本治法：滋阴补肾。

方药运用：六味地黄丸（《小儿药证直诀》）加减。药用熟地黄、山药、山茱萸、茯苓、泽泻、牡丹皮等。

六、神经毒性

常用的化疗药中，奥沙利铂、长春新碱、紫杉醇等细胞毒类药物常导致周围神经炎，表现为指（趾）端麻木、腱反射减弱或消失、感觉异常，少数可发生感觉消失、垂足、肌肉萎缩或麻木、体位性低血压、张力减弱、便秘或麻痹性肠梗阻。化疗后周围神经毒性可归属于中医学痹证、虚证范畴。一般指（趾）端麻木可以不停药，如果出现末梢感觉消失则为停药指征，以避免发生运动性神经病。停药后感觉异常多可自行恢复，一般需要1～2个月或更久。化疗药的神经毒性多是由于正气损伤，脾失健运，导致卫气营血生化乏源，四肢、经脉、肌肉失养，则会出现手足麻木、四肢无力、肌肉萎缩等。病机为气血亏虚，痰瘀阻滞，寒邪凝滞，血行不利。

治疗上可辨证采用如下方法：益气健脾，养血和营，化痰活血，温经散寒，养血通脉。方药可运用补中益气汤、四物汤、桃红四物合二陈汤、当归四逆汤等加减。

1. 气虚失运证

证候：手足麻木，犹如虫行，面色苍白，自汗，气短乏力，嗜卧懒言，易感冒，大便稀溏，舌淡，舌体胖大，苔薄白，脉弱。

基本治法：益气健脾。

方药运用：补中益气汤（《脾胃论》）加减。药用人参、白术、黄芩、当归、甘草、升麻、柴胡、熟地黄等。

2. 血虚不荣证

证候：手足麻木，面色无华，眩晕，心悸，失眠，爪甲不荣，舌质淡，脉细。

基本治法：养血和营。

方药运用：四物汤（《太平惠民和剂局方》）加减。药用当归、川芎、熟地黄、赤芍、黄芪等。

3. 痰瘀阻滞证

证候：四肢麻木日久，或固定一处，或全然不知痛痒，舌有瘀点或瘀斑，舌苔腻，脉沉涩。

基本治法：化痰活血。

方药运用：桃红四物（《医垒元戎》）合二陈汤（《太平惠民和剂局方》）加减。药用桃仁、红花、当归、川芎、熟地黄、赤芍、半夏、陈皮、茯苓、甘草、生姜等。

4. 寒邪凝滞，血行不利证

证候：肢体麻木、疼痛，畏寒，遇寒时加重。

基本治法：温经散寒，养血通脉。

方药运用：当归四逆汤（《伤寒论》）加减。药用当归、桂枝、芍药、细辛、通草、大枣、炙甘草等。

七、脱发

部分化疗药物常引起脱发，严重者甚至全秃。药物作用于毛囊，引起暂时性脱发，表现为头发减少、稀疏，部分脱发或全秃，体毛脱落。严重的脱发以益气健脾、养血生发、滋养肝肾为主治疗。

脱发是化疗后常见的一种不良反应，仅次于呕吐和恶心，排在化疗不良反应的第 3 位。多数化疗药物均能引起不同程度的脱发，其中以阿霉素、依托泊苷最为严重，而脱发的程度除与用药的种类有关外，还与用药的剂量、联合用药、治疗周期的重复频率等因素有关。脱发通常在用药后 1 ～ 2 周发生，在 2 个月内达到最严重程度。化疗后脱发反应是可逆的，大约半年毛囊细胞会长出新的头发，但再生头发的颜色和质地会发生改变。严重的脱发可使患者的心理负担过重，甚至拒绝进一步治疗。

化疗药物被视为大毒之品，易损伤人体正气，导致肝肾亏虚，气血虚耗，且发为血之余，头发的生长全赖于精和血。肾为癸水主藏精，肝为乙木主藏血，精血相生，乙癸同源，共为毛发生长之必需物质，故常采用滋补肝肾、益气养血之法；化疗常致肝肾虚损、脾胃损伤、气血亏虚，阴血亏虚则内生燥风，故化疗后脱发可辨为血虚肾虚为本、邪风为标之本虚标实证，用滋补肝肾、养血祛风之药；化疗药物被视为热毒之邪，使用化疗药物后，邪毒瘀于发根，迫血妄行，血热风动，风动则发落，头发的生长又与精血有密切关系，故临床采用凉血解毒治其标，滋肾养血治其本。

治疗上可辨证采用如下方法：益气健脾，养血生发，滋养肝肾，兼以凉血解毒、补肾生精。方药可运用补中益气汤、四物汤、六味地黄丸加减，使用天麻、首乌、女贞子、旱莲等中药。

1. 中气不足证

证候：脱发，面色黄白，倦怠乏力，神疲纳少，大便溏，舌质淡，边有齿痕，苔薄，脉细弱或大而无力。

基本治法：益气健脾。

方药运用：补中益气汤（《脾胃论》）加减。药用党参、白术、陈皮、黄芪、升麻、柴胡、当归等。

2. 血虚不荣证

证候：脱发，手足麻木，形瘦色苍，面唇无华，眩晕，心悸，失眠，爪甲不荣，脉细。

基本治法：养血生发。

方药运用：四物汤（《太平惠民和剂局方》）加减。药用当归、川芎、熟地黄、赤芍等。

3. 肝肾阴虚证

证候：脱发，失眠，五心烦热，眩晕耳鸣，急躁易怒，腰痛遗精，舌红少津，少苔或无苔，脉细数。

基本治法：滋养肝肾。

方药运用：六味地黄丸（《小儿药证直诀》）加减。药用熟地黄、山药、山茱萸、茯苓、泽泻、牡丹皮等。

八、局部反应

有些刺激性强的抗癌药使用不当可引起栓塞性静脉炎。其主要表现为化疗药使用静脉部位疼痛，皮肤发红，以后沿静脉出现皮肤色素沉着，脉管呈索条状变硬，或导致静脉栓塞。当化疗药物漏入皮下即可引起局部皮下组织的化学性炎症，表现为漏药部位红肿、疼痛严重，如漏药当时未做处理可引起局部皮肤坏死，形成溃疡。

治疗上可辨证采用如下方法：清热解毒，活血化瘀，生肌长肉，祛腐生新。方药可运用二黄二香散、如意金黄散、七厘散、生肌玉红膏加减。

1. 热毒蕴结证

证候：化疗药使用静脉部位疼痛，皮肤发红。

基本治法：清热解毒抗癌。

方药运用：二黄二香散（《温病条辨》）。黄连 10g，大黄 10g，黄柏 10g，乳香 5g，没药 5g，用细茶汁调制，外敷。

2. 脉络阻滞证

证候：化疗药使用静脉部位疼痛，脉管呈索条状变硬。

基本治法：活血化瘀。

方药运用：七厘散（《良方集腋》）。朱砂 5g，乳香 5g，没药 5g，红花 3g，冰片 3g，麝香 1g，儿茶 5g、血竭 5g 等。研末，温水调成糊状，取适量涂于患部。

3. 瘀血阻络证

证候：局部皮肤坏死，形成溃疡。

基本治法：生肌长肉，祛腐生新。

方药运用：生肌玉红膏（《外科正宗》）。当归 20g，白芷 5g，甘草 12g，紫草 2g，血竭 4g，轻粉 4g，白蜡 20g，麻油 500g。先将前四味药用麻油浸泡 3 日，入锅内慢火熬微枯，去渣，复入锅内煎滚，入血竭化尽，次入白蜡，微火化开。候片刻，再加轻粉搅匀，将膏涂于纱布敷于患处。

第七章

放疗毒副作用的中医治疗

放射治疗简称放疗，是西医治疗恶性肿瘤的三个主要手段之一。X射线、γ射线都属于电磁辐射，又称光子，X线来自X线机直线加速器，而γ线来自人工的核素。X线是目前放疗中应用最广泛的一种射线。能量低于1Mev的X线因骨吸收多，皮肤表面剂量高，临床已极少使用，广泛应用的是4～25MeV的X线。放射治疗领域的重大进步重新定义了它们在脊柱转移瘤治疗中的地位。近期已有三种放疗技术可以在提升肿瘤放射剂量的同时减少正常组织的受量：粒子束放疗，如质子束放疗；近距离放疗，如 ^{125}I放射粒子植入；高剂量适形光子放疗，如影像引导调强放射治疗或立体定向体部治疗。

不管采用哪种放疗，都会对机体造成一定的损伤，因此，早在20世纪70年代就已开始中医药配合放疗的增效减毒研究，经过40余年的临床及实验研究，已取得令人满意的疗效，得到了医学界的认同。放疗已经成为治疗恶性肿瘤的主要手段之一。

一、不同部位放疗时

1. 脑部放疗
（1）肝阳上亢证
证候：眩晕耳鸣，头胀痛，易怒，失眠多梦，脉弦。
基本治法：平肝潜阳。

方药运用：天麻钩藤饮（《杂病证治新义》）加减。药用天麻、钩藤、石决明、益母草、杜仲、桑寄生、牛膝、夜交藤、茯神、黄芩、浮萍、苏木等。

（2）痰浊内蕴证

证候：眩晕，四肢倦怠，头重如蒙，胸闷，时吐痰涎，少食多寐，舌体胖大，苔白厚而润，脉滑。

基本治法：燥湿化痰。

方药运用：半夏白术天麻汤（《医学心悟》）加减。药用半夏、白术、天麻、茯苓、陈皮、甘草、生姜、大枣等。

（3）瘀血阻络证

证候：眩晕，头痛，健忘，失眠，心悸，精神不振，面或唇紫暗，舌有瘀点或紫斑，舌下脉络迂曲，脉涩。

基本治法：活血化瘀。

方药运用：血府逐瘀汤（《医林改错》）加减。药用当归、熟地黄、桃仁、红花、赤芍、枳壳、甘草、柴胡、川芎、桔梗、牛膝等。

（4）肾精不足证

证候：眩晕，精神萎靡，腰膝酸软，或遗精，滑泄，耳鸣，发落齿摇，舌嫩红，少苔或无苔，脉细。

基本治法：补肾填精。

方药运用：河车大造丸（《扶寿精方》）加减。药用党参、茯苓、熟地黄、麦冬、天冬、紫河、龟甲、杜仲、牛膝、黄柏等。

2. 胸部放疗

（1）痰湿内蕴证

证候：咳嗽多痰，倦怠乏力，头重如蒙，少食，多寐，舌胖，苔白厚而润，脉弦滑。

基本治法：燥湿化痰。

方药运用：二陈汤（《太平惠民和剂局方》）加味。药用半夏、陈皮、茯苓、甘草、川贝母、苍术等。

（2）肺脾气虚证

证候：咳嗽，声低无力，多清稀，气短，神疲乏力，畏风，自汗，易于感冒，舌淡，苔白，脉弱。

基本治法：健脾补肺。

方药运用：补肺汤（《永类钤方》）加减。药用人参、黄芪、熟地黄、五味子、桑白皮、紫菀等。

（3）瘀血阻络证

证候：胸部刺痛，痛有定处，唇紫暗，舌有瘀点或瘀斑，舌下脉络迂曲，脉细涩。

基本治法：活血化瘀。

方药运用：血府逐瘀汤（《医林改错》）加减。药用当归、生地黄、桃仁、红花、赤芍、枳壳、甘草、柴胡、川芎、桔梗、牛膝等。

（4）胸阳不振证

证候：胸痛，胸闷，畏寒，四肢不温，舌淡，苔白，脉弱。

基本治法：补益阳气。

方药运用；瓜蒌薤白桂枝汤（《金匮要略》）加减。药用瓜蒌、薤白、桂枝、枳壳、厚朴等。

3. 腹部放疗

（1）瘀阻肠络证

证候：面色晦暗，针刺样痛，痛处不移，入夜更甚，爪甲有瘀点，舌质紫暗，有瘀点或瘀斑，脉涩。

基本治法：化瘀通络。

方药运用：少腹逐瘀汤（《医林改错》）加减。药用蒲黄炭、五灵脂、当归、川芎、延胡索、没药、桂心、小茴香、干姜等。

（2）湿热内蕴证

证候：腹胀痛，口渴不欲饮，口黏腻，小便短赤，腹泻，苔黄腻，脉滑数。

基本治法：清热利湿。

方药运用：葛根芩连汤（《伤寒论》）加减。药用葛根、黄芩、黄连、甘草等。

（3）脾胃虚弱证

证候：面色萎黄，饮食减少，食后脘闷不舒，神疲乏力，大便溏泄或完谷不化，舌白，脉弱。

基本治法：健脾益气。

方药运用：参苓白术散（《太平惠民和剂局方》）加减。药用人参、白术、茯苓、甘草、砂仁、陈皮、桔梗、扁豆、山药、莲子肉、薏苡仁等。

（4）肾气不足证

证候：形寒肢冷，腰膝酸软，五更泄泻，舌淡，苔白，脉沉细。

基本治法：补肾固涩。

方药运用：四神丸（《内科摘要》）加减。药用补骨脂、肉豆蔻、吴茱萸、五味子等。

二、不同部位放疗后

常见的放疗后表现有骨髓抑制、放射性肺炎、皮肤损伤、脑部损伤、膀胱损伤、脊髓损伤。中医学认为，放射线的杀伤作用是一种热毒邪气，表现为热毒伤阴、气虚血瘀、瘀毒化热等证。

1. 骨髓抑制

从中医学角度看，放射线属于外来的"毒邪"。肿瘤患者由于自身正气不足，在接收放疗时，外来的"毒邪"侵入机体，人体正气更容易受到损害，机体功能也因受到"毒邪"干扰而发生紊乱，最终严重影响机体的气血生化。现代中医理论认为，骨髓抑制主要发病机理为"虚"，以脾肾亏虚为主。临床上，肿瘤患者往往因虚致病，而放疗会进一步加重患者脾肾亏虚。脾肾亏虚扰乱机体气血的生化及气血的运行，这是导致骨髓抑制的主要原因。

治疗上，本病以益气养血、温脾补肾为要。针对骨髓抑制可辨证采用如下法则：健脾养胃补血，益气养血，补肾填精，生津润燥，活血生血等。中药多采用人参、黄芪、党参、灵芝、丹参、补骨脂、阿胶、淫羊藿、鹿茸等，以益气健脾、养血活血、温阳补肾。方剂可运用八珍汤、右归丸、归脾汤、十全大补汤等。

（1）脾胃虚弱证

证候：面色萎黄，精神倦怠，短气懒言，心悸，不思饮食，食后脘腹痞满，嗳气不舒，或时吐清水痰涎，肠鸣便溏，肌肉瘦削，舌淡胖或有齿痕，苔薄白，脉缓弱。

基本治法：健脾养胃补血。

方药运用：四君子汤（《太平惠民和剂局方》）加减。药用党参、白术、茯苓、薏苡仁、陈皮、鸡血藤等。

（2）气血双亏证

证候：面色少华，头晕目眩，倦怠乏力，口淡乏味，胃纳不佳，舌淡，苔白，脉虚大或细。

基本治法：益气养血。

方药运用：八珍汤（《瑞竹堂经验方》）加减。药用党参、白术、熟地黄、当归、茯苓、白芍、黄芪、苏木、补骨脂、生甘草、鸡血藤、阿胶珠等。

（3）精亏血少证

证候：形体虚弱，眩晕耳鸣，眼花，精神萎靡，腰膝酸软，发落齿摇，手足麻木，舌嫩红，少苔或无苔，脉细或弱或细数。

基本治法：补肾填精生血。

方药运用：河车大造丸（《扶寿精方》）加减。药用紫河车、生地黄、人参、龟甲、杜仲、牛膝、麦冬、黄柏等。

（4）津枯血亏证

证候：口燥咽干，肌肤干燥，尿少，大便秘结，舌红干，苔少，脉细。

基本治法：生津润燥。

方药运用：生脉散（《内外伤辨惑论》）加减。药用党参、麦冬、五味子、黄精、生地黄、石斛等。

（5）瘀阻血亏证

证候：面色或唇色紫暗，舌有紫斑或瘀点，舌下脉络迂曲，脉涩。

基本治法：活血生血。

方药运用：桃红四物汤（《医垒元戎》）加减。药用桃仁、红花、当归、熟地黄、赤芍、川芎等。

2. 放射性肺损伤

放射性肺损伤是胸部肿瘤放疗后常见的严重并发症之一。根据病情分成两个阶段：早期主要表现为放射性肺炎，常有刺激性干咳、气急等症状；后期可表现为肺纤维化，发展为呼吸功能受损，甚至呼吸衰竭。

患者早期（急性期）属热毒炽盛，可见咳嗽、憋闷、气喘、胸痛、痰血等症状。以热毒炽盛为病因，火热毒邪，侵袭肺脏，热毒灼肺，伤津耗气，肺络瘀阻为病机，瘀、热、痰内结为病理结果，属"咳嗽""喘证"范畴，这与王蕊等的研究结果相符合。该病后期（迁延期）肺脏气阴两虚，可见神疲乏力、咽干口燥、咳呛少痰、动则气喘等症状，具有慢性、反复发作等特点，大致类属于中医学"肺痿"范畴。

治疗上，本病以宣肺化痰、活血化瘀为要，兼以健脾补肺、养阴润肺，配合清热解毒、宣降肺热。方药可运用二陈汤、血府逐瘀汤、归脾汤、百合固金丸、肾气丸、麻杏石甘汤加味等加减。

（1）痰湿蕴肺证

证候：咳嗽，倦怠乏力，头重如蒙，少食多寐，舌胖，苔白厚而润，脉滑。

基本治法；宣肺化痰。

方药运用：二陈汤（《太平惠民和剂局方》）加减。药用半夏、陈皮、茯苓、甘草、乌梅、杏仁、水红花子等。

（2）瘀血阻肺证

证候：咳嗽，胸部刺痛，痛有定处，唇色紫暗，舌有瘀点或瘀斑，舌下脉络迂曲，脉涩。

基本治法：活血化瘀。

方药运用：血府逐瘀汤（《医林改错》）加减。药用当归、熟地黄、桃仁、红花、赤芍、枳壳、甘草、柴胡、川芎、桔梗、牛膝、水红花子等。

（3）肺脾气虚证

证候：干咳无痰，声低无力，痰多清稀，气短，神疲乏力，畏风，自汗，易于感冒，舌淡，脉弱。

基本治法：健脾补肺。

方药运用：补肺汤（《永类钤方》）加减。药用人参、炙甘草、熟地黄、五味子、桑白皮、鼠妇、紫菀等。

（4）肺阴虚证

证候：干咳无痰，或痰少不爽，口干舌燥，或见咳血，舌红，少苔或无苔，脉细。

基本治法：养阴润肺。

方药运用：百合固金丸（《医方集解》引赵蕺庵方）加减。药用百合、地黄、玄参、贝母、桔梗、甘草、麦冬、山药、当归等。

（5）肺肾气虚证

证候：咳嗽，喘憋，形寒肢冷，腰膝酸软，泄泻，舌淡，苔白，脉沉细。

基本治法：补肾纳气。

方药运用：肾气丸（《金匮要略》）加减。药用熟地黄、牡丹皮、山药、山茱萸、泽泻、茯苓、附子、肉桂等。

（6）毒热炽盛证

证候：发热（常为高热），汗出热不退，胸痛，气急，咳嗽，痰少或无痰，苔黄或黄厚，脉数。

基本治法：清热解毒，宣降肺热。

方药运用：麻杏甘石汤（《麻症集成》）加味。药用麻黄、杏仁、生石膏、甘草、桑白皮、鱼腥草、大青叶、半枝莲、白花蛇舌草等。

3. 放射性皮肤损伤

放射性皮炎系指由于放射线（主要是 β 射线、γ 射线及 X 线）照射引起的皮肤黏膜炎症性损害，主要表现为皮肤干燥、粗糙、红斑、肿胀、烧灼感、痛痒感、色素沉着、干性脱皮、毛发脱落，甚至水疱、湿性脱皮、皮肤溃破、出血坏死及皮肤萎缩等。一般来说，约95%接受放疗的患者会表现出某种形式的皮肤毒性，约47%的患者会出现Ⅱ度以上的放射性皮肤反应。中医学并没有放射线损伤之说，结合西医学对射线的认识及患者的发病表现，医家们多数认为放射性皮炎应归属于中医学"疮疡""丹毒""烧烫伤"等范畴，热邪、热毒、燥邪是其病因，阴伤是其病机核心，在疾病的发生过程中又夹杂气、血、痰、湿等因素，最终合而为病。

中药外用是常用的外治法之一，多依据疾病所在部位不同、病程进展变化需要，将药物制成不同剂型，使用时再选择涂、敷、贴、擦、熏、蒸、洗、浴等方法，可辨证采用如下法则：清热解毒，养阴生津，生肌长肉、祛腐生新。方药可选用黄连膏、四阴煎、生肌玉红膏加减。

（1）热毒蕴结证

证候：放疗部位疼痛，皮肤发红。

基本治法：清热解毒。

方药运用：黄连膏（《医宗金鉴》）。黄连 3g，当归 6g，黄柏 3g，生地黄 10g，姜黄 3g，麻油 120g。将前五味药浸入麻油内，一天后用温火煎至药枯，去渣沥清，再加入黄蜡 40g，文火徐徐收膏，用时，将膏涂于纱布上，敷于患处。

（2）阴津亏耗证

证候：口燥咽干，肌肤干燥，尿少，大便秘结，舌红干，苔少，脉细。

基本治法：养阴生津。

方药运用：四阴煎（《景岳全书》）加减。药用沙参、麦冬、百合、茯苓、生地黄、生甘草等。

（3）瘀血阻络证

证候：局部皮肤坏死，形成溃疡。

基本治法：生肌长肉，祛腐生新。

方药运用：生肌玉红膏（《外科正宗》）。当归 20g，白芷 5g，甘草 12g，紫草 2g，血竭 4g，轻粉 4g，白蜡 20g，麻油 500g。先将前四味药用麻油浸 3 日，入锅内慢火熬微枯，去渣，复入锅内煎滚，入血竭化尽，次入白蜡，微火化开。候片刻，再加轻粉搅匀收膏，用时将膏涂于纱布敷于患处。

4. 放射性食管炎

放射性食管炎为现代病名，临床表现有吞咽食物梗涩不畅、进食难下、胸膈疼痛或纳而复出等，多属中医学"噎膈"范畴，与其气结、火郁、痰凝、血瘀、津枯之病机相符，亦有辨为"反胃""呕吐"者。临床诸医家的辨证分型大致相似。中医学认为放射线具有"火热邪毒"的致病特点，损伤机体，导致毒热炽盛，阴液耗伤，或毒伤血络，瘀血内阻。

治疗上应急则清热燥湿，兼以疏肝和胃；缓则益气养阴，配合活血行气。方药可选用锡类散、湿润烧伤膏、云南白药、川贝枇杷膏等中成药，也可选用桔梗汤、竹叶石膏汤、玄参甘桔汤、沙参麦门冬汤等。

（1）津亏热结证

证候：吞咽梗涩且痛，可进流质饮食，固体食物难以咽下，形体日渐消瘦，口燥咽干，大便秘结，五心烦热，舌质红干有裂纹，脉弦细数。

基本治法：滋养津液，清热润燥。

方药运用：五汁安中饮（《新增汤头歌诀》）。药用水梨汁、莲藕汁、甘蔗汁、韭菜汁、芦根汁等。

（2）痰气交阻证

证候：噎膈，吞咽梗阻，胸膈痞胀隐痛，嗳气则舒，干呕或泛吐痰涎，或伴大便艰涩，口干咽燥，形体逐渐消瘦，舌红苔白，脉细弦。

基本治法：理气化痰，润燥降逆。

方药运用：启膈散（《医学心悟》）加减。药用沙参、丹参、川贝母、茯苓、郁金、砂仁壳、杵头糠、荷叶蒂等。

（3）瘀血内结证

证候：胸膈疼痛，食不得下而复吐出，甚则水饮难下，大便坚如羊粪，或吐出如赤豆汁，形体消瘦，肌肤枯槁，舌质红或青紫，脉弦细涩。

基本治法：滋阴养血，破结行瘀。

方药运用：通幽汤（《脾胃论》）加减。药用当归身、升麻、桃仁、红花、甘草、生地黄、熟地黄、槟榔等。

（4）气虚阳微证

证候：长期饮食不下，或食后即吐，泛吐清涎，面色白，精神倦怠，形寒气短，腹胀浮肿，足肿，舌淡苔白，脉细弱。

基本治法：补气温阳。

方药运用：补气运脾汤（《证治准绳·类方》）加减。药用人参、白术、橘红、茯苓、黄芪、砂仁、甘草等。

5. 放射性膀胱炎

放射性膀胱炎是盆腔恶性肿瘤放疗后的常见并发症，临床常见尿频、尿急、尿痛、小便困难、血尿等。放射线属热毒，热毒直中下焦，下焦瘀热，灼伤膀胱血络，湿热秽浊易袭膀胱，膀胱气化失司，肾失开阖，水道不利。总病机为湿热内蕴膀胱，火毒灼伤血络，耗气伤阴。

治疗上在于清热利湿而通淋，兼以凉血化瘀而止血，缓则益气健脾、滋阴补肾。方药可选用小蓟饮子、八正散、补中益气汤、六味地黄丸。

（1）湿热内蕴，火毒灼络证

证候：下焦瘀热，而致血淋，尿中带血，小便频数，赤涩热痛，或尿血，舌红，脉数。

基本治法：清热利湿通淋，凉血化瘀止血。

方药运用：小蓟饮子（《济生方》）加减。药用生地黄、小蓟、滑石、蒲黄、藕节、淡竹叶、当归、山栀子、木通、炙甘草等。

（2）膀胱湿热证

证候：小便点滴不通，或量极少而短赤灼热，小腹胀满，口苦口黏，或口渴欲饮，或大便不爽，舌质红，苔黄腻，脉滑数。

基本治法：清热利湿。

方药运用：八正散《太平惠民和剂局方》加减。药用车前草、萹蓄、瞿麦、栀子、滑石、甘草、大黄等。

（3）中气下陷证

证候：小腹坠胀，时欲小便而不得出，或量少而不畅，疲乏，食欲不振，气短，言语低怯，舌淡，苔薄，脉弱。

基本治法：益气健脾。

方药运用：补中益气汤（《脾胃论》）加减。药用党参、白术、陈皮、黄芪、升麻、柴胡、当归、熟地黄等。

（4）肾阴亏虚证

证候：时欲小便而不得出，咽干，五心烦热，舌红，少苔或无苔，脉细数。

基本治法：滋阴补肾。

方药运用：六味地黄丸（《小儿药证直诀》）加减。药用熟地黄、山药、山茱萸、茯苓、泽泻、牡丹皮等。

6. 放射性脊髓病

放射性脊髓病的发生与正常的脊髓组织受到大剂量射线辐照有关。正常脊髓组织的耐受量为 4000 ～ 5000cGy/4 ～ 5 周，超过此限值就有可能导致放射性脊髓病。临床主要表现为相应部位的疼痛和功能障碍（包括肢体的运动、感觉及二便障碍），其损伤程度与辐射强度、持续时间、照射部位及个体耐受有关。

治疗上在于健脾和胃降逆、补肾填精、化痰活血。方药可选用六君子汤、河车大造丸、桃红四物汤和二陈汤加减。

（1）脾胃虚弱证

证候：四肢无力，胃纳不佳，食入难化，胸脘痞闷，面色少华，倦怠乏力，大便溏泄，舌质淡，苔薄白，脉弱。

基本治法：健脾和胃降逆。

方药运用：六君子汤（《太平惠民和剂局方》）加减。药用党参、白术、茯苓、甘草、木香、砂仁等。

（2）精亏血少证

证候：四肢手足麻木，形体虚弱，眩晕耳鸣，眼花，精神萎靡，腰膝酸软，发落齿摇，舌嫩红，少苔或无苔，脉细。

基本治法：补肾填精。

方药运用：河车大造丸（《扶寿精方》）加减。药用紫河车、熟地黄、人参、龟甲、杜仲、牛膝、麦冬、黄柏等。

（3）痰瘀阻滞证

证候：四肢麻木日久，或固定一处，或全然不知痛，舌有瘀点或瘀斑，苔腻，脉沉涩。

基本治法：化痰活血。

方药运用：桃红四物汤（《医垒元戎》）合二陈汤（《太平惠民和剂局方》）加减。药用桃仁、红花、当归、川芎、熟地黄、赤芍、半夏、陈皮、茯苓、甘草等。

7. 放射性脑病

放射性脑病是指脑组织受到放射线照射，并在多种因素联合作用下导致神经元发生变性、坏死而引发的中枢神经系统疾病。放射性脑病可在放射治疗脑瘤、颅外肿瘤（如鼻咽癌）或白血病脑病等多种疾患时发生。放射性脑病严重影响患者的生存时间和生存质量，是放疗后最为严重的并发症。急性期症状以急性颅高压表现为主，头痛头晕，严重时有恶心呕吐；早期临床表现可见典型的嗜睡综合征，记忆力下降，部分患者可出现烦躁、不自主哭闹等精神异常症状，晚期表现为定时、定向力障碍，甚至出现痴呆、癫痫发作、复视、呛咳、偏瘫失语等。中医病机为肝阳上亢、痰浊内蕴，瘀血阻络、肾精不足。

治疗上在于平肝潜阳，兼以燥湿化痰、活血化瘀，缓则补肾填精。方药可选用天麻钩藤饮、半夏白术天麻汤、血府逐瘀汤、河车大造丸。

（1）肝阳上亢证

证候：眩晕耳鸣，头胀痛，易怒，失眠多梦，脉弦。

基本治法：平肝潜阳。

方药运用：天麻钩藤饮（《杂病证治新义》）加减。药用天麻、钩藤、石决明、杜仲、桑寄生、牛膝、夜交藤、茯苓、益母草等。

（2）痰浊内蕴证

证候：眩晕，倦怠乏力，头重如蒙，胸闷，时吐痰涎，少食，多寐，舌体胖大，苔白厚而润，脉滑。

基本治法：燥湿化痰。

方药运用：半夏白术天麻汤（《脾胃论》）加减。药用半夏、白术、天麻、茯苓、黄柏、太子参、生黄芪、麦芽、神曲等。

（3）瘀血阻络证

证候：眩晕，头痛，或兼见健忘，失眠，精神不振，面色或唇色紫暗，舌有瘀点或瘀斑，舌下脉络迂曲，脉涩。

基本治法：活血化瘀。

方药运用：血府逐瘀汤（《医林改错》）加减。药用当归、熟地黄、桃仁、红花、赤芍、枳壳、甘草、柴胡、川芎、桔梗、牛膝等。

（4）肾精不足证

证候：眩晕，精神萎靡，腰膝酸软，或遗精，滑泄，耳鸣，发落齿摇，舌嫩红，少苔或无苔，脉细。

基本治法；补肾填精。

方药运用：河车大造丸（《扶寿精方》）加减。药用党参、茯苓、熟地黄、麦冬、天冬、紫河车、龟甲、杜仲、牛膝、黄柏等。

8. 放射性直肠炎

放射性直肠炎是一种特殊的直肠炎症，为直肠或者骨盆内脏器在放疗时或放疗后发生的直肠炎症。按照病程的长短，该病有急慢性之分，一般情况下3个月为急慢性直肠炎的分界点。急性放射性直肠炎大多数出现在放疗后1～2周，主要表现为腹泻、里急后重、排便疼痛及黏液便、便血等。约80%的患者在放疗过程中出现急性腹泻。慢性者大多发生于放疗后数月至数年，表现为直肠狭窄，排便困难，甚至肠梗阻。放射性直肠炎在中医学中又名肠澼、泄泻、痢疾，也归属于肠风、脏毒、便血、内痈等范畴。该病病位在肠腑，与脾胃相关，病久易损及肝肾。病机为本虚标实，风、寒、湿、热、火、瘀、毒等均可为该病的病理因素。中医辨证分型大致可分为湿热蕴结、寒热错杂、脾虚湿困、脾肾阳虚、阴虚津亏、气血两虚等。

治疗上在于解表清里、消痞散结，兼以健脾益气、温肾暖脾、养阴润肺，配合滋阴补肾、益气养血。方药可选用葛根芩连汤、半夏泻心汤、参苓白术散、四君子汤、八珍汤加减。

（1）湿热蕴结证

证候：身热下利，胸脘烦热，口干作渴，喘而汗出，舌红苔黄，脉数或促。

基本治法：清肠胃之热，升脾胃清阳。

方药运用：葛根芩连汤（《杂病证治新义》）加减。药用葛根、黄连、甘草、黄芩等。

（2）寒热错杂证

证候：心下痞，但满而不痛，或呕吐，肠鸣下利，舌苔腻而微黄。

基本治法：寒热平调，消痞散结。

方药运用：半夏泻心汤（《伤寒论》）加减。药用半夏、黄芩、干姜、人参、炙甘草、黄连、大枣等。

（3）脾虚湿困证

证候：脾胃虚弱，食少便溏，气短咳嗽，肢倦乏力。

基本治法：健脾益气，渗湿止泻。

方药运用：参苓白术散（《太平惠民和剂局方》）加减。药用白扁豆、白术、茯苓、甘草、桔梗、莲子、人参、砂仁、山药、薏苡仁。口服，每次 6～9g，一日 2～3 次。

（4）脾肾阳虚证

证候：面色萎黄，语声低微，气短乏力，肠鸣腹胀，五更泻，食少不化，久泻不止，食少便溏，舌淡苔白，脉虚数。

基本治法：益气健脾，温肾暖脾，涩肠止泻。

方药运用：四君子汤（《太平惠民和剂局方》）合四神丸。药用人参、白术、茯苓、甘草、肉豆蔻、补骨脂、五味子、吴茱萸。四神丸口服，每次 6～9g，一日 2～3 次。

（5）阴虚津亏证

证候：头晕耳鸣，腰膝酸软，骨蒸潮热，盗汗遗精，消渴，食少便溏，舌红，少苔或无苔，脉细数。

基本治法：滋阴补肾。

方药运用：六味地黄丸（《小儿药证直诀》）。药用熟地黄、山药、山茱萸、茯苓、泽泻、牡丹皮等。

（6）气血两虚证

证候：面色少华，头晕目眩，倦怠乏力，口淡乏味，胃纳不佳，舌淡，脉虚大或细。

基本治法：益气养血。

方药运用：八珍汤（《正体类要》）联合康复新液灌肠。药用党参、炒白术、生地黄、当归、白芍、炙甘草、生甘草等。

第八章

恶性肿瘤骨转移中医相关理论与研究

一、相关概念的古籍文献论述

中国现存最早的医书《黄帝内经》中就有瘤的分类记载，并提到瘤的起因是由于"营卫不通""邪气居其间"，这些邪气在不同的部位，发为不同的肿瘤。骨瘤是指骨的良性肿瘤，骨疽则包括骨的恶性肿瘤及良性肿瘤。

中医古籍里骨转移瘤相关的记载，包括"痈疽""癥瘕""积聚""骨蚀""石瘕""肉瘤""石瘤""岩""骨疽""石疽""骨石痈"等。此外，受到古代诊断水平的限制，骨转移瘤的记载还散见于内科杂证之中，如归属"内伤发热""腰痛""痿证"等范畴。

汉代医书《五十二病方》中最早出现对骨睢（疽）的记载。《灵枢·刺节真邪》对"骨疽"也有记载："有所结，深中骨，气因于骨，骨与气并，日以益大，则为骨疽。"《仙传外科集验方》云："所谓骨疽，皆起于肾者，亦以其根于此也……肾实则骨有生气，疽不附骨矣。"

二、病因病机

《素问·六节藏象论》云："肾者，主蛰，封藏之本，精之处也；其华在发，其充在骨，为阴中之少阴，通于冬气。"肾主骨，肾精充养骨骼，骨起到支撑人体的作用。若肾精亏虚，骨髓失养，正气不存，更易使癌毒侵袭，而发为骨转移。

《外科正宗》说："肾主骨，恣欲伤肾，肾火郁遇，骨无荣养而为肿曰骨瘤。"又说："骨瘤者，形色紫黑，坚硬如石，疙瘩高起，推之不移，昂昂坚贴于骨。"《外科枢要》中也说："若劳伤肾水，不能荣骨而为肿者，其自骨肿起，按之坚硬，名曰骨瘤。"

各医家认为骨肿瘤病因病机不外乎虚、痰、瘀、毒。内因为肾气亏损或先天肾气不足，骨髓空虚，骨失荣养，故易得骨病。外因多为热毒、湿寒之邪入侵，以致气、血、痰、湿郁结，伤筋蚀骨，蓄结成毒瘤。

应当注意：①由于技术限制，古籍中的骨肿瘤多描述为恶性肿瘤，亦有良性肿瘤。②古代对肿瘤的转移及转移性肿瘤缺乏认识，故诊断上不明确。③由于骨肿瘤的性质、部位的差异，同一种肿瘤的证候差异也甚大。

三、证候分型

1. 阳虚寒凝证
局部酸痛，持续性，隐隐作痛，痛处固定，面色㿠白，畏寒肢冷，尿频，便溏。舌淡，舌苔白，脉沉。

2. 气滞血瘀证
气滞明显者局部胀痛，痛处不定，胸胁胀痛。血瘀明显者局部刺痛，痛处固定，局部皮肤青紫。面色晦暗，烦躁易怒，皮肤瘀点、瘀斑。舌暗有瘀点。舌苔薄白，舌下脉络曲张，脉涩或弦。

3. 痰湿流注证
局部持续性胀痛，面浮肢肿，头重如裹，肢体困重，倦怠乏力，食欲不振，口淡不渴，胸闷气短，便溏。舌淡胖有齿痕，舌苔白腻，脉滑。

4.肝肾阴虚证

局部胀痛、隐痛，疼痛有间歇，皮色暗红，形体消瘦，面色少华或者颧红，五心烦热或低热，胁痛，口干，腰膝酸软，失眠盗汗。舌绛红，少苔或无苔，脉弦细。

5.热毒内结证

局部持续性灼热疼痛，皮色红，皮温增高，面色红，高热或潮热，烦躁易怒，口燥咽干，烦渴喜冷饮，尿赤，便干。舌红绛，舌面有裂纹，苔黄燥，脉数。

6.气血亏虚证

局部间歇性隐痛，面色无华或萎黄，倦怠乏力，纳差，低热，自汗。舌淡红，苔薄白，脉沉细或虚弱。

7.肾精亏虚证

腰膝酸软疼痛，不任重物，甚至不可站立，易骨折，精神呆钝，健忘神疲。舌干瘦，脉细无力。

四、治疗方法

肿瘤骨转移是恶性肿瘤患者的常见并发症，亦是疾病进入晚期的标志之一，随之产生的疼痛、脊髓压迫、病理性骨折等均是临床治疗难点。根据"肾主骨生髓"理论，肾气不足，骨失所养，寒湿毒邪侵袭，痰浊瘀血凝滞，络道阻塞，聚而成形，发为骨瘤。其病标在骨，而病本在肾。故中医治疗肿瘤骨转移主要从以下几方面着手：①重在补肾填精壮骨。肿瘤骨转移患者临床多见腰膝酸软疼痛，不任重物，甚至不可站立，易骨折，伴有精神呆钝，健忘神疲，舌干瘦，脉细无力等症状，皆为肾精亏虚之征，"肾为先天之本"，故重用熟地黄、川续断、杜仲、桑寄生、补骨脂等补肝肾、强筋骨，同时根据肾阴虚、肾阳虚之不同，分别加用滋肾阴、温肾阳之品，或阴阳并补。②重视止痛。肿瘤骨转移多伴有疼痛表现，且往往是中重度疼痛，严重影响患者生存质量，使病情进一步恶化。根据中医"急则治标""不通则痛"的理论，其病机多为局部气滞血瘀所致，治疗当以行气活血止痛为另一重要法则。临床多选用三七、丹参、红花、赤芍、徐长卿、香附、延胡索等。③可选用虫蚁类中药。肿瘤骨转移属于中医顽疾重症，邪深入骨，一般的活血祛风湿药难以奏效。清代名医叶天士曾提出"借虫蚁血中搜逐，以攻通邪结"。临床中选用虫蚁类药可入经除伏邪，启气破血积，直达病所。选用如蜈蚣、土鳖虫、全蝎、壁虎、水蛭等，可使疗效更佳。

（一）内治法

1. 温经散寒法

众多古代医家认为骨肿瘤的主要病因是寒邪所致，故多以温经散寒、止痛消痈为法，多用黄芪、肉桂、熟地黄、附子等以达阴阳双补之功。其中代表方剂为阴疽圣药阳和汤。清·王维德《外科症治全生集》中说："初起如恶核，渐大如拳，急以阳和汤、犀黄丸，每日轮服，可消。如迟至大如升斗，仍如石硬不痛。"其中阳和汤由熟地黄、鹿角霜、肉桂、姜炭、白芥子、麻黄组方而成，治鹤膝风、贴骨疽及一切阴疽。清·许克昌《外科证治全书》治疗"石疽"以《千金》内托散（人参、归身、生黄芪、酒芍、川芎、官桂、炙甘草、山楂肉、木香、防风、白芷、厚朴、龙眼）加熟地黄，倍生芪，大剂补托。

2. 健脾益肾法

若由肾气虚损、毒邪凑骨导致的骨痹，用补肾壮骨之法以扶正祛邪，扶助正气，托毒外出，以免毒邪深陷，以肾气丸为代表方剂。明·陈实功《外科正宗》说："骨瘤者，形色紫黑，坚硬如石，疙瘩高起，推之不移，昂昂坚贴于骨；治当补肾气，养血行瘀，散肿破坚，利窍调元，肾气丸是也。"又说："多骨疽者……肾主骨，宜服肾气丸、十全大补汤。"其患坚硬如石，形色或紫或不紫，推之不移，坚贴于骨，形体日渐衰瘦，气血不荣，皮肤枯槁，甚者寒热交作，饮食无味，举动艰辛，脚膝无力，当以调元肾气丸（怀生地、山萸肉、山药、牡丹皮、白苓、人参、当归身、泽泻、麦冬、龙骨、地骨皮、木香、砂仁、黄柏、知母）滋补肾气、养血行瘀。清·吴谦《医宗金鉴》继承陈实功的证治经验，认为"骨瘤尤宜补肾散坚，行瘀利窍，调元肾气丸主之"。"脾肾相关"理论的相关研究发现：补肾中药能够通过作用于"下丘脑－垂体－肾上腺皮质轴"调节机体免疫。补肾中药同时能够通过"神经－体液"的调节作用调节机体免疫。补脾中药能够通过调整植物神经调节免疫，"脾虚证"患者常常出现副交感神经功能偏亢、免疫功能偏低的情况，运用补益脾气药物能够调节植物神经而起到对机体免疫功能进行调节的目的。补肾益气中药能够调节机体内T淋巴细胞的数量而达到调节机体免疫功能的目的，其中党参、黄芪、补骨脂作用比较明显。

3. 清热解毒法

热毒内蕴，红肿热痛需清其热解其毒，多以寒凉药物清泄内热毒，但过于苦寒恐令气血凝滞，故不宜寒凉太过，方药多以连翘、玄参、犀角等为主。如晋·陈延之《小品方》论石疽的治法："初作便服防己连翘汤，白针气写之，敷练石薄，积日可消。"宋代《太平圣惠方》里描述"石痈"的症状为"热毒气盛，肿硬疼痛，口干烦闷"，治以犀角散方（犀角屑、连翘、射干、栀子仁、川升麻、当归、川大黄、木香、枳壳、赤芍药、甘草、玄参）。清·祁宏源《外科心法要诀》中用菊花清燥汤（甘菊花、当归、生地黄、白芍、川芎、知母、贝母、地骨皮、麦冬、柴胡、黄芩、升麻、犀角、甘草、竹叶、灯心草）治疗"色红焮肿，坚硬疼痛，肿如覆碗，破翻如榴，寒热如疟"之"石榴疽"。

4. 行气活血法

气血凝滞于骨，应予行气活血散结之法，多用沉香、木香、枳壳、槟榔行气止痛，当归、熟大黄、赤芍、没药等活血散瘀。宋代《圣济总录》中"治石痈结聚，肿硬热痛，脏腑秘涩。木香丸方（木香、槟榔、川芎、羌活、大黄、附子、人参、枳壳、牵牛子、陈橘皮）；治石痈肿毒，结硬疼痛，口干烦热，四肢拘急，不得卧。"清·祁宏源《外科心法要诀》中用没药丸（桃仁、乳香、没药、川芎、川椒、当归、赤芍、自然铜）治疗"中石疽"，香贝养荣汤（八珍汤加桔梗、木香、附子、陈皮）治疗"上石疽"。

5. 滋补肝肾法

恶性肿瘤骨转移的发生时因为恶性肿瘤发展至后期，肝肾阴液亏虚，不足以润养骨髓，骨窍空虚，癌毒入里留滞。治宜补肝肾、清虚热、退骨蒸，方用清骨散加减（鳖甲、知母、秦艽、青蒿、胡黄连、地骨皮、银柴胡、甘草等）。

（二）外治法

恶性肿瘤骨转移的中医外治三大法则有温通、行气、活血化瘀。刘嘉湘等使用自制外敷药蟾酥消肿膏治疗恶性肿瘤疼痛患者187例，结果表明外敷蟾酥消肿膏后，近期镇痛显效率为54.01%，有效率为91.44%，且无明显不良反应。刘凤星等采用温阳散寒外治治法，自制止痛膏治疗骨转移疼痛46例，有效率为80.44%，敷药后出现骨痛缓解时间最早为5小时，最晚为4日。杨上望随机分组66例骨转移疼痛患者，治疗组予自制消瘤止痛膏外用，对照组口服西药止痛药，结果表明治疗组有效率为90.3%，对照组有效率为69.7%。

（三）其他疗法

恶性肿瘤骨转移的其他疗法包括针灸、耳穴埋豆、穴位埋线等方法。

1. 针灸

针灸是中国传统医学中的重要治疗方法，刺激相应腧穴，可起到疏通经络、调和气血、养正补虚等功效，对多种疼痛具有较好的镇痛作用，应用方便。曹宏文等报道针灸联合芪凌方治疗晚期前列腺癌骨转移，可明显改善患者血清前列腺特异性抗原及血清碱性磷酸酶水平，减轻患者疼痛症状，提高患者生存质量。针灸治疗癌痛的研究较多，但针灸治疗恶性肿瘤骨转移疼痛的专门研究目前很少。

2. 耳穴埋豆

耳穴埋豆是用胶布将药豆准确地粘贴于耳穴处，给予适度的揉、按、捏、压，使其产生酸、麻、胀、痛等刺激感应，以达到治疗疾病的目的，其对多种疼痛具有缓解作用。研究显示，耳穴埋豆联合氨酚羟考酮口服治疗恶性肿瘤骨转移中、重度疼痛，疼痛评分及生活质量改善程度均明显优于单纯口服氨酚羟考酮组。

3. 穴位埋线

穴位埋线是通过针具和药线在穴位内产生长久的刺激作用进而达到治疗疾病的目的。研究显示，穴位埋线联合传统三阶梯止痛药治疗恶性肿瘤骨转移疼痛，能够更好地缓解患者疼痛症状，延长患者生存时间，降低使用三阶梯止痛药所导致的不良反应发生率。

五、治骨肿瘤抗癌中草药选用

常选药：黄芪、肿节风、透骨草、补骨脂、土鳖虫、徐长卿、威灵仙、寻骨风、核桃树枝。

备选药：山茱萸、女贞子、骨碎补、自然铜、续断、乌头、土茯苓、半枝莲、马鞭草、蜈蚣、全蝎、斑蝥、壁虎、乳香、龙葵。

对症药：①肿物：威灵仙、肿节风、川乌、土鳖虫、透骨草、乳香、没药、赤芍、龙葵、七叶一枝花。外敷独角莲、商陆、仙人掌。②疼痛：寻骨风、肿节风、核桃树枝、草乌、细辛、徐长卿、鬼箭羽、全蝎、蜈蚣、干蟾。

雷慧蓉等分析治疗骨肿瘤方剂组方，发现全蝎、蜈蚣、地龙用药频次很高，说明各医家对虫类药在骨肿瘤临床治疗上的重视。现代药理研究发现，蜈蚣提取液能多途径抑制乳腺癌 MDA-MB-231 细胞生长，诱导乳腺癌细胞凋亡或直接死亡。全蝎、蜈蚣等中药结合唑来膦酸治疗恶性肿瘤骨转移疼痛，不但提高了临床疗效，还可降低恶性肿瘤骨转移并发骨骼相关事件的发生率，减少唑来膦酸的不良反应，改善患者生活质量。水蛭提取物可体外抑制 HepG2 细胞的增殖并诱导凋亡，还可促进抗癌药及免疫活性细胞侵入癌组织而杀伤癌细胞。将虫类药用于肿瘤治疗，多取其以毒攻毒、祛瘀通络、化瘀散结之作用。但要注意大多数虫类药物药性峻猛，攻邪之性强，肿瘤患者多已正气亏损，免疫力低下，要注重攻补兼施，注重配伍，以免伤及正气。多数虫类药物具有较大毒性，还要注意炮制及其剂量的把控，并且预防过敏反应。

植物药中，补气药如黄芪中含有的黄芪皂苷成分，具有抗病毒、抗氧化、抑制肿瘤等作用，可有效提高人体免疫力，通过调控 COX-2、PEG$_2$、VEGF 受体表达从而抑制肿瘤细胞的增殖及转移。李晓伟等通过试验发现，黄芪皂苷能加速骨肉瘤 KHOS 荷瘤小鼠肿瘤细胞的凋亡，可显著降低其转移发生率。健脾益肾中药可以调节机体免疫功能，增强机体抵抗能力，干扰肿瘤细胞繁殖生长的速度，进而促进骨肿瘤细胞的衰落和凋亡。对于发生骨转移的患者，健脾益肾之法同样适用。张晓春教授认为，恶性肿瘤发生骨转移主要是因为脾肾亏虚，痰浊瘀血停滞，应以健脾补肾之法为主，兼以活血化瘀、燥湿祛痰等。罗悦琼等采用参苓白术散为主方治疗肿瘤骨转移，临床研究发现，使用参苓白术散可以有效减轻骨痛，并且可以延缓发生骨相关事件的时间。补肾壮骨中药可以促进成骨细胞增殖分化，使成骨细胞的数量不断增加，进而改善骨的内部结构；可以抑制破骨细胞增殖分化，抑制骨吸收而减少对骨骼的破坏；可影响细胞中 TGF-9 的分泌和合成，促进成骨细胞生成，从而促进骨形成等。

六、总结

在恶性骨肿瘤的治疗方面，疗效的评价终点是使患者如何获得最大益处，不是单纯强调瘤体缩小、消退及无瘤生存时间，而是要在满意的生活质量和较长的生存时间基础上，取得最大限度的肿瘤缓解。对于恶性肿瘤骨转移的治疗，中医多以扶正祛邪、标本兼治为治则。中医药防治本病的优势在于既可以止痛，又可以抗癌，并能增强免疫功能，提高机体抗病能力，并且中药与西药有协同作用，既可以增敏，还可以减少放化疗的毒副作用，明显改善患者的生存质量。"带瘤生存"和生命质量的提高是中医中药治疗的显著特征。

但是我们应该看到中医药对本病的研究还比较少，中医药治疗骨转移的机制仍不明确，与临床研究相比，实验研究相对滞后；很多中药配合化疗增效机制的研究着眼点较多局限在对机体免疫功能的影响，比较单一；当前对化疗增效减毒作用的实验研究指标大多数局限在生化、免疫等检查上，缺乏分子水平的探讨，有待于我们运用现代的科学技术加以研究论证。

中西医结合治疗恶性骨肿瘤任重而道远，但却具有良好的前景，如何使中医药发挥更大的优势，走上一个新台阶，是中西医工作者应共同努力的方向。

第九章

疼痛性骨转移瘤的中医药治疗

一、中医病名

疼痛性骨转移瘤按其临床表现可归属于中医学"骨瘤""骨疽""骨痹""骨蚀""骨瘘疮"等，甚至一部分内科杂病如"腰痛""痹证"等范畴。如《外科证治全书》说："又有贴骨瘤，贴骨而生，极疼痛。"

二、病因病机

中医学对疼痛性骨转移瘤的病因病机研究提出，骨转移瘤是由于久病气虚，邪气内结于骨而成，其病机为虚实夹杂、本虚标实，主要包括"不荣则痛""不通则痛"两方面。历代医家对疼痛性骨转移瘤的病因病机认识也主要围绕虚实两方面论述，均认为肝肾亏虚为"不荣"的主要原因，而"不通则痛"的病机多与痰、瘀有关。《素问·阴阳应象大论》有"肾生骨"，《素问·六节藏象论》云"肾主骨""肾藏精，精生髓，髓生骨，故骨者肾之合也""其充在骨"，表明肾与骨关系密切。《外科正宗·瘿瘤论》曰："肾主骨，恣欲伤肾，肾火郁遏，骨无荣养而为肿，曰骨瘤。"《仙传外科集验方》曰："所谓骨疽，皆起于肾气，亦以其根于此也。"另外，肝主筋藏血，肝血充盈，筋得其所养，则运动有力而灵活；若肝气血衰少，筋膜失养，则表现为筋力不健，运动不利。可见，肾气衰微，肝血不足，生髓乏源，故"不荣则痛"，这是骨转移瘤疼痛产生的根本病因。

骨转移瘤属疾病晚期，肾气衰微，久病入络而致瘀；又"气为血帅"，久病气虚则推动无力，血运不畅而致瘀，气机不利则痰气凝结，痰瘀致"不通则痛"。另外，痰阻可致血瘀，瘀阻也可致痰聚，二者在体内胶结难解而致痰瘀互结之证，从而使骨转移瘤病情更加复杂，疼痛难以缓解。

王祥麒认为肿瘤骨转移以肾虚为本，表现为阴阳两虚，而肝肾同源，肾精又依赖于肝血的滋养，肾虚而致肝血不足。骨失所养，癌邪乘虚而入，留滞骨髓，经络阻塞，聚集成癌，而致癌痛。侯恩仁也认为晚期肿瘤患者大多属于"五脏之虚，穷必归肾"，肾虚易致骨转移。贾文娟等认为恶性肿瘤患者因脏腑虚损，气血亏虚，以致不能养髓生骨，故容易发生骨转移，同时也认为正气虚弱为本病的主要发病基础，瘀血邪毒易乘虚侵袭并深入经筋骨髓之中，胶着不去，致经脉凝滞不通，故发生以骨痛为主要症状的骨转移。骨转移瘤疼痛是肿瘤在机体局部的表现，却可以反映五脏六腑功能的失调。所以肾虚为本病之本，但痰、瘀、正虚、毒为本病之标。黄立中认为本病患者手足不温，舌淡多有瘀斑、瘀点，苔白润或白腻，多为寒、痰、瘀血内生并伏留于体内，正气无力祛邪外出，遂流窜至骨，发为本病。曹建雄等通过数据挖掘技术得出，骨转移瘤疼痛的主要证型为肾精亏虚证、瘀血阻络证、阳虚寒凝证、气血亏虚证、痰瘀互结证、气滞血瘀证。

从以上论述中可以看出，中医学将骨转移瘤疼痛形成的机制归纳为以下几方面：①肿瘤患者肝肾亏虚，肾气衰微，肝血不足，生髓乏源而"不荣则痛"；②原发肿瘤手术或放化疗后，正气亏虚，六淫或邪毒乘虚内侵，痰湿内生，瘀血阻络，痰瘀互结于骨骼而"不通则痛"；③疼痛性骨转移瘤的患者总以肝肾阴虚为本，痰瘀内停为标。

三、中医治疗

（一）中药口服

中医学在疼痛性骨转移瘤的治疗上积累了丰富的临床经验，辨证施治仍然是中医治疗疼痛性骨转移瘤的关键，也是特色所在。虽在中医理论对这一病证并没有统一的诊疗标准，但临床医家大多遵循"不荣则痛""不通则痛"的基本病机，以扶正祛邪、攻补兼施为基本治疗原则，治法以补肾益精、活血化瘀、温阳散寒、益气养血、化痰通络为主。

1. 古方化裁

根据疼痛性骨转移瘤的病因病机，多位医家以古方化裁。谭晓云等认为骨转移瘤的疼痛病机乃气滞血瘀，不通则痛所致，运用《医林改错》的身痛逐瘀汤加味（秦艽、红花、没药、牛膝各9g，川芎、五灵脂、延胡索、枳壳各10g，香附、地龙、甘草、羌活各6g。水煎服，每日1剂）治疗骨转移瘤疼痛28例，总有效率89%。冯宇等针对瘀血阻滞型的疼痛性骨转移瘤患者，以活血止痛为法进行治疗，用《医宗金鉴》桃红四物汤加减（当归15g，赤芍15g，川芎15g，熟地黄12g，丹参15g，延胡索15g，三七粉3g，乳香12g，没药12g，桃仁10g，红花10g，补骨脂15g，骨碎补15g）治疗，每日1剂，结果显示观察组在止痛、提高睡眠质量和生活质量等方面明显优于西医对照组。

葛明等结合临床认为本病多为肾阳亏虚、寒凝阻滞证，气滞血瘀、夹痰内蕴证，气血两虚、瘀毒内结证，治以温阳补肾、散寒通滞，祛瘀化痰、通络止痛，益气养血、活血解毒。肾阳亏虚患者可见患肢活动受限，皮色不变，畏寒肢冷，形体羸弱，神疲乏力，舌淡暗有瘀斑、瘀点，苔白润或白腻，脉细沉迟，方选《外科症治全生集》阳和汤加减（熟地黄30g，鹿角胶10g，桂枝10g，白芥子10g，炮姜6g，炙麻黄6g，补骨脂10g，肉苁蓉10g，乳香6g，没药6g，生甘草6g）。刘临兰认为该病毒邪深陷，寒湿痰瘀凝结气血，经络闭阻，不通则痛，亦应用阳和汤加味（熟地黄30g，肉桂、炮姜、麻黄各3g，鹿角胶10g，白芥子、制附片各6g，生甘草5g）治疗。晚清御医马培之曾评价阳和汤"治阴证，无出其右"。针对阴虚内热型骨转移癌痛患者，李伟锋以滋阴清热解毒祛瘀为法进行治疗，方用《证治准绳》清骨散加减（银柴胡10g，胡黄连6g，秦艽15g，鳖甲20g，地骨皮15g，知母10g，甘草6g，桃仁15g，半枝莲30g，墨旱莲15g，女贞子15g，土鳖虫6g，蜈蚣3条。随症加减）联合三阶梯止痛药物实行对照试验治疗，观察2周后，发现加减清骨散联合三阶梯止痛药物治疗骨转移癌痛具有更高的疼痛缓解率，可减轻患者症状，进一步提高患者的生存质量。医家多温肾阳、补肾虚，故常重用熟地黄、川续断、杜仲、桑寄生、补骨脂等药，以补肝肾、强筋骨，同时根据肾阴虚、肾阳虚之不同，分别加用滋肾阴、温肾阳之品，或阴阳并补。

2. 经验方

在近现代医学发展中，许多学者吸取前人的治疗经验，结合自身长期临床实践，总结出新的治疗疼痛性骨转移瘤方法。名老中医朱良春将疼痛性骨转移瘤病因病机概括为肾虚为本，痰瘀为标，故用药原则多为补肾壮骨、填精益髓、活血化瘀、舒经通络。吴玉华等自拟温肾壮阳活血汤（淫羊藿12g，肉苁蓉10g，桂枝9g，熟地黄9g，补骨脂10g，当归6g，鸡血藤30g，黄芪9g，甘草5g），每日1剂，分2次温服。以对照实验治疗60例前列腺癌骨转移疼痛患者，治疗组予中药口服，对照组予布洛芬缓释片口服，观察3个月后发现治疗组总有效率远高于对照组，表明自拟温肾壮阳活血汤治疗前列腺癌骨转移，镇痛效果较好。然而本次实验患者多高龄，且已是癌症晚期，老年者多骨衰肾虚，因此临床观察多属肾阳虚，应用此方疗效较好，未见明显毒副作用。王祥麒认为骨转移癌痛以肾虚为主，故临证用药，常在补肾阴药物的基础上，加入补肾阳药物杜仲，体现阴中求阳之法，多采用熟地黄、杜仲、桑寄生等补肾药物，化痰散结药物浙贝母、皂角刺、龙骨、牡蛎等。他认为气机不畅是发生瘀血的主要原因，因此将行气化瘀药物蕴于补肾化痰药物之中，如续断、川牛膝、寻骨风、透骨草等。王祥麒临证还常选用白芍、姜黄、延胡索等药物，以养血柔肝、缓中止痛。

邓天好认为骨转移癌痛主要为气虚血瘀所致，属于正虚标实、虚实夹杂之候，故以益气养血、活血化瘀、通络止痛、解毒抑癌为主要治法。在其临床治疗中见一患者左胸及右肩背部疼痛，痛处固定，以胀痛、刺痛为主，夜甚，伴神疲乏力，纳差，面色晦暗，舌苔暗淡，脉细涩。此为典型气滞血瘀证，予以自拟癌痛正骨方内服。处方如下：生黄芪 30g，当归 12g，熟地黄 15g，白术 15g，补骨脂 20g，骨碎补 15g，赤芍 12g，川芎 12g，延胡索（醋制）10g，香附 15g，三七 12g，半枝莲 20g，全蝎 6g，海螵蛸 12g，甘草 6g。水煎，每天 1 剂，分 2 次口服，以本方为主加减连服 2 个多月。随访半年，患者疼痛症状基本能控制。曹建雄等采用壮骨止痛散（当归 12g，熟地黄 15g，桑寄生 15g，穿山甲 15g，补骨脂 15g，骨碎补 15g，酒白芍 15g，延胡索 15g，三七粉 6g，莪术 10g，制南星 10g，蜈蚣 2 条，制地龙 15g，全蝎 6g，陈皮 10g）治疗骨转移瘤疼痛，全方可奏筋骨得荣、瘀痰得化、血络得通、通则不痛的效果。

赵茂初以虫蚁搜剔、祛瘀止痛、扶正抗癌之剂（地鳖虫、白花蛇、当归、徐长卿、露蜂房、蜈蚣、党参、黄芪等）治疗 1 例前列腺癌骨转移患者，以上方连服 3 个月后，疼痛明显缓解，活动无明显限制，肌肤不仁消失。X 线摄片示骨质破坏较前好转，自诉无特殊不适。之后以补养气血为主，减轻虫蚁药物，随访 3 年病情稳定。王福田报道以骨痛汤（全蝎 10g，蜈蚣 3 条，地龙 10g，蜂房 10g，土鳖虫 10g，白花蛇舌草 10g，生姜 10g，补骨脂 10g，延胡索 10g，乳香 10g，甲珠 10g，没药 10g）内服，结合止痛膏二号（生川乌、蟾酥等 10 味药组成）外用治疗骨转移瘤疼痛 8 例均有效。郑应馨等应用自制的药酒方（麻黄 30g，川芎 30g，当归 30g，甘草 30g）治疗骨转移瘤疼痛 12 例，有效 8 例。沈建平以自拟的甲骨汤（炙龟板、炙鳖甲、炮山甲、煅牡蛎、补骨脂、骨碎补、杜仲、山萸肉、五加皮各 10g，地骨皮、薜荔果各 15g，寻骨风 30g）合消瘤丸（蜈蚣、全蝎、水蛭、斑蝥、土鳖虫、鼠妇等研粉）治疗骨转移瘤 100 例，总有效率为 64%。

3. 专方专药

在注重辨证论治的同时也可以采取一些特殊的治疗方法，如临床上采取专方专药的治疗方法疗效颇佳，所谓专方专药，就是针对各个不同疾病特殊本质的方药。对于骨转移癌痛的治疗可以在辨证论治的基础上采用一些特殊止痛中药，不仅可以有效镇痛，还能从整体上改善患者的机体状态。中药常用的止痛药物绝大多数为辛温有毒之品，如川乌、草乌、附子、马钱子等，所以大部分医家临床上加减使用时在剂量上都强调中病即止，不过量使用。但是以乌附类药物治疗闻名于世的代云波习用制乌附各 30 ～ 120g 治疗寒湿痹阻的痹证，镇痛效果颇佳。"乌附为良将，重用效始彰"，在骨转移癌痛的治疗方面，同样可以在辨证论治的基础上根据患者疼痛的程度加大乌附的剂量，达到有效镇痛的效果。生南星、生半夏均属有毒中药，两者均能够消痰散结。现代研究表明，中药天南星不仅具有镇痛、镇静的作用，还可抑制肿瘤细胞的活性，半夏的有效成分生半夏水提物有多靶点抗击肿瘤的作用。早在古代就有着半夏、南星抗肿瘤的记载。生南星

"主癥瘕"(《药性本草》)、"破坚积、消痈肿"(《开宝本草》)。生半夏"生用摩痈肿"(《药性本草》)。"消肿散结"(《珍珠囊》),"治反胃吐食,散痞除瘿"(《罗氏会约医镜》)。《中国药典》2010年版记载胆南星的口服剂量为 3～6g,有研究用南星治疗癌痛患者 80 例,其中 10g 用量疼痛缓解率为 7.5%,而 20～40g 用量止痛有效率达到 70%。因此针对骨转移癌痛患者,可在传统辨证论治基础上加入胆南星、半夏,并酌情把握两者的剂量,以期达到专方专药、效专力宏的目的。

4. 数据挖掘

曹建雄等通过数据挖掘技术,共筛选文献 124 篇,治疗骨转移癌痛内服方剂 132 首,总结中医证候 22 个,治法 21 种;四气以温、平、寒性多见;用药以温性为主,五味以甘、苦、辛为主;药物多入肝、肾、脾、心经。甘味"能补、能和、能缓",补益效果显著,临床上应用可以对患者的本虚进行补益治疗,体现了中医"治病必求于本"的理论思想。甘味药兼有缓急止痛的功效,对于骨转移癌痛患者能起到止痛作用,从而达到标本兼治的目的。辛味"能散、能行",基于骨转移癌痛以气滞、痰浊、血瘀为标,选用辛味药物以行气血,祛除局部痰瘀阻滞。苦味"能泄、能燥、能坚",苦味中药能燥湿,可用于祛除留滞于肌肉、筋骨、经络及关节的风寒湿邪或风湿热邪,主治痹证。治疗骨转移癌痛的中药多归属肝、肾、脾、心经,其中以肝、肾经的药物为主,根据"肝肾同源"理论,大量补益肝肾的药物可用于治疗骨转移癌痛。另外,中医学认为心理情志也是骨转移癌痛的重要发生因素。《丹溪心法·六郁》云:"气血冲和,万病不生,一有怫郁,诸病生焉。故人身诸病,多生于郁。"

通过数据挖掘,文献中治疗骨转移癌痛涉及 187 味中药,频次排在前 10 位的分别为熟地黄、甘草、补骨脂、骨碎补、当归、黄芪、白芍、牛膝、杜仲、全蝎,分别归属于中药学中的补气药、温阳药、补血药、活血化瘀药、通络散结药等，其中补益药物占药物总类的 60%。熟地黄位于治疗骨癌痛高频药之首，具有滋阴补血之功效，既可与其他补肾中药配伍应用治疗肾髓亏虚之虚性痛证，又可配伍行气活血中药治疗肾虚血瘀之虚实夹杂痛证，是骨转移癌痛方剂中最常用的药物之一。关联规则分析出高频药对组合 47 个；"骨碎补 – 补骨脂"是骨转移癌痛方剂中频率出现最高的组合，其中骨碎补补肾强骨、补骨脂补肾壮阳，两者配伍应用治疗骨转移癌痛可补益肝肾精血，温化肾阳，阴阳双补，从而起到壮骨强筋之作用。当归与川芎常配伍出现在组方中，川芎长于活血行气，而当归长于补血，两者配伍可畅达血脉之力，川芎、当归在方剂独活汤、独活寄生汤、三痹汤中均起到补血活血的作用，常用于治疗虚实夹杂之骨转移癌痛。全蝎与蜈蚣二者常相须配伍使用，性走窜，既外达经络，又内走筋骨，能祛风除湿、逐瘀定痛，擅治各种痹证，尤其对于风、毒、痰、瘀蕴结于肌肤络脉引起的顽固性痹证有良好的效果。蜈蚣全蝎散为朱寅圣临床上治疗坐骨神经痛经验方，疗效良好，骨转移癌痛患者久病入络，络瘀深重，需要取虫类搜剔之品通络之效，虫类药血肉之质，体阴而用阳之性，灵动迅速之势，深入络道，搜剔经络顽邪，无血者走气，有血者走血，剔除络中瘀浊，才可以使"血无凝着，气可宣通"。

通过数据挖掘技术推导出治疗骨转移癌痛的基本组方大体由下面三类方加减化裁而来：①补虚固本类。"不荣则痛"为骨转移癌痛的基本病机，治疗以扶正为主，以补益肝肾及益气养血为主，以独活寄生汤、黄芪桂枝五物汤、三骨汤等为主要代表方。独活寄生汤功效为补肝肾、祛风湿、益气血，攻补兼施，邪正兼顾，适用于肝肾、气血亏虚，复感风寒湿邪之虚实夹杂型骨转移癌痛。黄芪桂枝五物汤具有益气温经、和血通痹功效，适用于气血亏虚、营卫失和型骨转移癌痛。三骨汤由骨碎补、补骨脂、透骨草3味药物组成，具有补肾壮阳、益精生髓、强筋壮骨的功效，肿瘤患者久病肾虚，以致不能养髓生骨，筋骨不坚，以此方为基础方加减，可治疗肾精亏虚型骨转移癌痛。②活血化瘀、通络止痛类。瘀血阻络是骨转移癌痛的主要病机之一，《素问·痹论》云："病久入深，营卫之行涩，经络时疏，故不通。"病久则影响肾，使得肾虚气弱，肾络空虚，癌毒则乘虚侵袭骨质，造成骨骼破坏，痹阻骨中脉络，发为骨痹。清代名医叶天士曾针对痛证的病机，提出了著名的"久痛入络学说"，强调脉络血阻致痛，以通络为要。用药多选桃仁、当归等活血药物，配伍川芎、香附等行气之品。同样还要重视活血通络类药物的使用，吸收张仲景使用虫类搜剔法的经验，将通络法灵活应用到骨转移癌痛的治疗中，治疗骨转移癌痛瘀血阻络证的代表方为身痛逐瘀汤、活络效灵丹。③温阳散寒、祛风除湿类。《灵枢·百病始生》记载："胫寒则血脉凝涩，血脉凝涩则寒气上入于肠胃……日以成积……肠外有寒汁沫与血相搏……凝血蕴里而不散，津液涩渗，著而不去，而积皆成矣。"中医学认为肿瘤为阴寒证，其本质在于"阳化气，阴成形"，阳气不足则影响体内气血津液的正常代谢，形成痰凝、瘀血等病理产物。骨转移癌痛是肿瘤引起的疾病，故其病机多与阴寒湿邪有关，治疗骨转移癌痛阴寒证的代表方为阳和汤、乌头汤。阳和汤是历代医家治疗阳虚寒凝型骨转移癌痛的常用方，麻黄、肉桂、鹿角胶、炮姜、白芥子为阳和汤的主要组成中药，诸药合用，阳回阴消，血脉宣通，用于阳虚寒凝之骨转移癌痛，犹如离照当空，阴霾四散，令寒邪无稽留之所，则痰浊、湿阻等阴邪凝积之肿块自散，疼痛亦可缓解。乌头汤出自《金匮要略·中风历节病脉证并治》，为寒湿历节主方，其辨证要点为关节疼痛剧烈，痛不可触，关节不可屈，符合骨转移癌痛特点。

（二）中医外治

外治是中医由来已久的传统疗法，《素问·至真要大论》即有"内者内治，外者外治"的说法。《理瀹骈文》曰："外治之理，即内治之理，外治之药，亦即内治之药，所异者法耳，医理药性无二，而神奇变幻。"《医学源流论》云："使药性从毛孔入腠理，通经贯络，较之服药尤有力，此至妙之法也。"中医外治法包括贴敷、针灸、耳穴、熏洗等方式。而骨转移瘤部位多较表浅，疼痛范围局限，外治法为体表直接给药，药力直达病所，既能产生明显而迅速的效果，又能避免经消化道吸收所遇到的多环节灭活作用，以及一些药物内服带来的某些毒副作用，特别是晚期癌症患者正气已虚，不耐攻伐，脾胃吸收功能减弱，单靠内服药效果不佳。

中药制剂制作成膏剂、散剂、贴剂等外用于患者体表，药物通过腠理渗透肌肤，达到病所，可以起到镇痛作用，具有方便快捷、深透渗透、见效快、持续时间长、风险低的特点。现代文献对于中药外用治疗疼痛性骨转移瘤报道日趋增多。高音等应用山慈菇粉外敷联合吗啡缓释片，比单用吗啡缓释片止痛效果明显增强。王芳观察60例骨转移瘤患者使用补肾化瘀中药外敷联合帕米膦酸二钠治疗，对比单用帕米膦酸二钠治疗效果更佳。景年财等观察60例临床肺癌骨转移中、重度患者治疗，对照组应用盐酸羟考酮口服，盐酸吗啡片处理爆发痛，治疗组为对照组基础上应用加减身痛逐瘀膏（秦艽、川芎、桃仁、羌活、没药、当归、牛膝、地龙、木香、黄芪、乳香、骨碎补、胡椒目、透骨草、补骨脂、冰片、干姜）外敷，同时配合红外线照射，不仅止痛持续时间较对照组长，强阿片类药物减少量治疗组也多于对照组。刘艳茹应用中药（当归、黄芪、鸡血藤、秦艽、羌活、乳香、没药、白术、茯苓、麝香等）穴位贴敷治疗肿瘤骨转移，硫酸吗啡缓释片的用量明显少于对照组。肖俐等用超声电导药物透射技术配合中药外治方法（著名中医专家王沛教授自拟中药镇痛方：川乌 10g，草乌 10g，川椒 10g，细辛 6g，丁香 10g，延胡索 10g，没药 15g，干蟾皮 15g，桂枝 15g，全蝎 10g，蜈蚣 2 条）治疗疼痛性骨转移瘤，其起效时间与持续时间均较单纯西药治疗为优，尤其是在治疗中、重度疼痛时，镇痛持续时间更长，疗效更为明显。孟云等观察白马散外敷治疗骨转移癌痛 60 例，将患者随机分为治疗组 30 例给予白马散外敷及穴位敷贴治疗，对照组 30 例给予盐酸曲马多缓释片口服，治疗 14 天后，治疗组缓解率明显高于对照组。陈宏等认为骨转移癌痛患者以阴证多见，故治疗以温阳通络、行气止痛为原则，运用丁香骨痛方外敷联合阿片类药物治疗骨转移癌痛阴证 80 例，7 天后对比观察显示，中、重度骨转移癌痛患者在阿片类药物治疗基础上，加用丁香骨痛方穴位贴敷可进一步减轻疼痛，降低血浆内皮素 -1 浓度，缓解患者便秘症状，改善患者的生活质量。

针灸、耳穴疗法是中医学特有的非药物治疗方法，广泛应用于各种疾病。作为外治法的重要内容，针灸、耳穴疗法治疗疼痛性骨转移瘤是通过刺激人体体表的腧穴、经络来激发人体经络系统的调整作用，以调节气血及脏腑功能而止痛。实验研究表明，针灸镇痛过程中能够产生内源性阿片样物质（β-内啡肽、亮脑啡肽、强啡肽、内吗啡肽）、皮质醇等镇痛物质，并且促使前列腺素 E_2、组胺、血清素等炎症局部致痛物质减少。姚国红用温针灸治疗肿瘤骨转移疼痛，选穴以大椎、华佗夹脊、命门、肾俞、委中为主穴，配以局部阿是穴，大椎、命门、肾俞行温针补法，委中行泻法并少量点刺出血，华佗夹脊、阿是穴行平补平泻法，多数患者疼痛减轻或消失，生活质量提高。王敬等在常规氨酚羟考酮的基础上联合耳穴埋豆，试验组 NRS 评分下降值较对照组有明显提升，且恶心、呕吐、便秘的发生率均有明显下降。史清华等研究发现，在口服曲马多缓释片的基础上加点穴（以中脘、气海、脾俞、肾俞、足三里、百会、三阴交、肝俞等穴位为主）能够增强止痛的治疗效果。此外，临床还有穴位埋线法、电针疗法等基于经络、腧穴理论的疼痛性骨转移瘤中医外治法。

（三）中医食疗

"药食同源""寓医于食"，疼痛性骨转移瘤患者可以通过食疗的方法缓解疼痛。包晓玲等对136例恶性肿瘤骨转移疼痛患者进行饮食干预治疗，治疗组在唑来膦酸的基础上加入中医一般治疗和饮食调理，以小茴香、大蝼蛄虾、海龙、橘饼、榧子等活血化瘀、软坚散结，达到止痛目的，并忌食辛辣刺激性食物，观察发现综合组治疗恶性肿瘤骨转移疼痛疗效显著，可以改善肿瘤患者生存质量。

（四）中医情志治疗

中医有情志相胜学说，五行相胜情志疗法可以用来调节癌症患者的情绪。华宇等运用五音疗法结合蟾乌凝胶膏穴位贴敷缓解癌性疼痛，通过不同调式音乐的声波振荡影响生物体内气的运行，调理气血运行，调整五脏六腑的联系，达到人体功能的稳态，通过五行音乐干预患者情绪，优化情感效应，缓解心理压力，从而达到镇痛目的，提高患者生存质量。

四、总结和展望

随着社会的发展，人们对生活质量的要求不断提高，中医药在预防和治疗疾病中发挥的作用也越来越大。随着近年来中医研究的深入，疼痛性骨转移瘤的治疗进展也逐步加深。肾主骨、生髓，肾气衰微，肝血不足，生髓乏源而"不荣则痛"，或正气亏虚，六淫或邪毒乘虚内侵，痰湿内生，瘀血阻络，痰瘀互结于骨而"不通则痛"，以此两方面为机制治疗疼痛性骨转移瘤逐步成为研究方向。中医药治疗疼痛性骨转移瘤的方法较为丰富，包括中药口服，中药外用膏剂、散剂、贴敷，中药穴位贴敷，针灸，耳穴埋豆，中医食疗，中医情志疗法等。中医药治疗疼痛性骨转移瘤的方法持续时间长，无明显毒副作用，无成瘾性，可以有效缓解疼痛，实际临床应用范围广，并可有效提高患者的生存质量。

　　但中医药在疼痛性骨转移瘤的治疗中也存在一些不足之处：①中医药对轻、中度疼痛疗效一般较好，在中重度、重度疼痛性骨转移瘤的临床治疗中疗效欠佳，存在镇痛不全的问题，需要进一步提高疗效和质量。②中医药治疗癌性疼痛的文献报道虽然丰富，但研究的总体水平仍较低，还处于探索阶段。比如基础实验欠缺，临床报道多为回顾性总结、观察样本少、疗效判定标准不规范、量化不够精确和规范等，因此疗效偏差较大。③一些抗癌镇痛中药的有效成分不明，药理、毒理研究及作用机理不清。尤其全蝎、斑蝥、蟾酥、川乌、马钱子、半夏、黄药子、生南星等中药属于"小毒"甚至"大毒"之品，临床应慎重使用，严格依法炮制以减轻其毒性，并严格依照用法、用量使用，同时密切观察患者用药反应。

参考文献

［1］贾立群，娄彦妮.癌性疼痛中医外治诊疗规范专家共识意见［J］.北京中医药，2014，33（4）：305-307.

［2］贾文娟，田菲，邢秀玲，等.西黄丸联合唑来磷酸注射液治疗乳腺癌骨转移癌的临床研究［J］.世界科学技术（中医药现代化),2009,11(3)：450-453.

［3］李伟明，尹怡，王俊涛，等.王祥麒治疗恶性肿瘤骨转移临床用药特点［J］.中医学报，2019，34（6）：1217-1220.

［4］侯恩仁.补肾填精壮骨方治疗恶性肿瘤骨转移21例［J］.中国民族民间医药，2010，19（3）：91.

［5］周峰，周庆伟，崔青荣.中医治疗肺癌骨转移疼痛综述［J］.河南中医，2018，38（1）：159-162.

［6］王云丹.黄立中教授运用温阳散寒法治疗骨转移瘤2例体会［J］.中医药导报，2010，16（5）：22-24.

［7］吴润秋.内经选读［M］.北京：北京大学医学出版社，2012.

［8］葛明，徐天舒，万茜.肿瘤骨转移中医证治探析［J］.中医学报，2018，33（10）：1835-1838.

［9］李伟锋.加减清骨散治疗阴虚内热型骨转移癌痛的临床研究［D］.广州：广州中医药大学，2016.

［10］邓天好.中药内服外用治疗骨转移癌痛的经验［J］.广西中医药，

2016，39（2）：57-59.

[11] 吴玉华，易舒婧，王华中，等.自拟温肾壮阳活血汤治疗前列腺癌骨转移疼痛临床观察［J］.广西中医药大学学报，2014，17（4）：22-23.

[12] 陈芝强，李泽云，李菁，等.复方苦参注射液联合唑来膦酸治疗骨性癌痛的 meta 分析［J］.中医肿瘤学杂志，2019（1）：79-85.

[13] 杨森，赵华新，王朝昕，等.华蟾素胶囊和芬太尼透皮贴剂联合治疗肿瘤骨转移中重度癌痛的效果研究［J］.中国全科医学，2019，22（32）：3993-3996+4001.

[14] 巴茜远，周诗旸，罗欣欣，等.华蟾素抗癌性疼痛的药理作用及作用机制的研究进展［J］.中国疼痛医学杂志，2019，25（9）：695-698.

[15] 杨柳.120 例癌性疼痛相关因素分析及益肾骨康方治疗骨转移癌癌性疼痛临床疗效研究［D］.北京：北京中医药大学，2017.

[16] 唐蔚，潘博，杨晓，等.益肾活血止痛方联合盐酸羟考酮缓释片治疗肾虚血瘀型骨转移癌痛临床观察［J］.湖南中医药大学学报，2018，38（7）：806-810.

[17] 宋小平.二骨散加减联合唑来膦酸治疗骨转移癌的临床研究［J］.北方药学，2020，17（1）：62-63.

[18] 冯宇，李绍旦，林明雄，等.桃红四物汤加味治疗骨转移癌痛的临床研究［J］.科学技术与工程，2011，11（28）：6940-6943.

[19] 曹建雄，周勇.壮骨止痛散治疗骨转移癌痛疗效观察［J］.中国中医急症，2005，14（5）：425-426.

[20] 谭晓云，罗文娟.身痛逐瘀汤加味治疗骨转移癌疼痛 28 例［J］.陕西中医，1998，19（11）：486.

[21] 刘临兰.阳和汤治疗骨转移癌疼痛 32 例［J］.新中医，1994（9）：51+36.

[22] 王福田.骨转移癌疼痛的中医药治疗［J］.实用中医内科杂志，1994，8（2）：38-39.

[23] 郑应馨，柳月安，王爱芳.中药治疗肿瘤骨转移疼痛 [J].实用中医内科杂志，1994，8（4）：24.

[24] 景年财，郭环宇，王军，等.加减身痛逐瘀膏外敷联合强阿片类药物治疗肺癌骨转移中、重度疼痛的疗效 [J].中国老年学杂志，2014，34（19）：5428-5430.

[25] 赖桂花，向婷婷，王菲，等.基于数据挖掘对中医内服方剂治疗骨转移癌痛证治规律的分析 [J].湖南中医药大学学报，2021，41（4）：586-592.

[26] 雷慧蓉，官美龄，程雷，等.基于中医传承辅助平台治疗骨肿瘤方剂组方分析 [J].内蒙古中医药，2019，38（10）：158-160.

[27] 李帅，刘云霞.中医药防治骨肉瘤肺转移的研究进展 [J].新中医，2017，49（11）：137-141.

[28] 李晓伟，杜明昌，曹学伟.扶正法对骨肉瘤生长转移的干预实验研究 [J].中华肿瘤防治杂志，2008，15（22）：1721-1723.

[29] 金成辉.基于"脾肾相关"论骨肿瘤的中医治疗 [J].环球中医药，2017，10（12）：1494-1496.

[30] 徐志红.张晓春教授治疗骨转移性癌痛的临床经验总结 [D].南京：南京中医药大学，2016.

[31] 罗悦琼，李琦.参苓白术散加减治疗肺癌骨转移的疗效及作用机制探讨 [J].世界中医药，2016，11（7）：1261-1264.

[32] 唐媛媛，许尤琪.中医药治疗骨转移癌痛的研究综评 [J].中医肿瘤学杂志，2020，2（4）：91-95.

[33] 刘萍.肿瘤放疗中医辨证用药心得 [J].中国误诊学杂志，2008，8（19）：4766-4767.

[34] 郭晓峰，赵延龙，张瑞卿，等.从气血理论浅谈"虚瘀致衰"与"虚瘀致瘤" [J].中华中医药杂志，2014，29（1）：221-223.

[35] 吴艳，吴勉华.癌毒病机理论辨治恶性肿瘤的研究进展 [J].湖南中医药大学学报，2018，38（10）：1217-1220.

[36] 赵敏敏，卢苏.恶性肿瘤化疗后骨髓抑制的中医药防治进展［J］.环球中医药，2015，8（S2）：274.

[37] 王兆麟.恶性肿瘤化疗致肝损害证治初探［J］.江西中医药，1999，30（4）：27.

[38] 赵庆大，旋静.肿瘤治疗中辨病论治与辨证论治相结合的应用综述［J］.解放军医学院学报，2021，42（9）：993-996.

[39] 崔永安，左小东，毛承飞.活血化瘀法在肿瘤"辨法论治"中的应用［J］.中医杂志，2007，48（8）：749-750.

[40] 曾英.肿瘤从虚论治［J］.吉林中医药，2008，28（1）：3-4.

[41] 杨柱，陈学习.肿瘤的中医病因病机初探［J］.中国民族民间医药杂志，2004（6）：321-323.

[42] 徐尚文，黄源鹏.肿瘤病机阴阳辨［J］.中医杂志，2015，56（23）：1993-1995+2001.

[43] 陈玉龙，苗艳艳.肿瘤病机研究思路［J］.新中医，2007，39（4）：91-92.

[44] 吴整军.中医情志为病论与肿瘤发病、康复中精神心理因素的作用［J］.中国临床康复，2004，8（27）：5950-5951.

[45] 周仲瑛，吴勉华，周学平，等.中医辨治肿瘤十法［J］.南京中医药大学学报，2018，34（6）：541-548.

[46] 吴芃，袁苗，马纯政.行气化瘀法治疗癌性疼痛［J］.中国中医药现代远程教育，2018，16（2）：80-82.

[47] 侯天将，由凤鸣，严然，等.浅谈中医肿瘤的共性病机及治法［J］.四川中医，2016，34（7）：46-48.

[48] 刘宝宁，严倩，贺凡，等."自稳态"学说与肿瘤辨证论治［J］.中医肿瘤学杂志，2019，1（3）：14-17.

[49] 王俊壹，程海波.癌毒病机理论与"固本清源"理论辨析［J］.中华中医药杂志，2019，34（10）：4687-4690.

[50] 潘芳，刘睿翀，耿嘉玮，等.辨标本虚实论治肿瘤的临床思维方法探

讨〔J〕.北京中医药，2020，39（7）：717-720.

［51］戴立恒，罗安明，施文甫.辨病论治在肿瘤治疗中的意义〔J〕.光明中医，2021，36（9）：1408-1410.

［52］高治理，郝宇，贺娟.从"阳虚阴盛"论肿瘤病机〔J〕.环球中医药，2019，12（3）：437-439.

［53］何伟.从三焦气化论肿瘤的中医病机〔J〕.北京中医药大学学报，2018，41（4）：274-278.

［54］衣秀秀，董昌盛，田建辉.恶性肿瘤骨转移治疗进展〔J〕.河南中医，2018，38（1）：145-150.

［55］毕蕾，陈卫平.扶正培本法在肿瘤治疗中的应用初探〔J〕.江苏中医药，2016，48（9）：68-69.

［56］姜洋.古代中医辨证论治骨肿瘤探析〔J〕.中国中医基础医学杂志，2018，24（10）：1357-1359.

［57］赵令竹，鞠宝兆.寒邪与肿瘤关系探要〔J〕.中国医药导报，2015，12（25）：104-106.

［58］王丽娜，王文娟.肿瘤化疗后骨髓抑制的中医治疗思路探讨〔J〕.医学研究杂志，2017，46（5）：183-184.

［59］陶方泽，周小敏，罗毅，等.基于数据挖掘的癌性疼痛证治规律研究〔J〕.浙江中医药大学学报，2018，42（8）：662-671.

［60］张友会.现代肿瘤学〔M〕.北京：北京医科大学、中国协和医科大学联合出版社，1993.

［61］周岱翰.中医肿瘤学〔M〕.广州：广东高等教育出版社，2020.

［62］李东涛.中医肿瘤学〔M〕.北京：化学工业出版社，2019.

［63］黄金昶.黄金昶肿瘤专科二十年心得〔M〕.北京：中国中医药出版社，2012.

［64］李和根，吴万垠.中医内科学.肿瘤分册〔M〕.北京：人民卫生出版社，2020.

［65］黄立中.中西医结合肿瘤病学〔M〕.北京：中国中医药出版社，2020.

［66］周岱翰.中医肿瘤学［M］.北京：中国中医药出版社，2011.

［67］刘亚娴.新方创用：纯中医辨治肿瘤五十年［M］.北京：中国中医药出版社，2019.

［68］中华中医药学会.肿瘤中医诊疗指南［M］.北京：中国中医药出版社，2008.

［69］李忠.中医肿瘤外治学［M］.北京：中国中医药出版社，2020.

［70］许玲，孙建立.中医肿瘤学概论［M］.上海：上海交通大学出版社，2017.

［71］周宜强.实用中医肿瘤学［M］.北京：中医古籍出版社，2006.

［72］唐曦，许立功.肿瘤化疗［M］.上海：上海科学技术文献出版社，2020.

［73］侯友贤.肿瘤放疗并发症防治［M］.北京：人民军医出版社，2008.

［74］孙桂芝.孙桂芝实用中医肿瘤学［M］.北京：中国中医药出版社，2009.

［75］陈锐深.现代中医肿瘤学［M］.北京：人民卫生出版社，2003.

［76］徐振晔.中医治疗恶性肿瘤［M］.北京：人民卫生出版社，2007.

［77］李树玲.头颈部肿瘤学［M］.天津：天津科学技术出版社，1993.

［78］刘复生，刘彤华.肿瘤病理学［M］.北京：北京医科大学、中国协和医科大学联合出版社，1997.

［79］杨柱星.名医治癌良方［M］.南宁：广西科学技术出版社，1991.

［80］王德元.胸部肿瘤学［M］.沈阳：辽宁科学技术出版社，2002.

［81］张熙曾.纵隔肿瘤学［M］.北京：中国医药科技出版社，2004.

［82］钱伯文.肿瘤的辨证论治［M］.上海：上海科学技术出版社，1980.

［83］董志伟.临床肿瘤学［M］.北京：人民卫生出版社，2002.

［84］周际昌.实用肿瘤内科学［M］.北京：人民卫生出版社，1999.

［85］耿德章.中国老年医学［M］.北京：人民卫生出版社，2002.

［86］刘嘉湘.现代中医药应用与研究大系.第十四卷，肿瘤科［M］.上海：上海中医药大学出版社，1996.

［87］李佩文.中西医结合临床肿瘤学［M］.北京：中国中医药出版社，

1996.

[88] 代钊. 中西医结合治疗放化疗毒副反应 [M]. 北京：人民卫生出版社，
2000.

[89] Sahgal A, Myrehaug S D, Siva S, et al.Stereotactic body radiotherapy
versus conventional external beam radiotherapy in patients with painful
spinal metastases: an open-label, multicentre, randomised, controlled,
phase 2/3 trial [J].Lancet Oncol, 2021, 22（7）: 1023-1033.

[90] Cellini F, Manfrida S,gambacorta M A, et al.Stereotactic body radiotherapy
for painfulspinal metastases [J].Lancet Oncol, 2021, 22（9）: e384.

[91] Laufer I, Iorgulescu J B, Chapman T, et al.Local disease control for spinal
metastases following "separation surgery" and adjuvant hypofractionated
or high-dose single-fraction stereotactic radiosurgery: outcome analysis in
186 patients [J].J Neurosurg Spine, 2013, 18（3）: 207-214.

[92] Long Y, Yi W, Yang D.Advances in Vertebral Augmentation Systems for
Osteoporotic Vertebral Compression Fractures [J].Pain Res Manag,
2020, 2020: 3947368.

[93] Barzilai O, Bilsky M H, Laufer I.The Role of Minimal Access Surgery in
the Treatment of Spinal Metastatic Tumors[J].Global Spine J, 2020, 10（2
suppl）: 79S-87S.

[94] Yahanda A T, Buchowski J M, Wegner A M.Treatment, complications, and
outcomes of metastatic disease of the spine: from Patchell to PROMIS[J].
Ann Transl Med, 2019, 7（10）:216.

[95] Alghamdi M, Sahgal A, Soliman H, et al.Postoperative Stereotactic
Body Radiotherapy for Spinal Metastases and the Impact of Epidural
Diseasegrade [J].Neurosurgery, 2019, 85（6）: E1111-E1118.

[96] Zhang H R, Li J K, Yang X G, et al.Conventional Radiotherapy and
Stereotactic Radiosurgery in the Management of Metastatic Spine Disease
[J].Technol Cancer Res Treat, 2020, 19: 1533033820945798.

［97］Maseda M, Uei H, Nakahashi M, et al.Neurological outcome of treatment for patients with impending paralysis due to epidural spinal cord compression by metastatic spinal tumor［J］.J Orthop Surg Res, 2019, 14（1）: 291.

［98］Meynard P, Seguineau A, Laumonerie P, et al.Surgical management of proximal femoral metastasis: Fixation or hip replacement? A 309 case series［J］.Orthop Traumatol Surg Res, 2020, 106（6）: 1013-1023.

［99］Sorensen S T, Kirkegaard A O, Carreon L, et al.Vertebroplasty or kyphoplasty as palliative treatment for cancer-related vertebral compression fractures: a systematic review［J］.Spine J, 2019, 19（6）: 1067-1075.

［100］Tokuhashi Y, Matsuzaki H, Oda H, et al.A revised scoring system for preoperative evaluation of metastatic spine tumor prognosis［J］.Spine, 2005, 30（19）: 2186-2191.

［101］Pennington Z, Ehresman J, Cottrill E, et al.To operate, or not to operate? Narrative review of the role of survival predictors in patient selection for operative management of patients with metastatic spine disease［J］.J Neurosurg Spine, 2020, 34（1）: 135-149.

［102］Migliorini F, Maffulli N, Trivellas A, et al.Bone metastases: a comprehensive review of the literature［J］.Mol Biol Rep, 2020, 47（8）: 6337-6345.

［103］Igoumenou V G, Mavrogenis A F, Angelini A, et al.Complications of spine surgery for metastasis［J］.Eur J Orthop Surg Traumatol, 2020, 30（1）: 37-56.

［104］Patnaik S, Turner J, Inaparthy P, et al.Metastatic spinal cord compression［J］. Br J Hosp Med（Lond）, 2020, 81（4）: 1-10.

［105］Ma J, Tullius T, Ha T.Update on Preoperative Embolization of Bone Metastases［J］.Semin Intervent Radiol, 2019, 36（3）: 241-248.

［106］Rossi L, Longhitano C, Kola F, et al.State of art and advances on the treatment of bone metastases from breast cancer: a concise review［J］.

Chin Clin Oncol, 2020, 9（2）: 18.

［107］Di Pernag , Cofano F, Mantovani C, et al.Separation surgery for metastatic epidural spinal cord compression: A qualitative review ［J］.J Bone Oncol, 2020, 25: 100320.

［108］Sciubba D M, Pennington Z, Colman M W, et al.Spinal Metastases 2021: A Review of the Current State of the Art and Future Directions ［J］. Spine J, 2021, 21（9）:1414–1429.

［109］Cui Y, Lei M, Pan Y, et al.Scoring Algorithms for Predicting Survival Prognosis in Patients With Metastatic Spinal Disease: The Current Status and Future Directions ［J］.Clin Spine Surg, 2020, 33（8）: 296–306.

［110］Kurisunkal V, gulia A, gupta S.Principles of Management of Spine Metastasis ［J］. Indian J Orthop, 2020, 54（2）: 181–193.

［111］Anderanik T, Jennings J W.Percutaneous Interventional Techniques for Treatment of Spinal Metastases［J］. Semin Intervent Radiol, 2020, 37(2): 192–198.

［112］Kumar N, Madhu S, Bohra H, et al.Is there an optimal timing between radiotherapy and surgery to reduce wound complications in metastatic spine disease? A systematic review ［J］.Eur Spine J, 2020, 29（12）: 3080–3115.

［113］Rothrock R, Pennington Z, Ehresman J, et al.Hybrid Therapy for Spinal Metastases ［J］. Neurosurg Clin N Am, 2020, 31（2）: 191–200.

［114］Barzilai O, Laufer I, Robin A, et al.Hybrid Therapy for Metastatic Epidural Spinal Cord Compression: Technique for Separation Surgery and Spine Radiosurgery ［J］. Oper Neurosurg（Hagerstown）, 2019, 16（3）: 310–318.

［115］Kieser D C, Parker J, Reynolds J.En Bloc Resection of Isolated Spinal Metastasis: A Systematic Review Update ［J］. Clin Spine Surg, 2021, 34（3）: 103–106.

［116］Laufer I, Bilsky M H.Advances in the treatment of metastatic spine tumors: the future is not what it used to be［J］.J Neurosurg Spine, 2019, 30（3）: 299–307.

［117］Kurisunkal V,gulia A,gupta S.Principles of Management of Spine Metastasis［J］.Indian J Orthop, 2020, 54（2）: 181–193.

［118］Gibbs W N, Nael K, Doshi A H, et al.Spine Oncology Imaging and Intervention［J］. Radiol Clin North Am, 2019, 57（2）: 377–395.

［119］Truong V T, Al–Shakfa F, Phan P, et al.Does the Region of the Spine Involved with Metastatic Tumor Affect Outcomes of Surgical Treatments? ［J］.World Neurosurg, 2021, 156: e139–e151.

［120］Blakaj D M, Palmer J D, Dibs K, et al.Postoperative Stereotactic Body Radiotherapy for Spinal Metastasis and Predictors of Local Control［J］. Neurosurgery, 2021, 88（5）: 1021–1027.

［121］Barzilai O, Robin A M, O'Toole JE, et al.Minimally Invasive Surgery Strategies: Changing the Treatment of Spine Tumors［J］.Neurosurg Clin N Am, 2020, 31（2）: 201–209.

［122］Silva A, Yurac R,guiroy A, et al.Low Implant Failure Rate of Percutaneous Fixation for Spinal Metastases: A Multicenter Retrospective Study［J］. World Neurosurg, 2021, 148: e627–e634.

［123］Colangeli S, Capanna R, Bandiera S, et al.Is minimally–invasive spinal surgery a reliable treatment option in symptomatic spinal metastasis?［J］. Eur Rev Med Pharmacol Sci, 2020, 24（12）: 6526–6532.

［124］Saadeh Y S, Elswick C M, Fateh J A, et al.Analysis of Outcomes Between Traditional Open versus Mini–Open Approach in Surgical Treatment of Spinal Metastasis［J］.World Neurosurg, 2019, 130: e467–e474.

［125］Serak J, Vanni S, Levi A D.The extreme lateral approach for treatment of thoracic and lumbar vertebral body metastases［J］.J Neurosurg Sci, 2019, 63（4）: 473–478.

［126］Morgen S S, Hansen L V, Karbo T, et al.Minimal Access vs.Open Spine Surgery in Patients With Metastatic Spinal Cord Compression-A One-Center Randomized Controlled Trial［J］.Anticancer Res, 2020, 40（10）: 5673-5678.

［127］Zhu X, Lu J, Xu H, et al.A Comparative Study Between Minimally Invasive Spine Surgery and Traditional Open Surgery for Patients with Spinal Metastasis［J］.Spine（Phila Pa 1976）, 2021, 46（1）: 62-68.

［128］Vega R A,Ghia A J, Tatsui C E.Percutaneous Hybrid Therapy for Spinal Metastatic Disease: Laser Interstitial Thermal Therapy and Spinal Stereotactic Radiosurgery［J］.Neurosurg Clin N Am, 2020, 31（2）: 211-219.

［129］de Almeida Bastos D C, Everson R G, de Oliveira Santos B F, et al.A comparison of spinal laser interstitial thermotherapy with open surgery for metastatic thoracic epidural spinal cord compression［J］.Journal of neurosurgery Spine, 2020, 1-9.

［130］Yevich S, Chen, et al.Radiofrequency Ablation of Spine Metastases: A Clinical and Technical Approach［J］.Semin Musculoskelet Radiol, 2021, 25（6）: 795-804.

［131］Filippiadis D, Kelekis A.Percutaneous bipolar radiofrequency ablation for spine metastatic lesions［J］.Eur J Orthop Surg Traumatol, 2021, 31（8）: 1603-1610.

［132］Sagoo N S, Haider A S, Ozair A, et al.Percutaneous image-guided cryoablation of spinal metastases: A systematic review［J］.J Clin Neurosci, 2022, 96: 120-126.

［133］Autrusseau P A, Cazzato R L, De Marini P, et al.Pain relief and local tumour control following percutaneous image-guided cryoablation for spine metastasis: a 12-year single-centre experience［J］.Clin Radiol, 2021, 76（9）: 674-680.

［134］Cazzato R L, Jennings J W, Autrusseau PA, et al.Percutaneous image-guided cryoablation of spinal metastases: over 10-year experience in two academic centers［J］.Eur Radiol, 2022, 32（6）: 4137-4146.

［135］Telfeian A E, Oyelese A, Fridley J, et al.Endoscopic surgical treatment for symptomatic spinal metastases in long-term cancer survivors［J］.J Spine Surg, 2020, 6（2）: 372-382.

［136］Wagner A, Haag E, Joerger A K,et al.Cement-Augmented Carbon Fiber-Reinforced Pedicle Screw Instrumentation for Spinal Metastases: Safety and Efficacy［J］.World Neurosurg, 2021, 154: e536-e546.

［137］Orenday-Barraza J M, Cavagnaro M J, Avila MJ.10-Year Trends in the Surgical Management of Patients with Spinal Metastases: A Scoping Review［J］.World Neurosurg, 2022, 157: 170-186.

［138］Liu M, Lu L, Liu Q, et al.FDG PET/CT in Disseminated Intracranial and Intramedullary Spinal Cord Tuberculomas［J］.Clin Nucl Med, 2021, 46（3）: 266-269.

［139］Ehret F, Senger C, Kufeld M, et al.Image-Guided Robotic Radiosurgery for the Management of Intramedullary Spinal Cord Metastases-A Multicenter Experience［J］.Cancers（Basel）, 2021, 13（2）: 297.

［140］Wu L, Wang L, Yang J, et al.Clinical Features, Treatments, and Prognosis of Intramedullary Spinal Cord Metastases From Lung Cancer: A Case Series and Systematic Review［J］.Neurospine, 2022, 19（1）: 65-76.

［141］Oki N, Seki H, Sakurai T, et al.Intramedullary spinal cord metastasis to the cauda equina in a patient with HER2-positive metastatic breast cancer: A case report［J］.Breast Dis, 2022, 41（1）: 155-161.

［142］Manan A, Rizvi S, Kondlapudi J.Intramedullary Spinal Cord Metastasis as Initial Presentation of Malignant Melanoma: A Unique Case Report and Role of Contrast vs Non-contrast MRI in Its Diagnosis［J］.Cureus, 2021, 13（11）: e19731.

［143］Tonneau M, Mouttet-Audouard R, Tinier F L, et al.Stereotactic body radiotherapy for intramedullary metastases: a retrospective series at the Oscar Lambret center and a systematic review ［J］.BMC Cancer, 2021, 21（1）: 1168.

［144］Matsumoto H, Shimokawa N, Sato H, et al.Intramedullary spinal cord metastasis ofgastric cancer ［J］.J Craniovertebr Junction Spine, 2021, 12 （1）: 77-80.

［145］Kalimuthu L M, Ora M,gambhir S.Recurrent Renal Carcinoma with Solitary Intramedullary Spinal Cord Metastasis ［J］.Indian J Nucl Med, 2020, 35（4）: 358-359.

［146］Sahel O A, Bazine A, Nabih S O, et al.Unsuspected Intramedullary Spinal Cord Metastasis Detected by FDG PET/CT ［J］.Indian J Nucl Med, 2020, 35（4）: 353-354.

［147］Gazzeri R, Telera S,galarza M, et al.Surgical treatment of intramedullary spinal cord metastases: functional outcome and complications-a multicenter study ［J］.Neurosurg Rev, 2021, 44（6）: 3267-3275.

［148］Grillo A, Capasso R, Petrillo A, et al.An intramedullary "flame" recognized as being an intramedullary spinal cord metastasis from esophageal cancer ［J］.J Radiol Case Rep, 2019, 13（7）: 14-20.

［149］Huang J F, Shen J, Li X, et al.Incidence of patients with bone metastases at diagnosis of solid tumors in adults: a large population-based study［J］. Ann Transl Med, 2020, 8（7）: 482.

［150］Hochheuser C, Windt L J, Kunze NY, et al.Mesenchymal Stromal Cells in Neuroblastoma: Exploring Crosstalk and Therapeutic Implications ［J］. Stem Cells Dev, 2021, 30（2）: 59-78.

［151］Coleman R E, Croucher P I, Padhani A R, et al.Bone metastases ［J］.Nat Rev Dis Primers, 2020, 6（1）: 83.

［152］Clézardin P, Coleman R, Puppo M, et al.Bone metastasis: mechanisms, therapies, and biomarkers［J］.Physiol Rev, 2021, 101（3）: 797–855.

［153］ Fares J, Fares M Y, Khachfe H H, et al.Molecular principles of metastasis: a hallmark of cancer revisited［J］.Signal Transduct Target Ther, 2020, 5（1）: 28.

［154］ Zhang W, Bado I L, Hu J, et al.The bone microenvironment invigorates metastatic seeds for further dissemination［J］.Cell, 2021, 184（9）: 2471–2486.

［155］ Winkler J, Abisoye–Ogunniyan A, Metcalf KJ, et al.Concepts of extracellular matrix remodelling in tumour progression and metastasis［J］. Nat Commun, 2020, 11（1）: 5120.

［156］ Haider M T, Smit D J, Taipaleenmäki H.The Endosteal Niche in Breast Cancer Bone Metastasis［J］.Front Oncol, 2020, 10: 335.

［157］ Mayhew V, Omokehinde T, Johnson RW.Tumor dormancy in bone［J］. Cancer Rep（Hoboken）, 2020, 3（1）: e1156.

［158］ Yang C, Pan H, Shen L.Pan–Cancer Analyses Reveal Prognostic Value of Osteomimicry Across 20 Solid Cancer Types［J］.Front Mol Biosci, 2020, 7: 576269.

［159］ Liang Y, Zhang H, Song X, et al.Metastatic heterogeneity of breast cancer: Molecular mechanism and potential therapeutic targets［J］.Semin Cancer Biol, 2020, 60: 14–27.

［160］ Ito K, Sugita S, Nakajima Y, et al.Electron beam intraoperative radiotherapy for metastatic epidural spinal cord compression: a prospective observational study［J］.Clin Exp Metastasis, 2021, 38（2）: 219–225.

［161］ Hu J X,gong Y N, Jiang X D, et al.Local Tumor Control for Metastatic Epidural Spinal Cord Compression Following Separation Surgery with Adjuvant CyberKnife Stereotactic Radiotherapy or Image–Guided Intensity–Modulated Radiotherapy［J］.World Neurosurg, 2020, 141: e76–e85.

［162］Cofano F, Di Pernag, Alberti A, et al.Neurological outcomes after surgery for spinal metastases in symptomatic patients: Does the type of decompression play a role? A comparison between different strategies in a 10-year experience［J］.J Bone Oncol, 2020, 26: 100340.

［163］Cofano F, Di Pernag, Marengo N, et al.Transpedicular 3D endoscope-assisted thoracic corpectomy for separation surgery in spinal metastases: feasibility of the technique and preliminary results of a promising experience［J］.Neurosurg Rev, 2020, 43（1）: 351-360.

［164］Trungu S, Ricciardi L, Forcato S, et al.Anterior Corpectomy and Plating with Carbon-PEEK Instrumentation for Cervical Spinal Metastases: Clinical and Radiological Outcomes［J］.J Clin Med, 2021, 10（24）: 5910.

［165］Porras J L, Pennington Z, Hung B, et al.Radiotherapy and Surgical Advances in the Treatment of Metastatic Spine Tumors: A Narrative Review［J］.World Neurosurg, 2021, 151: 147-154.

［166］Benhabib H, Meirovich H, David E.Evolving role of minimally invasive techniques in the management of symptomatic bone metastases［J］.Curr Opin Support Palliat Care, 2021, 15（2）: 91-98.

［167］Pennington Z, Ehresman J, Szerlip N J, et al.Hybrid Therapy for Metastatic Disease［J］.Clin Spine Surg, 2021, 34（10）: 369-376.

［168］Pranata R, Lim M A, Vania R, et al.Minimal Invasive Surgery Instrumented Fusion versus Conventional Open Surgical Instrumented Fusion for the Treatment of Spinal Metastases: A Systematic Review and Meta-analysis［J］.World Neurosurg, 2021, 148: e264-e274.

［169］Tomasian A, Jennings J W.Vertebral Metastases:Minimally Invasive Percutaneous Thermal Ablation［J］.Tech Vasc Interv Radiol, 2020, 23（4）: 100699.

［170］Morgen S S, Hansen L V, Karbo T, et al.Minimal Access vs.Open Spine Surgery in Patients With Metastatic Spinal Cord Compression-A One-

Center Randomized Controlled Trial[J].Anticancer Res, 2020, 40（10）: 5673-5678.

[171] Liu S, Zhou X, Song A, et al.Treatment strategy and prognostic analysis of spinal metastases from thymomas: A retrospective study from a single center [J].Clin Neurol Neurosurg, 2020, 196: 106056.

[172] Vega R A, Traylor J I, Habib A, et al.Minimally Invasive Separation Surgery for Metastases in the Vertebral Column: A Technical Report [J]. Oper Neurosurg（Hagerstown）, 2020, 18（6）: 606-613.

[173] Dhamija B, Batheja D, Balain B S.A systematic review of MIS and open decompression surgery for spinal metastases in the last two decades [J]. J Clin Orthop Trauma, 2021, 22: 101596.

[174] Younsi A, Riemann L, Ishak B, et al.Feasibility of salvage decompressive surgery for pending paralysis due to metastatic spinal cord compression. Clin Neurol Neurosurg, 2021, 202: 106509.

[175] Furlan J C, Wilson J R, Massicotte E M, et al.Recent advances and new discoveries in the pipeline of the treatment of primary spinal tumors and spinal metastases: a scoping review of registered clinical studies from 2000 to 2020 [J].Neuro Oncol, 2022, 24（1）: 1-13.

[176] Wewel J T, O'Toole J E.Epidemiology of spinal cord and column tumors [J].Neurooncol Pract, 2020, 7（Suppl 1）: i5-i9.

[177] Kieser D C, Parker J, Reynolds J.En Bloc Resection of Isolated Spinal Metastasis: A Systematic Review Update [J].Clin Spine Surg, 2021, 34（3）: 103-106.

[178] Di Pernag, Cofano F, Mantovani C, et al.Separation surgery for metastatic epidural spinal cord compression: A qualitative review [J].J Bone Oncol, 2020, 25: 100320.

[179] Gong Y, Hu J, Jiang L, et al.What Predicts the Prognosis of Spinal Metastases in Separation Surgery Procedures? [J].World Neurosurg,

2021, 146: e714-e723.

［180］Hu J X,Gong Y N, Jiang X D, et al.Local Tumor Control for Metastatic Epidural Spinal Cord Compression Following Separation Surgery with Adjuvant CyberKnife Stereotactic Radiotherapy or Image-Guided Intensity-Modulated Radiotherapy［J］.World Neurosurg, 2020, 141: e76-e85.

［181］Ito K, Sugita S, Nakajima Y, et al.Phase 2 Clinical Trial of Separation Surgery Followed by Stereotactic Body Radiation Therapy for Metastatic Epidural Spinal Cord Compression［J］.Int J Radiat Oncol Biol Phys, 2022, 112（1）: 106-113.

［182］Liu X, Zhou X, Shi X, et al.Efficacy Analysis of Separation Surgery Combined with SBRT for Spinal Metastases-A Long-Term Follow-Up Study Based on Patients with Spinal Metastatic Tumor in a Single-Center［J］.Orthop Surg, 2020, 12（2）: 404-420.

［183］Hussain I,goldberg J L, Carnevale J A, et al.Hybrid Therapy（Surgery and Radiosurgery）for the Treatment of Renal Cell Carcinoma Spinal Metastases［J］.Neurosurgery, 2022, 90（2）: 199-206.

［184］Vega R A,ghia A J, Tatsui C E.Percutaneous Hybrid Therapy for Spinal Metastatic Disease: Laser Interstitial Thermal Therapy and Spinal Stereotactic Radiosurgery［J］.Neurosurg Clin N Am, 2020, 31（2）: 211-219.

［185］Bastos D C A, Vega R A, Traylor J I, et al.Spinal laser interstitial thermal therapy: single-center experience and outcomes in the first 120 cases［J］. J Neurosurg Spine, 2020, 11: 1-10.

［186］Patchell R A, Tibbs P A, Regine W F, et al.Direct decompressive surgical resection in the treatment of spinal cord compression caused by metastatic cancer: a randomised trial.Lancet, 2005；366: 643-648.